目指せ！
最高の抗菌薬適正使用支援チーム

感染症治療のエッセンス＆ピットフォール

総監修
竹末 芳生　兵庫医科大学感染制御学 主任教授

監修
髙橋 佳子　兵庫医科大学病院薬剤部
吉岡 睦展　宝塚市立病院薬剤部 薬剤部長

編集
薬剤師抗菌化学療法実践教育プログラム 実務委員

じほう

序文に代えて：
Antimicrobial stewardshipのあり方

　薬剤師の皆さんに抗菌化学療法に関する教育の機会を提供し，それに関連する資格を取っていただきたいとの期待を込めて，関西地区で「薬剤師抗菌化学療法実践教育プログラム」を2009年に発足し，今年で10年目を迎えます。プログラムの構成は，①感染症（肺炎，腹腔内感染症，尿路感染症，髄膜炎など），②抗菌薬の種類別（グラム陰性菌治療薬，抗MRSA薬，抗真菌薬など）適正使用，③症例グループ検討の3つのセクションからなり，年5回のカリキュラムです。1年を通して受講いただくことにより抗菌化学療法を習得していただきたいとの目的で行ってきました。

　本書は，「薬剤師抗菌化学療法実践教育プログラム」でいままで使ってきた教育ツールを利用し，仲間で集まり企画，執筆を行いました。資格を取るだけでなく，本書で得た知識を実際に臨床で活用していただきたいと思っていますが，最終的目標としてantimicrobial stewardship（AS）チームに参画して，その中心的な役割を果たしていただければと期待しています。

　米国疾病予防管理センター(CDC)が発表したAS programのcore element[1]に，実際の兵庫医科大学病院感染制御部の活動も加味し図にまとめましたが，その骨子はpreauthorization（許可制）とprospective audit and feedback（監査とフィードバック）です。許可制は特定の薬剤に関して許可を得る前の処方入力に制限をかけるシステムの導入などが行われていますが，後者に関してはまだまだ中身が伴った活動はほんの一握りの施設で行われているのみと考えています。

　英語辞書を紐解くと，"steward"とは「執事」の意味で，"stewardship"とは「監査と報告の責務」と記載されています。許可制のような上から目線（？）だけでは，"steward"の精神とはいえず, prospective audit and feedbackが本来の"stewardship"活動ではないかと考えます。ここで，わが国で行われている特定の抗菌薬の「届け出制」ですが，私の認識ではprospective audit and feedbackの対象となる患者を拾い上げる手法の一つに過ぎません。他のprospective audit and feedbackの対象となるのは，多剤耐性菌が検出された場合や，血液培養陽性例などがあげられます。

　しかし現状では，「届け出」という入り口を広げることばかりに重心が置かれ，本来のAS活動の中身となるその後の監査，フィードバックのシステムが構築されて

序文に代えて

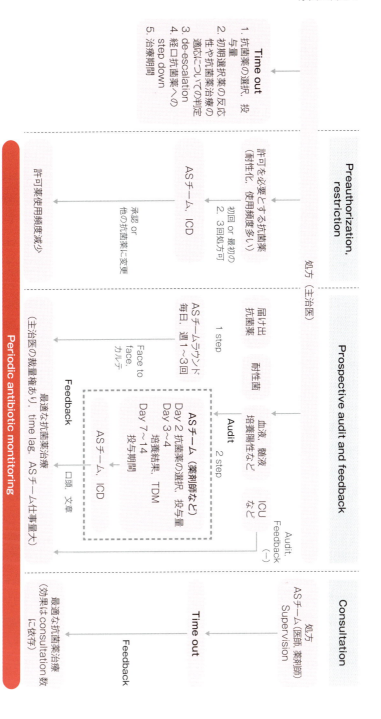

図 Antimicrobial stewardship

(Centers for Disease Control and Prevention : Core Elements of Hospital Antibiotic Stewardship Programs (https://www.cdc.gov/getsmart/healthcare/implementation/core-elements.html) より一部改変)

いない施設が多いと考えます。昨今行政は「届け出制」を代表的な AS program と位置づけ，薬剤師にその提出率を 100％にする指導を行っていますが，その段階で薬剤師は疲弊してしまいとてもその中身となる本来の AS 活動に手が回らない現状があります。過剰使用が問題となっている薬剤を見極め，prospective audit and feedback が可能な範囲に，「届け出薬」をむしろ限定していくことが，臨床側，AS チーム側双方にとって正しい方向性ではないかと考えています。

　Prospective audit and feedback の方法としては，①医師，薬剤師がともに，週数回または毎日病棟ラウンドを行い，問題があればその場で，時には主治医と直接ディスカッションを行い feedback する場合と，②薬剤師が患者の経過を追跡し（処方日：抗菌薬の選択や投与設計の確認，3～4日目：培養結果や TDM の評価，7～14日目：投与期間のチェック），もし問題があれば，infection control doctor（ICD：感染制御医）に報告し口頭または文章で主治医に feedback する方法があります。

　CDC の勧告に記載はありませんが，コンサルテーションへの対応は AS の重要な役割の一つになります。この場合，AS チームが処方の提案を行いますが，これは intervention（介入）ではなく supervision（指導）とよぶほうがふさわしいと考えています。一般に，エンピリックに抗菌薬を選択した場合，その後に得られる情報（臨床経過，培養結果など）により，ある特定の時点でチーム全員が確認作業を行う time out の必要性が報告されています。

　その内容は 1. 抗菌薬の選択，投与量，2. 初期選択薬の反応性や抗菌薬治療の適応についての判定，3. de-escalation 実施，4. 経口薬への step down の可能性，5. 治療期間などがあげられます。処方する一般臨床医へのこれらの教育活動は AS チームの重要な仕事の一つになりますが，コンサルテーションを受けた場合は提案した内容に関し，AS チーム自身が責任をもって time out を行わなければなりません。

　以上，prospective audit and feedback や time out などの AS における具体的な活動内容を示してきましたが，これらの前段階として定期的な抗菌薬モニタリングによる情報活用が必要であることはいうまでもありません。今回お話した内容から兵庫医科大学病院感染制御部の活動が，読者の皆様にもイメージしていただけるのではないかと思いますが，従来の慣習的な活動と比較し，AS チームへの負担はかなり大きくなります。しかしこのような方向性を学会などで幾度も示していくこ

とが，将来的には infection control team（ICT：感染制御チーム）における薬剤師の専従化に結び付いていくのではないかと考えています。

【引用文献】
1) Centers for Disease Control and Prevention：Core Elements of Hospital Antibiotic Stewardship Programs（https://www.cdc.gov/getsmart/healthcare/implementation/core-elements.html）

2018年3月
兵庫医科大学感染制御学 主任教授
竹末　芳生

本書の使い方

本書は，微生物，抗菌薬，各感染症に関する「第1章 基礎知識編」をまずお読みいただき，その後各感染症を治療する際に陥りやすい落とし穴としての「第2章 ピットフォール編」，さらにその領域の知識を深めるための「第3章 One more lecture 編」と段階的に読み進めていただくと理解が深まる構成になっています。ただし，レベルに応じてSTEP1～4のどこからでも読みはじめることができます。

STEP 1

『第1章 基礎知識編 総論』では感染症の原因となる微生物の構造や分類，感染症を引き起こしやすい臓器について押さえておきます。また，抗微生物薬の分類や臓器移行性，抗菌スペクトラムについても整理しておきます。

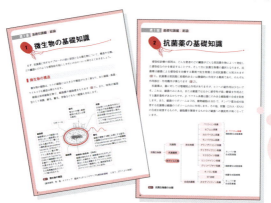

微生物と抗菌薬の特徴を理解！

STEP 2

『第1章 基礎知識編 各論』では代表的な感染症の病態と病因，検査のポイント，薬物治療の基本，処方例について薬剤師に必要なポイントをコンパクトに解説しています。

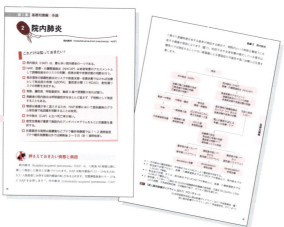

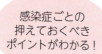

感染症ごとの押えておくべきポイントがわかる！

STEP 3

STEP1～2で基本知識を押さえたうえで、『第2章 ピットフォール編』では AST や ICT などの臨床現場でよくある陥りやすい落とし穴と、薬剤師がとるべき理想的な対応について解説。実践現場から理解度の確認ができます。

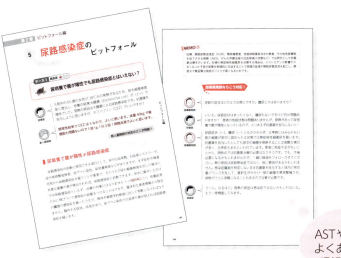

AST や ICT などでよくある場面から理解度を確認!

STEP 4

『第3章 One more lecture』ではさらに一歩、薬剤師として深めておきたい知識を解説します。

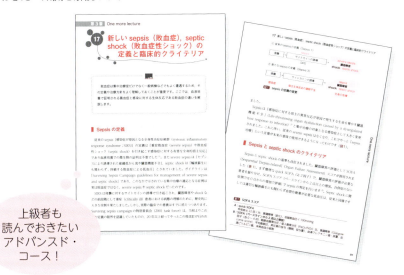

上級者も読んでおきたいアドバンスド・コース!

Color Atlas

1 壊死性筋膜炎 （137ページ）

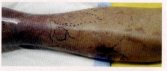
デブリドマン前の所見

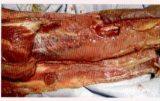
デブリドマン後の所見（多量の膿汁）

[岸田直樹：皮膚軟部組織感染症. 感染症非専門医・薬剤師のための感染症コンサルテーション, じほう, p76, 2014より転載]

2 人口膝関節の一例 （215ページ）

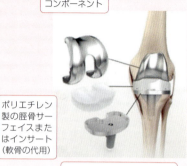

金属製の大腿骨コンポーネント

ポリエチレン製の脛骨サーフェイスまたはインサート（軟骨の代用）

金属製の脛骨コンポーネント

3 人口股関節の一例 （216ページ）

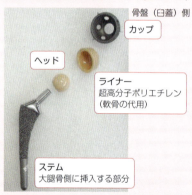

骨盤（臼蓋）側
カップ
ヘッド
ライナー
超高分子ポリエチレン（軟骨の代用）
ステム
大腿骨側に挿入する部分

4 気管内挿管を避けた呼吸管理（NPPV） （284ページ）

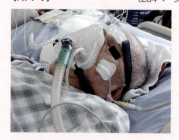

5 閉鎖式吸引システム （285ページ）

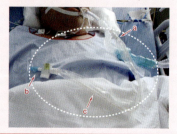

人工呼吸器を外さないで吸引処置ができるので, 吸引時の低酸素血症を予防し血行動態が安定
a：挿管チューブとの接続部, b：吸引コネクター, c：外筒となる透明の筒状の袋内に吸引チューブがあり閉鎖式となっているため, 複数回使用可能

6 Much learned, Much still to learn! （369ページ）

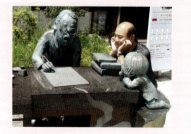

目 次

- ii 序文に代えて：Antimicrobial stewardship のあり方
- vi 本書の使い方
- viii Color Atlas

第1章 基礎知識編

総論

- 2 **1.** 微生物の基礎知識 /安井友佳子
- 10 **2.** 抗菌薬の基礎知識 /安井友佳子

各論

- 16 **1.** 市中肺炎 /石坂敏彦
- 24 **2.** 院内肺炎 /長谷川 豊
- 32 **3.** 腹腔内感染症 /長谷川 豊
- 37 **4.** 重症皮膚軟部組織感染症 /山下和彦
- 43 **5.** 尿路感染症 /吉岡睦展
- 49 **6.** 細菌性髄膜炎 /石坂敏彦
- 58 **7.** 感染性心内膜炎 /大八木秀和
- 68 **8.** 血流感染症 /小泉祐一
- 76 **9.** 発熱性好中球減少症 /安井友佳子
- 83 **10.** 人工関節感染症 /高橋佳子
- 92 **11.** 手術部位感染症 /高橋佳子

第2章 ピットフォール編

1. 市中肺炎のピットフォール / 石坂敏彦 … 104
- ケース1 市中肺炎にはまずはカルバペネム系薬?
- ケース2 第一選択薬が効果不十分なら次こそカルバペネム系薬?
- ケース3 キノロン系薬使用時の注意は?
- Column エンピリック治療と de-escalation

2. 院内肺炎のピットフォール / 長谷川 豊 … 116
- ケース1 粘性痰から検出されたものは原因菌?
- ケース2 軽度の腎機能低下のためセフトリアキソンを減量?
- ケース3 VAPでは広域スペクトラム抗菌薬のセフタジジム?
- Column VAPで抗菌薬の投与期間7日 or 14日?

3. 腹腔内感染症のピットフォール / 長谷川 豊 … 125
- ケース1 胆嚢炎に尿中排泄型抗菌薬は無効?
- ケース2 感受性のある抗菌薬を投与しても効果がなければ原因菌は別?
- ケース3 クリンダマイシンは嫌気性菌に万能?
- Column 抗菌薬を投与しているとPT-INRが延長するって本当?

4. 重症皮膚軟部組織感染症のピットフォール / 山下和彦 … 135
- ケース1 蜂窩織炎疑いにセファレキシンで効果不十分ならセファゾリン?
- ケース2 耐性ならクリンダマイシン不要?
- ケース3 病歴に海水との接触歴や生魚摂取を記載したのはなぜ?
- Column ペニシリンG投与の際は,カリウムと点滴時間に注意!

5. 尿路感染症のピットフォール / 吉岡睦展 … 143
- ケース1 尿培養で菌が陽性でも尿路感染症とはいえない?
- ケース2 腎盂腎炎の治療経過を,2日目の発熱,WBC,CRPで判断?
- ケース3 感受性の表をみてMICの一番低い抗菌薬を選択?
- Column カルバペネム系薬の効果はアミノ酸含有輸液製剤の側管からの投与によって低下する!

6. 細菌性髄膜炎のピットフォール / 石坂敏彦 … 155
- ケース1 髄液糖が正常値でも細菌性髄膜炎?
- ケース2 メロペネム1回1g 8時間ごとから開始?

> ケース3 状態がよくなってきたので抗菌薬を減量？

Column 肺炎球菌ワクチン／髄膜炎菌性髄膜炎

166　7. 感染性心内膜炎のピットフォール　／大八木秀和

> ケース1 不明熱にはとりあえず広域スペクトラム抗菌薬を点滴静注？
> ケース2 抗菌薬投与後の血培結果で標的治療？
> ケース3 うっ血症状のある IE 患者の治療は抗菌薬治療だけで OK ？

Column 右心系の感染性心内膜炎に注意／アミノグリコシド系薬のシナジー効果

177　8. カテーテル関連血流感染症のピットフォール　／吉岡睦展

> ケース1 カテーテル抜去で解熱すればカテーテル関連血流感染症？
> ケース2 エンピリック治療で効果があればそのまま維持？
> ケース3 MSSA にセファゾリンを十分量投与しても効果がなければ？

Column 敗血症性ショックにはドパミン？　それともノルエピネフリン？

193　9. カンジダ血症のピットフォール　／小泉祐一

> ケース1 早期に抗菌薬を投与すれば中心静脈カテーテルを抜去しなくても大丈夫？
> ケース2 カンジダ血症にはキャンディン系薬が万能？
> ケース3 カンジダ血症患者が眼に症状を訴えたら精密検査？

Column 血清 β-D-グルカン

202　10. 発熱性好中球減少症のピットフォール　／安井友佳子

> ケース1 外来フォローなら1日1回投与のセフトリアキソンかレボフロキサシン点滴静注？
> ケース2 低リスクでもキノロン系薬を予防投与？
> ケース3 原因菌がわかるまで CVC は抜去しない？

Column 免疫不全の違いによる原因微生物の違い

210　11. 人工関節感染症のピットフォール　／高橋佳子

> ケース1 術後10カ月経過して発症した創感染！手術に起因？
> ケース2 抗菌薬を3週間投与して臨床症状が改善！抗菌薬を中止？
> ケース3 耐性菌を考慮してリファンピシンは中止？

Column 人工関節とは？

217　12. 術後発熱のピットフォール　／高橋佳子

> ケース1 術後48時間以内の発熱に対して抗菌薬を使用？

　　　　ケース2　術後抗菌薬を使用しても発熱，炎症データが再上昇，抗菌薬を変更しても効果がみられない！？
　　　　ケース3　術後6日目の炎症データが再上昇！まだ経過観察？
　　　　Column　術後の「良い熱」吸収熱，侵襲熱とは？

230　**13. 透析患者のピットフォール** ／大八木秀和
　　　　ケース1　透析患者の発熱には念のため抗菌薬投与？
　　　　ケース2　透析患者でも正常人と同じ用量から開始？
　　　　ケース3　透析患者の発熱にはまずメロペネム？
　　　　Column　欧米との血流量の違いに注意／
　　　　　　　　薬剤の透析性と投与のタイミングの関係は？ 透析で抜ける薬剤は腎排泄型！ 透析で抜けない薬剤は肝排泄型！

240　**14. *Clostridium difficile* 感染症のピットフォール** ／小泉祐一
　　　　ケース1　*Clostridium difficile* 感染対策でアルコール手指消毒？
　　　　ケース2　*Clostridium difficile* トキシン陰性ならCDIは否定？
　　　　ケース3　*Clostridium difficile* 感染症にバンコマイシンを点滴静注？
　　　　Column　*Clostridium difficile* BI/NAP1/027 株の流行について

249　**15. ESBL 産生菌のピットフォール** ／安井友佳子
　　　　ケース1　大腸菌ならセフェム系薬で大丈夫？
　　　　ケース2　ESBL 産生菌にはレボフロキサシン？
　　　　ケース3　ESBL 産生菌の感染防止策は不要？
　　　　Column　MRSA

261　**16. バンコマイシン投与時のピットフォール** ／山下和彦
　　　　ケース1　トラフ値を上昇させるため1日3回投与？
　　　　ケース2　肥満患者は体重換算で投与量設計？
　　　　ケース3　小児患者の腎機能を Cockcroft-Gault 式で推定？
　　　　Column　バンコマイシンは最強？

第3章　One more lecture

280　**1. 医療・介護関連肺炎** ／竹末芳生

283　**2. 人工呼吸器関連肺炎の予防** ／竹末芳生

- 286　**3.** 外科領域における嫌気性菌感染症の予防と治療／竹末芳生
- 292　**4.** 糖尿病性足感染症　／竹末芳生
- 296　**5.** カテーテル関連尿路感染症　／竹末芳生
- 298　**6.** 抗菌薬の髄液移行性　／松元一明
- 303　**7.** 黄色ブドウ球菌による感染性心内膜炎の治療
　　　　　　―ダプトマイシンを中心に　／竹末芳生
- 308　**8.** 血流感染症サーベイランス
　　　　　　―中心静脈ライン関連血流感染症における治療期間と
　　　　　　　　　　　　　　　　　新たな予防対策　／竹末芳生
- 318　**9.** カンジダ血症治療に対する新たなアプローチ　／竹末芳生
- 324　**10.** 発熱性好中球減少症に対する抗真菌治療開始基準
　　　　　　　　　　　　　　　　　　　　　　　／竹末芳生
- 328　**11.** 人工関節感染症の予防　／竹末芳生
- 336　**12.** 手術侵襲と術後発熱　／竹末芳生
- 341　**13.** 持続的血液濾過透析における抗菌薬投与設計
　　　　　　　　　　　　　　　　　　　　　　　／竹末芳生
- 347　**14.** *Clostridium difficile* 関連感染症診断
　　　　　　―治療の達人になるために　／竹末芳生
- 351　**15.** 新たな耐性菌の恐怖
　　　　　　―腸内細菌科細菌　／竹末芳生
- 362　**16.** 抗菌薬 TDM ガイドライン 2016　／竹末芳生
- 370　**17.** 新しい sepsis（敗血症），septicshock（敗血症性ショック）
　　　　　　の定義と臨床的クライテリア　／竹末芳生

執筆者一覧

総監修

竹末　芳生　　兵庫医科大学感染制御学 主任教授

監　修

高橋　佳子　　兵庫医科大学病院 薬剤部
吉岡　睦展　　宝塚市立病院 薬剤部 薬剤部長

編　集

薬剤師抗菌化学療法実践教育プログラム 実務委員

執　筆（執筆順）

安井友佳子　　堺市立総合医療センター 薬剤科 科長
長谷川　豊　　済生会 奈良病院 薬剤部 薬剤部長
山下　和彦　　神戸大学医学部附属 国際がん医療・研究センター 薬剤室長
吉岡　睦展　　宝塚市立病院 薬剤部 薬剤部長
石坂　敏彦　　堺市立総合医療センター 薬剤・技術局 局長
大八木秀和　　JCHO 大阪病院 循環器内科 医長
小泉　祐一　　生長会 府中病院 薬剤部 科長補佐
高橋　佳子　　兵庫医科大学病院 薬剤部
竹末　芳生　　兵庫医科大学感染制御学 主任教授
松元　一明　　慶應義塾大学薬学部薬効解析学講座 教授

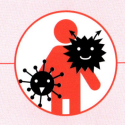

第1章
基礎知識編

第1章 基礎知識編：総論

1 微生物の基礎知識

　まず，抗菌薬に対するアプローチの前に原因となる微生物について，構造や分類，どの臓器にどのような感染症を起こしやすいのかについて押さえておきましょう．

微生物の構造

　微生物の細胞は，ヒトの細胞とは大きさや構造が大きく異なり，また細菌・真菌・ウイルスでも構造は異なります．

　細菌は原核細胞生物で，細胞膜や細胞壁をもちます（図1）．また，特殊付属器官として莢膜，線毛，鞭毛，芽胞などをもつ細菌も存在します．

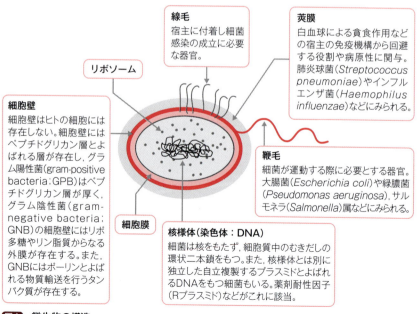

図1　微生物の構造
〔勝見章男，他・監：4ステップ　臨床力UPエクササイズ⑤感染症領域．じほう，2017より改変〕

グラム染色による分類

細菌の分類として代表的なものがグラム染色による分類です（図2）。一般細菌はグラム陽性・陰性の，球・桿菌として大別されます。臨床上，多くはグラム陽性球菌（gram-positive cocci；GPC）とグラム陰性桿菌（gram-negative rod；GNR）が原因菌として治療対象となります（図3，表1）。

常在菌と感染症

ヒトは元来微生物と共存しており，皮膚，口腔，腸管などには常在菌がいます（図4）。また，感染症は臓器に常在する微生物が宿主の状態に影響を受けて病原性を示すことがある一方で，常在菌以外の微生物が原因となる場合もあります（図5）。

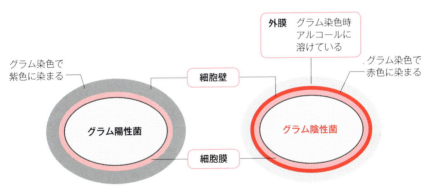

図2 グラム陽性菌・陰性菌の染色の違い

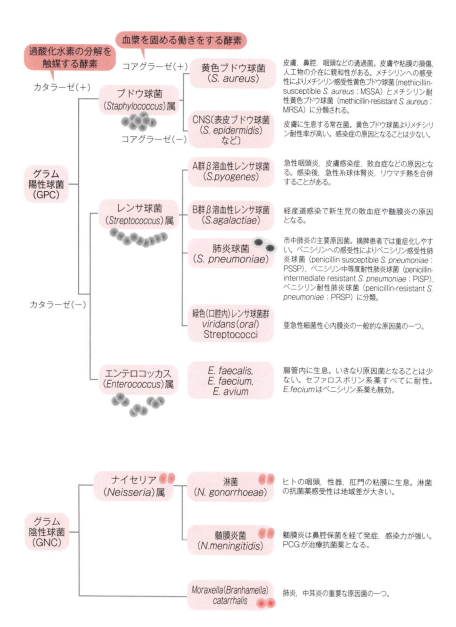

図3 グラム染色分類による代表的な細菌と特徴

総論1　微生物の基礎知識

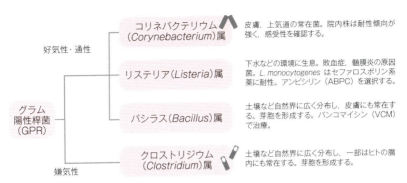

グラム陽性桿菌（GPR）
- 好気性・通性
  - コリネバクテリウム（*Corynebacterium*）属：皮膚，上気道の常在菌。院内株は耐性傾向が強く，感受性を確認する。
  - リステリア（*Listeria*）属：下水などの環境に生息。敗血症，髄膜炎の原因菌。*L. monocytogenes* はセファロスポリン系薬に耐性。アンピシリン（ABPC）を選択する。
  - バシラス（*Bacillus*）属：土壌など自然界に広く分布し，皮膚にも常在する。芽胞を形成する。バンコマイシン（VCM）で治療。
- 嫌気性
  - クロストリジウム（*Clostridium*）属：土壌など自然界に広く分布し，一部はヒトの腸内にも常在する。芽胞を形成する。

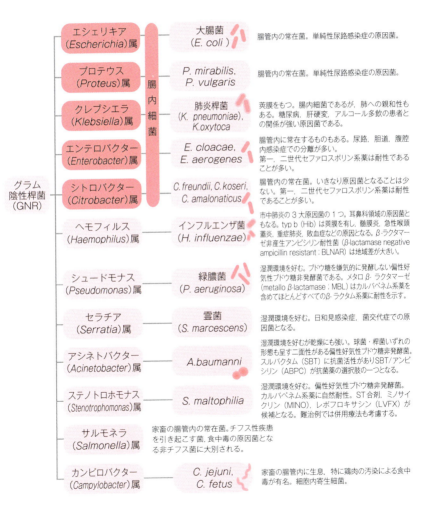

グラム陰性桿菌（GNR）
- 腸内細菌
  - エシェリキア（*Escherichia*）属 — 大腸菌（*E. coli*）：腸管内の常在菌。単純性尿路感染症の原因菌。
  - プロテウス（*Proteus*）属 — *P. mirabilis*, *P. vulgaris*：腸管内の常在菌。単純性尿路感染症の原因菌。
  - クレブシエラ（*Klebsiella*）属 — 肺炎桿菌（*K. pneumoniae*, *K. oxytoca*）：莢膜をもつ。腸内細菌であるが，肺への親和性もある。糖尿病，肝硬変，アルコール多飲の患者との関係が強い原因菌である。
  - エンテロバクター（*Enterobacter*）属 — *E. cloacae*, *E. aerogenes*：腸管内に常在するものもある。尿路，胆道，腹腔内感染症での分離が多い。第一，二世代セファロスポリン系薬は耐性であることが多い。
  - シトロバクター（*Citrobacter*）属 — *C. freundii*, *C. koseri*, *C. amalonaticus*：腸内の常在菌。いきなり原因菌となることは少ない。第一，二世代セファロスポリン系薬は耐性であることが多い。
- ヘモフィルス（*Haemophilus*）属 — インフルエンザ菌（*H. influenzae*）：市中肺炎の3大原因菌の1つ。耳鼻科領域の原因菌ともなる。typ b（Hib）は莢膜を有し，髄膜炎，急性喉頭蓋炎，重症肺炎，敗血症などの原因となる。β-ラクタマーゼ非産生アンピシリン耐性菌（β-lactamase negative ampicillin resistant: BLNAR）は地域差が大きい。
- シュードモナス（*Pseudomonas*）属 — 緑膿菌（*P. aeruginosa*）：湿潤環境を好む。ブドウ糖を嫌気的に発酵しない偏性好気性ブドウ糖非発酵菌である。メタロ β-ラクタマーゼ（metallo β-lactamase；MBL）はカルバペネム系薬を含めてほとんどすべてのβ-ラクタム系薬に耐性を示す。
- セラチア（*Serratia*）属 — 霊菌（*S. marcescens*）：湿潤環境を好む。日和見感染症，菌交代症での原因菌となる。
- アシネトバクター（*Acinetobacter*）属 — *A. baumanni*：湿潤環境を好むが乾燥にも強い。球菌・桿菌いずれの形態も呈す二面性がある偏性好気性ブドウ糖非発酵菌。スルバクタム（SBT）に抗菌活性がありSBT/アンピシリン（ABPC）が抗菌薬の選択肢の一つとなる。
- ステノトロホモナス（*Stenotrophomonas*）属 — *S. maltophilia*：湿潤環境を好む。偏性好気性ブドウ糖非発酵菌。カルバペネム系薬に自然耐性。ST合剤，ミノサイクリン（MINO），レボフロキサシン（LVFX）が候補となる。難治例では併用療法も考慮する。
- サルモネラ（*Salmonella*）属：家畜の腸管内の常在菌。チフス性疾患を引き起こす菌，食中毒の原因菌となる非チフス菌に大別される。
- カンピロバクター（*Campylobacter*）属 — *C. jejuni*, *C. fetus*：家畜の腸管内に生息，特に鶏肉の汚染による食中毒が有名。細胞内寄生細菌。

表1 グラム染色を用いた細菌の分類と代表的な細菌

	球菌（coccus）	桿菌（rod）
グラム陽性	**グラム陽性球菌** （gram-positive cocci；GPC） 　レンサ球菌（*Streptococcus*）属 　エンテロコッカス（*Enterococcus*）属 　ブドウ球菌（*Staphylococcus*）属	**グラム陽性桿菌**（gram-positive rod；GPR） 　クロストリジウム（*Clostridium*）属 　リステリア（*Listeria*）属 　バシラス（*Bacillus*）属 　コリネバクテリウム（*Corynebacterium*）属 　ノカルジア（*Nocardia*）属 　マイコバクテリウム（*Mycobacterium*）属
グラム陰性	**グラム陰性球菌** （gram-negative cocci；GNC） 　淋菌（*Neisseria gonorrhoeae*） 　髄膜炎菌（*Neisseria meningitidis*） 　*Moraxella catarrhalis*	**グラム陰性桿菌**（gram-negative rod；GNR） 　インフルエンザ菌（*Haemophilus influenzae*） **腸内細菌群** 　大腸菌（*Escherichia coli*） 　クレブシエラ（*Klebsiella*）属 **SPACE** 　セラチア（*S*erratia）属 　シュードモナス（*P*seudomonas）属 　アシネトバクター（*A*cinetobacter）属 　シトロバクター（*C*itrobacter）属 　エンテロバクター（*E*nterobacter）属 　*Burkholderia cepacia*, 　サルモネラ（*Salmonella*）属， 　*Stenotrophomonas maltophilia*, 　カンピロバクター（*Campylobacter*）属

常在嫌気性菌	
ペプトストレプトコッカス （*Peptostreptococcus*）属	〈嫌気性菌について〉 ・基本的にグラム染色での判断や培養による検出がむずかしい ・横隔膜より上にいるか，下にいるかで覚えるとよい

横隔膜

バクテロイデス（*Bacteroides*）属
フソバクテリウム（*Fusobacterium nucleatum*）
プレボテラ（*Prevotella melaninogenica*）

その他
　真菌（*Fungus*）
　ジアルジア（*Giardia*）
　赤痢アメーバ（*Entamoeba histolytica*）
　トリコモナス（*Trichomonas*）属
　レジオネラ（*Legionella*）属
グラム染色されない・染まりにくい菌
　マイコプラズマ（*Mycoplasma*）属
　クラミジア（*Chlamydiaceae*）科
　マイコバクテリウム（*Mycobacterium*）属
　結核菌（*Mycobacterium tuberculosis*）

総論1　微生物の基礎知識

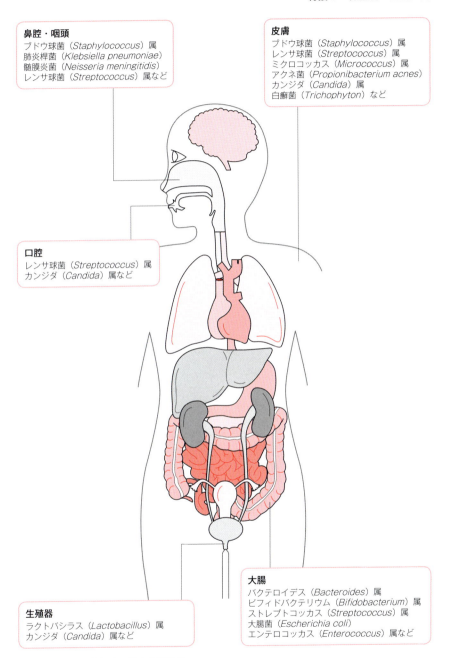

図4　各臓器に常在する代表的微生物

〔勝見章男，他・監：4ステップ　臨床力 UP エクササイズ⑤感染症領域．じほう，2017 より改変〕

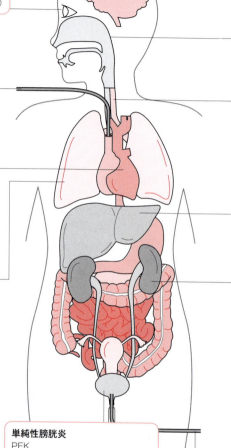

細菌性結膜炎
黄色ブドウ球菌（*Staphylococcus aureus*）（成人）
肺炎球菌（*Streptococcus pneumoniae*）（小児）
インフルエンザ菌（*Haemophilus influenzae*）（小児）

カテーテル関連血流感染症／菌血症
CNS
黄色ブドウ球菌（*Staphylococcus aureus*）
レンサ球菌（*Streptococcus*）属
エンテロコッカス（*Enterococcus*）属
グラム陰性桿菌
カンジダ（*Candida*）属

感染性心内膜炎
自己弁
レンサ球菌（*Streptococcus*）属
黄色ブドウ球菌（*Staphylococcus aureus*）
CNS
エンテロコッカス（*Enterococcus*）属
HACEK
人工弁
黄色ブドウ球菌（*Staphylococcus aureus*）
CNS
レンサ球菌（*Streptococcus*）属
コリネバクテリウム（*Corynebacterium*）属

肺炎
市中肺炎
肺炎球菌（*Streptococcus pneumoniae*）
インフルエンザ菌（*Haemophilus influenzae*）
Moraxella（*Branhamella*）*catarrhalis*
非定型肺炎
マイコプラズマ（*Mycoplasma*）属
クラミドフィラ（*Chlamydophila*）属
レジオネラ（*Legionella*）属
院内肺炎
入院＜5日：市中肺炎と同様
入院≧5日：SPACE
医療・介護関連肺炎
90日以内の抗菌薬使用＋経管栄養：SPACE
上記以外：PEK＋市中肺炎
誤嚥性肺炎
肺炎球菌（*Streptococcus pneumoniae*）
黄色ブドウ球菌（*Staphylococcus aureus*）
PEK，嫌気性菌など口腔内常在菌

単純性膀胱炎
PEK
腐性ブドウ球菌
（*Staphylococcus saprophyticus*）

図5　細菌感染症の体内図　代表的な原因菌

CNS：コアグラーゼ陰性ブドウ球菌（coagulase-negative Staphylococci）
表皮ブドウ球菌（*Staphylococcus epidermidis*），*Staphylococcus haemolyticus*，腐性ブドウ球菌（*Staphylococcus saprophyticus*）など
HACEK：口腔内常在菌，ゆっくり発育する
ヘモフィルス（*Haemophilus*）属，*Aggregatibacter*属，*Cardiobacterium*属，エイケネラ（*Eikenella*）属，*Kingella*属
PEK：腸内細菌，尿路感染症の3大起原因菌
Proteus mirabilis，大腸菌（*Escherichia coli*），肺炎桿菌（*Klebsiella pneumoniae*）
腸内細菌科細菌：大腸菌（*Escherichia coli*），クレブシエラ（*Klebsiella*）属，セラチア（*Serratia*）

総論1　微生物の基礎知識

髄膜炎
肺炎球菌（*Streptococcus pneumoniae*）
髄膜炎菌（*Neisseria meningitidis*）
インフルエンザ菌（*Haemophilus influenzae*）
（＜4歳）
Listeria monocytogenes（＜2カ月，50歳≦）
黄色ブドウ球菌（*Staphylococcus aureus*）
＋GNR（頭部外傷，脳外科術後，VPシャント）
結核性髄膜炎，ヘルペス脳炎，クリプトコッカス症

中耳炎・副鼻腔炎
肺炎球菌（*Streptococcus pneumoniae*）
インフルエンザ菌（*Haemophilus influenzae*）
Moraxella（*Branhamella*）*catarrhalis*

急性気管支炎
ウイルス性≧90％
マイコプラズマ（*Mycoplasma*）属
クラミドフィラ（*Chlamydophila*）属
肺炎球菌（*Streptococcus pneumoniae*）
インフルエンザ菌（*Haemophilus influenzae*）
Moraxella（*Branhamella*）*catarrhalis*

胆嚢炎・胆管炎
PEK
エンテロコッカス（*Enterococcus*）属
嫌気性菌（*anaerobic bacteria*）

腹膜炎
特発性細菌性腹膜炎（spontaneous bacterial peritonitis：SBP）
腸内細菌
肺炎球菌（*Streptococcus pneumoniae*）
二次性（複数菌感染症）
腸内細菌＋嫌気性菌
（院内発症：＋SPACE）

腎盂腎炎
腸内細菌
（院内発症：＋SPACE）
エンテロコッカス（*Enterococcus*）属
ブドウ球菌（*Staphylococcus*）属

皮膚軟部組織感染症
蜂窩織炎
黄色ブドウ球菌（*Staphylococcus aureus*）
A/B/G群β溶血性レンサ球菌
壊死性筋膜炎
黄色ブドウ球菌（*Staphylococcus aureus*）
A群β溶血性レンサ球菌（*Streptococcus pyogenes*）
ガス壊疽
ウエルシュ菌（*Clostridium perfringens*）
糖尿病性足病変
黄色ブドウ球菌，レンサ球菌属，嫌気性菌，腸内細菌
淡水の関与
Aeromonas hydrophila
海水の関与
Vibrio vunilficus
犬／猫咬傷
パスツレラ（*Pasteurella*）属
黄色ブドウ球菌（*Staphylococcus aureus*）
咬傷では嫌気性菌も混合感染する

骨
骨髄炎
黄色ブドウ球菌（*Staphylococcus aureus*）
CNS
レンサ球菌（*Streptococcus*）属
エンテロコッカス（*Enterococcus*）属
PEK，SPACE
化膿性関節炎
黄色ブドウ球菌（*Staphylococcus aureus*）
レンサ球菌（*Streptococcus*）属
GNR

性器感染症
淋菌（*Neisseria gonorrhoeae*）
クラミジア（*Chlamydia*）属
PEK
カンジダ（*Candida*）属
嫌気性菌（*anaerobic bacteria*）（複数菌感染症）

カテーテル関連尿路感染症
腸内細菌，（院内発症：＋SPACE）
エンテロコッカス（*Enterococcus*）属
黄色ブドウ球菌（*Staphylococcus aureus*）
カンジダ（*Candida*）属

属，シトロバクター（*Citrobacter*）属，エンテロバクター（*Enterobacter*）属など
SPACE：医療関連感染の原因菌とされるグラム陰性菌
セラチア（**S**erratia）属，シュードモナス（**P**seudomonas）属，アシネトバクター（**A**cinetobacter）属，シトロバクター（**C**itrobacter）属，エンテロバクター（**E**nterobacter）属

〔JAID/JSC感染症治療ガイド・ガイドライン作成委員会・編：JAID/JSC感染症治療ガイド2014．ライフ・サイエンス出版，2014/
藤本卓司：感染症レジデントマニュアル 第2版．医学書院，2013/
菊地　賢，他・監：日本語版サンフォード感染症治療ガイド2016（第46版），2016より〕

第1章 基礎知識編：総論

2 抗菌薬の基礎知識

　感染症診療の原則は，どんな患者のどの臓器がどんな原因微生物によって発症した感染症なのかを推定することです。そして次に抗微生物薬の選択となります。抗菌薬は細菌による感染症を治療する薬剤で抗生物質と合成抗菌薬に大別されます（図1）。抗菌薬は原因菌に殺菌的あるいは静菌的に作用する薬剤であり，それぞれ作用部位・作用機序が異なります（図2）。

　抗菌薬は，菌に対しては増殖阻止作用がありますが，ヒトへの副作用は少ないです。これは，細菌のみにある，または細菌ではるかに感受性が高い酵素を作用点とする選択毒性があるからです。β-ラクタム系薬は菌にのみある細胞壁の合成を阻害します。また，細菌のリボソームは70S，動物細胞は80Sで，タンパク質合成を阻害する抗菌薬は細菌のリボソームのみに作用します。その他，核酸（DNA・RNA）の合成を阻害するものや，細胞膜を障害するものなど細菌への親和性が高くなっています。

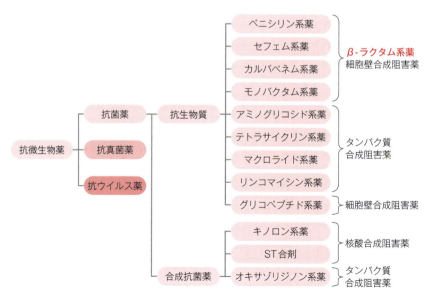

図1　抗微生物薬の分類

総論 2　抗菌薬の基礎知識

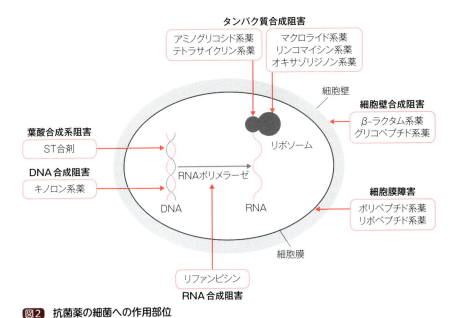

図2　抗菌薬の細菌への作用部位

抗菌薬の選択には，抗菌薬の感染臓器の移行性（表1）やスペクトラム（表2〜表5）を理解しておかなければいけません。

表1　感染臓器別に移行しやすい抗菌薬

感染臓器	移行性がある薬剤
肺	フルオロキノロン系薬，マクロライド系薬，オキサゾリジノン系薬
胆道系	ピペラシリン，セフトリアキソン，マクロライド系薬，フルオロキノロン系薬
腎臓・尿路	ペニシリン系薬，セフェム系薬，カルバペネム系薬，グリコペプチド系薬，アミノグリコシド系薬，フルオロキノロン系薬
髄液（炎症時）	ペニシリン系薬，セフトリアキソン，セフタジジム，カルバペネム系薬，フルオロキノロン系薬
髄膜に炎症がなくても移行するもの	メトロニダゾール，リファンピシン，ST合剤，クロラムフェニコール
細胞内，組織内まで移行するもの	マクロライド系薬，フルオロキノロン系薬，テトラサイクリン系薬
前立腺への移行がよいもの	ST合剤，キノロン系薬，ミノサイクリン，アジスロマイシンなど

〔関　雅文・編著：抗菌薬おさらい帳. じほう, 2016 より〕

表2 抗菌スペクトラム　ペニシリン系薬

	MRCNS	MRSA・	黄色ブドウ球菌	レンサ球菌属	大腸菌・クレブシエラ属・インフルエンザ菌	エンテロバクター属・セラチア属	緑膿菌・アシネトバクター属	嫌気性レンサ球菌	バクテロイデス属
ペニシリン					◆	肺炎球菌・レンサ球菌属の第一選択薬。髄膜炎・非髄膜炎・内服薬でブレイクポイントの設定が違う			
アンピシリン，アモキシシリン				内服はアモキシシリンのほうが吸収が良い。					
β-ラクタマーゼ阻害薬配合ペニシリン　スルバクタム／アンピシリン				β-ラクタマーゼ阻害薬を配合，黄色ブドウ球菌や大腸菌，嫌気性菌へ効果を拡大				▓	
抗緑膿菌用ペニシリン　ピペラシリン					ペニシリン系薬だが緑膿菌にまでスペクトラムを拡大。黄色ブドウ球菌にはほぼ無効。				
β-ラクタマーゼ阻害薬配合抗緑膿菌用ペニシリン　タゾバクタム／ピペラシリン					タゾバクタムを配合し，エンテロバクター属などに安定。バクテロイデス属にも効果を示す				

総論2 抗菌薬の基礎知識

表3 抗菌スペクトラム　セフェム系薬

	MRSA・MRCNS	黄色ブドウ球菌	レンサ球菌属	大腸菌・クレブシエラ属・インフルエンザ菌	エンテロバクター属・セラチア属	緑膿菌・アシネトバクター属	バクテロイデス属
第一世代 セファゾリン，セファレキシン		■ MSSAの第一選択薬。ただし，第一，二世代は髄液への移行性が悪く髄膜炎には不適。					
第二世代 セフォチアム，フロモキセフ，		■ クレブシエラ属，インフルエンザ菌に有効。PRSPやBLNARには使用できない。					
セフメタゾール							■ 腸管内の嫌気性菌にも有効。腹腔内感染症や下部消化管手術時の予防に用いられる。
第三世代 **抗緑膿菌（−）** セフォタキシム，セフトリアキソン			■ 髄液移行性あり。セフトリアキソンは胆汁排泄と腎排泄が半分ずつで，半減期8時間と長く1日1〜2回の投与が可能。				
抗緑膿菌（＋） セフタジジム				■ グラム陰性菌に強くなった反面，グラム陽性菌には弱い。			
第四世代 セフェピム			■ グラム陽性菌からSPACEを含むグラム陰性桿菌までカバー。AmpC型β-ラクタマーゼを過剰産生するグラム陰性菌にも抗菌活性あり。嫌気性菌には無効。				
カルバペネム メロペネム，イミペネム			■ ESBL産生菌，AmpC型β-ラクタマーゼを過剰産生するグラム陰性菌にも抗菌活性あり。MRSAや腸球菌，*Stenotrophomonas maltophilia* など抗菌活性がない微生物もある。				

基礎知識編

表4 抗菌スペクトラム その他①

系薬	MRCNS, MRSA	黄色ブドウ球菌	レンサ球菌属	大腸菌、クレブシエラ属、インフルエンザ菌	エンテロバクター属、セラチア属	緑膿菌、アシネトバクター属	特定の嫌気性菌	非定型菌（クラミジア属、レジオネラ属、マイコプラズマ属）
グリコペプチド系薬 バンコマイシン、テイコプラニン	■	■	■				■	
TDMが必要な薬剤。MRSA以外にPRSP、エンテロコッカス属、コリネバクテリウム属、*Clostridium difficile* にも使用。								
オキサゾリジノン系薬 リネゾリド	■	■	■					
MRSA、VRE以外に保険適用外だがPRSP、エンテロコッカス属、コリネバクテリウム属、結核菌にも効果あり。								
環状ポリペプチド系薬 ダプトマイシン	■	■	■					
殺菌速度は非常に速い。肺炎には無効。腸球菌への効果は乏しい。								
アミノグリコシド系薬 ゲンタマイシン、トブラマイシン、アミカシン、アルベカシン				■ (水溶性薬剤で腎・尿路系への移行性は極めて良好。単独で使用することは少ない。)	■	■		
		■ (MRSAにも有効。作用は殺菌的。髄液・骨・膿瘍への移行性は悪い。)						
マクロライド系薬 エリスロシン、クラリスロマイシン、アジスロマイシン			■ (非定型菌に有効。肺炎球菌はほぼ耐性。)				■	■
テトラサイクリン系薬 ミノサイクリン		■ (幅広い抗菌活性。非定型菌に有効。副作用や相互作用に注意。)						■
リンコマイシン系薬 クリンダマイシン		■	■				■	
嫌気性菌による感染症の第一選択薬。β-ラクタム系薬アレルギーの代替。骨移行は良好。								

総論2　抗菌薬の基礎知識

表5 抗菌スペクトラム その他②

	MRSA・MRCNS	黄色ブドウ球菌	レンサ球菌属	大腸菌・クレブシエラ属・インフルエンザ菌	エンテロバクター属・セラチア属	緑膿菌・アシネトバクター属	バクテロイデス属	非定型菌（クラミジア属・レジオネラ属・マイコプラズマ属）
ST合剤		緑膿菌には無効だがセラチア属，*Stenotrophomonas maltophilia* セパシア菌に有効。						
ニューキノロン系薬 シプロフロキサシン，レボフロキサシン		経口薬でもバイオアベイラビリティに優れている。グラム陽性～陰性，細胞内寄生菌，結核菌まで幅広くカバー。嫌気性菌には弱い。						
メトロニダゾール		嫌気性菌に有効。組織移行が良い。長期使用で末梢神経障害，小脳失調に注意。						

基礎知識編

第 1 章　基礎知識編：各論

1 市中肺炎

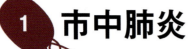

市中肺炎（community-acquired pneumonia；CAP）／
誤嚥性肺炎（aspiration pneumonia；AP）

これだけは知っておきたい！

- 原因菌の種類により肺炎は細菌性肺炎，非定型肺炎，ウイルス性肺炎に分類される。
- 市中肺炎（CAP）では，敗血症の有無（qSOFA），重症度分類（A-DROP）から治療の場を決定する。
- 良質な喀痰による塗抹（グラム染色）・培養，血液培養，迅速検査は原因菌の特定に有用である。
- 主な CAP の原因菌は，肺炎球菌，インフルエンザ菌，マイコプラズマ属である。
- CAP は，耐性菌リスクをあまり考慮しなくてよい。
- 誤嚥性肺炎の多くは不顕性誤嚥が原因で，原因菌は口腔常在菌，嫌気性菌の関与が大きい。
- 原因菌が特定できれば標的治療を行い，できなければエンピリック治療を行う。
- 肺炎におけるブレイクポイントでは，ペニシリン耐性肺炎球菌（PRSP）はほとんど存在しない。
- レスピラトリーキノロン系薬の使用時は，必ず結核の有無を確認する。
- 抗菌薬の投与期間は症状および検査所見の改善に応じて決定する。おおむね 5 ～ 7 日間が目安となるが，レジオネラ属，肺炎クラミジアによる場合は約 14 日間を目安とする。

押さえておきたい病態と病因

　肺炎は,原因菌,発症の場所,重症度によって分類され,市中肺炎(community-acquired pneumonia；CAP)は社会生活を営む健常人に発症する肺炎と定義されています。また,原因菌の種類により,細菌性肺炎,非定型肺炎,ウイルス性肺炎に分けられます。市中肺炎の原因菌として,肺炎球菌(*Streptococcus pneumoniae*)の頻度が最も高く,インフルエンザ菌(*Haemophilus influenzae*),マイコプラズマ(*Mycoplasma*)属が次に続き,モラクセラ(*Moraxella*)属,肺炎クラミジア(*Chlamydia pneumoniae*),クレブシエラ(*Klebsiella*)属,嫌気性菌なども原因菌になります。インフルエンザ菌による肺炎は高齢者の慢性呼吸器疾患を有する患者,マイコプラズマ属による非定型肺炎〔通常の培地で培養できない,細胞壁をもっていない,β-ラクタム系薬が無効,などの特徴をもつ非定型病原菌(結核菌などは除く)による肺炎〕は比較的若年者に多くみられます。また,重症肺炎では肺炎球菌,レジオネラ(*Legionella*)属,緑膿菌(*Pseudomonas aeruginosa*),複数菌による感染が高くなります。その他,流行時期ではライノウイルス,パラインフルエンザウイルスやインフルエンザウイルス,ヒトRSウイルスなどウイルスの関与も大きくなります。肺炎の症状は,本来無菌である下気道に病原菌が侵入し急性炎症を惹起します。急性炎症の症候として,発熱,全身倦怠感,咳,痰,胸痛,呼吸困難感などを呈します。

　また,高齢化が進むわが国において,70歳以上の高齢者肺炎では86.7%が誤嚥に関連しており,市中肺炎による入院肺炎のうち60.1%が誤嚥性肺炎であると報告されていることから市中肺炎でも誤嚥性肺炎は無視できません[1]。ただし,市中肺炎のなかでの誤嚥性肺炎という診断名は,発症の要因による分類によって付けられたものであり,発症場所や介護の程度で決定される医療・介護関連肺炎(nursing and healthcare-associated pneumonia；NHCAP)とは異なっています。誤嚥性肺炎は,嚥下機能障害によって食物や口腔内常在菌が下気道へ流入することによって生じる肺炎で,誤嚥は顕性と不顕性に分類されます。顕性誤嚥とは,食事中などに生じるもので「咳き込み」,「むせ」として認識されやすく,不顕性誤嚥は睡眠中などに無意識のうちに唾液や飲食物が気道に流れ込むもので,異物が気道に入ったときに生じる反射がみられないのが特徴とされています。多くの誤嚥性肺炎は,不顕性誤嚥によって生じるために誤嚥の現場を確認することは難しく診断も困難となります。そこで,嚥下障害を起こしやすい病態や疾患を理解することは診断

や抗菌薬治療にも役立ちます。

 ## 検査のポイント

肺炎治療では，重症度に加え抗菌薬治療を開始するにあたり原因菌の推定が重要となるため，細菌性肺炎，非定型肺炎，ウイルス性肺炎の鑑別が重要となります（表1）。

表1 細菌性肺炎と非定型肺炎の鑑別

鑑別に用いる項目

1. 年齢60歳未満
2. 基礎疾患がない。あるいは，軽微
3. 頑固な咳がある
4. 胸部聴診上所見が乏しい
5. 痰がない，あるいは，迅速診断法で原因菌が証明されない
6. 末梢血白血球数が 10,000/μL 未満

鑑別基準
上記6項目を使用した場合

6項目中4項目以上合致した場合　非定型肺炎
6項目中3項目以下の合致　　　　細菌性肺炎
この場合の非定型肺炎の感度は77.9%，特異度は93.0%

レジオネラ肺炎は通常非定型肺炎に含まれるが，この鑑別法にはレジオネラ肺炎は含んでいない

〔日本呼吸器学会成人診療肺炎ガイドライン2017作成委員会・編：成人肺炎診療ガイドライン2017. 日本呼吸器学会, 2017より〕

表2 qSOFA スコア

1. 呼吸数 22 回/分以上
2. 意識変容*
3. 収縮期血圧 100mmHg 以下

＊：厳密には Glassgow Coma Scale (GCS)＜15 を指す
2項目以上該当なら敗血症を疑い，SOFA スコアをチェックする。

表3 A-DROP システム

身体所見，年齢による肺炎の重症度分類で使用する指標は，
①男性70歳以上，女性75歳以上
②BUN 21mg/dL 以上または脱水あり
③SpO_2 90%以下（60Torr 以下）
④意識障害（わが国では Japan Coma Scale を用いて判定する）
⑤血圧（収縮期）90mmHg 以下
の5つです。
重症度の分類は，指標の項目数で外来治療もしくは入院治療が決定されます（該当項目なし：外来治療，1または2項目：外来または入院，3項目：入院治療，4または5項目：ICU入院）。

〔日本呼吸器学会市中肺炎診療ガイドライン作成委員会：成人市中肺炎診療ガイドライン, 2007より〕

1 問　診

　市中肺炎の発症の経過は問診によりほとんどが確認でき，敗血症の有無［qSOFAスコア（表2）］と重症度［A-DROPシステム（表3）］から診療の場を決定します。まず，バイタルサインを診て，急性感染症に合致する所見（体温上昇，全身倦怠感，頻脈，頻呼吸など）を確認します。そして，肺病変を示唆する所見（発熱，咳嗽，喀痰，呼吸困難，胸膜痛，SpO_2，左右差，ラ音の存在など）を確認します。さらに，他臓器の感染徴候がないことを確認します。市中肺炎は，一般外来や救急外来での対応となるため簡便かつ迅速に重症度判定を行えることが望ましく，A-DROPシステムは，年齢（Age），脱水（Dehydration），呼吸状態（Respiration），意識障害（Orientation），血圧（low blood Pressure）の5項目を用いて判定できます。米国肺炎診療ガイドラインではPSI（Pneumoniae Severity Index）が用いられており，A-DROPと相関する判定が得られています[2]。また，qSOFAスコアによって特に急速に病態が悪化しうる患者を適切に判断し，ICU管理の必要性を判断します。

2 一般血液検査，画像検査

　炎症所見（白血球増多あるいは減少，核左方移動，CRP高値，プロカルシトニン高値など）を確認します。肺炎の診断には，胸部画像検査は必須であり胸部X線画像，胸部CT検査によりコンソリデーション（図1）やすりガラス様陰影（図2）などを確認します。

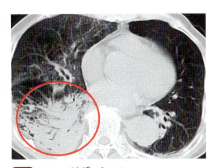

図1　コンソリデーション
〔青木洋介：月刊薬事，59：2637-2641，2017より〕

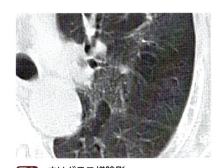

図2　すりガラス様陰影
〔梶原洋文，他：月刊薬事，59：3193-3200，2017より〕

3 塗抹（グラム染色）・培養検査，血液培養，迅速検査

原因菌の同定のためには，喀痰検査〔塗抹（グラム染色）と培養〕，血液培養，迅速検査（肺炎球菌尿中抗原）は最低限実施が必要な検査です。

(1) 塗抹（グラム染色）・培養検査

抗菌薬投与前の良質な喀痰を採取しグラム染色により染色性（陽性，陰性），形態（球菌，桿菌）を観察することで原因菌の特定につながります。特に好中球による貪食像を認めた場合は原因菌である可能性が高く，抗菌薬の選択に重要な情報となります。喀痰のグラム染色から推定できる原因菌は，肺炎球菌，インフルエンザ菌，ブドウ球菌（*Staphylococcus*）属，肺炎桿菌，モラクセラ属，緑膿菌，などがあります。しかし，抗菌薬投与後や不適切な喀痰からは有用な情報は得られません。いかに良質な喀痰を採取するかが原因菌特定の鍵となります。

喀痰培養を実施することで原因菌の抗菌薬に対する薬剤感受性や最少発育阻止濃度（minimum inhibitory concentration；MIC）が確認でき抗菌薬の適正な選択につながります（判定にはおおむね3～4日が必要）。

(2) 血液培養

市中肺炎における血液培養の陽性率は決して高くはありませんが，米国感染症学会（IDSA）ガイドラインでは重症肺炎，好中球減少や無脾症など特殊な場合は血液培養2セットの実施が推奨されています。

(3) 迅速検査

原因菌の頻度が高い肺炎球菌の尿中抗原検査は最低限必要な検査です。また，患者背景や流行時期などを考慮して必要な迅速検査を実施することで原因菌が確認できます。

①呼吸器検体

特異抗体を用いた免疫クロマトグラフィ法による検査法で，15分程度で判定できます。判定可能な原因菌は，A群β溶血性レンサ球菌（*Streptococcus pyogenes*），肺炎球菌，アデノウイルス，RSウイルス，インフルエンザウイルス，マイコプラズマです。

②尿中抗原

尿中に排泄される病原体抗原の検出による免疫クロマトグラフィ法を用いた検査法で，15分程度で判定できます。判定可能な原因菌は，肺炎球菌，レジオネラ属

です。肺炎球菌尿中抗原キットの感度は60％程度，特異度は90％以上といわれています。そのため，陰性であっても肺炎球菌を除外してはいけません。また，抗菌薬投与がすでに開始され，喀痰培養で原因菌（肺炎球菌）の検出が困難な場合でも，陽性所見が得られることが利点です。

薬物治療の基本

　肺炎では，原因菌を考慮した抗菌薬を選択します。しかし，多くの場合肺炎の診断後すぐに原因菌を同定することは困難です。発症場所によって治療を優先すべき原因菌群はおおむね推定できるため，初期治療にはそれらをカバーする広域スペクトラム抗菌薬で治療を開始し（エンピリック治療），原因菌の同定および薬剤感受性試験結果が判明した段階で狭域スペクトラム（標的治療）に変更する治療戦略が取られています（de-escalation）。また，特にエンピリック治療による抗菌薬の選択は，施設ごとで抗菌薬の感受性が異なるため，院内のローカルファクターであるアンチバイオグラムを用いて行うことは有用です。

　高齢者の誤嚥性肺炎は，口腔内常在菌や嫌気性菌を主な原因菌と考えて抗菌薬を選択します。その際，年齢，症状など考慮したうえで緊急性がない場合は，狭域抗菌薬治療から開始し必要に応じて広域抗菌薬治療へと進めていくescalation治療が選択される場合もあります。誤嚥性肺炎の治療戦略は，おおむねNHCAPに準じて実施されます。具体的には，重症度（A-DROP分類）と耐性菌リスク因子（①過去90日以内に2日以上の抗菌薬使用歴がある。②経管栄養をしている）の有無により，4群（外来治療，耐性菌リスクなし入院，耐性菌リスクあり入院，ICU入院）に分類され，推奨される薬剤が示されています。なお，耐性菌は，緑膿菌，メチシリン耐性黄色ブドウ球菌（methicillin-resistant *Staphylococcus aureus*；MRSA），アシネトバクター（*Acinetobacter*）属，基質拡張型β-ラクタマーゼ（extended-spectrum β-lactamases；ESBL）産生腸内細菌，*Stenotrophomonas maltophilia* が考えられています[2]。

■ 処方例（腎機能正常例）

■ エンピリック治療

　重症度評価による治療の場（外来または入院），原因菌（細菌性肺炎または非定型

肺炎）の違いによって抗菌薬の選択が異なります。呼吸器感染症治療ガイドライン[3])を参考に入院治療を中心に解説します。また，誤嚥性肺炎の具体的な抗菌薬治療については，ここでは割愛します。

> 【細菌性肺炎】
> ・第一選択薬（入院治療）
>   スルバクタム／アンピシリン点滴静注 1回 3g 1日 3～4回
>   セフォタキシム点滴静注 1回 1～2g 日 2～3回
>   セフトリアキソン点滴静注 1回 2g 1日 1回または 1回 1g 1日 2回
> ・第二選択薬
>   レボフロキサシン点滴静注 1回 500mg 1日 1回

　肺炎球菌，インフルエンザ菌，モラクセラ菌が主な原因菌であるため第一選択薬として高用量のペニシリン系薬の内服薬が推奨されます。また，わが国ではマクロライド耐性肺炎球菌がほとんどであるため，マクロライド系薬は第一選択薬としては推奨されません。
　高齢者やCOPDなど肺に基礎疾患を有する患者の場合は，ペニシリン耐性肺炎球菌に対する効果と組織移行性の観点からレスピラトリーキノロンが推奨されています。入院治療では注射剤が中心となり，ペニシリン系薬，セフェム系薬を高用量で使用します。より強力な治療が必要な場合は，レスピラトリーキノロン系薬の注射剤を使用します。一般的に外来治療では内服治療が中心となります。

【非定型肺炎】
　マイコプラズマ属，肺炎クラミジア，レジオネラ属が主な原因菌であるためマクロライド系薬やテトラサイクリン系薬を第一選択薬とします。
　近年成人でも，マクロライド耐性マイコプラズマの出現が問題となっているため，地域の状況によってはレスピラトリーキノロン系薬の選択が必要となります。

■ 細菌性肺炎か非定型肺炎かが明らかでない場合
　細菌性肺炎と非定型肺炎の両者をカバーするために高用量ペニシリン系薬＋マクロライド系薬またはテトラサイクリン系薬の併用療法を第一選択薬とします。レスピ

ラトリーキノロン系薬は，両者をカバーできるため極めて便利ですが，耐性菌抑制の観点からできる限り代替薬として温存しておくべきとされています．ただし，高齢者やCOPDなど肺に基礎疾患を有する患者やマクロライド耐性マイコプラズマの出現が問題となっている地域の状況によってはレスピラトリーキノロン系薬の選択が必要となります．

ICU入室などより重症（超重症）と考えられる場合は，肺炎球菌を念頭に置きながら非定型菌であるレジオネラ属のカバーを主目的に，高用量ペニシリン系薬をはじめとする広域のβ-ラクタム系薬にマクロライド系薬またはニューキノロン系薬を治療当初から積極的に併用すべきとされています．また，サイトカインなどによる過剰な炎症を抑制する免疫学的見地からは特にマクロライド系薬の併用が推奨される傾向があります．

なお，原因菌は腸内細菌でESBL産生菌などである可能性も否定できないため，ESBL産生菌の検出頻度が高い背景を有する場合では，カルバペネム系注射剤を第一選択薬として使用します．

■ 標的治療（definitive therapy）

臨床経過と細菌培養検査よる原因菌同定および薬剤感受性成績に基づいて抗菌薬治療の評価（継続または変更）を行い，標的治療に切り替えます．なお，広域スペクトラム抗菌薬で治療をしている場合は，耐性菌抑制の観点から可能な限り狭域スペクトラムな抗菌薬に変更します（de-escalation）．

抗菌薬の投与期間は，原因菌および症状，検査所見の改善により決定されており，おおむね5〜7日間が目安となります．ただしレジオネラ属や肺炎クラミジアの場合は14日間が目安となっています．

【引用文献】
1) Teramoto S, et al：High incidence of aspiration pneumonia in community- and hospital-acquired pneumonia in hospitalized patients: a multicenter, prospective study in Japan. J Am Geriatr Soc. 56：577-579, 2008
2) 日本呼吸器学会成人診療肺炎ガイドライン2017作成委員会・編：成人肺炎診療ガイドライン2017. 日本呼吸器学会, 2017
3) JAID/JSC感染症治療ガイド・ガイドライン作成委員会呼吸器感染症WG：JAID/JSC感染症治療ガイドライン；－呼吸器感染症. 日本化学療法学会雑誌, 62：1-109, 2014

第1章 基礎知識編：各論

2 院内肺炎

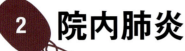

院内肺炎（hospital-acquired pneumonia；HAP）

これだけは知っておきたい！

- 院内肺炎（HAP）は，最も多い院内感染の一つである。
- HAP，医療・介護関連肺炎（NHCAP）は患者背景のアセスメントとして誤嚥性肺炎のリスクの判断，疾患末期や老衰状態の判断を行う。
- 易反復性の誤嚥性肺炎のリスクや疾患末期・老衰状態でなければ治療として敗血症の有無（qSOFA），重症度分類（I-ROAD），耐性菌リスクの判断を決定する。
- 発熱，膿性痰，呼吸器症状，胸部X線で浸潤影があれば疑う。
- 高齢者の院内肺炎は呼吸器症状をほとんど呈さず，不明熱として発症することもある。
- 喀痰は雑菌が多く混入するため，HAP診断において塗抹鏡検のグラム染色像で起因菌を判断することは有用。
- 市中肺炎（CAP）に比べ死亡率が高い。
- 感受性情報が重要で施設内のアンチバイオグラムをもとに抗菌薬を選択する。
- 抗菌薬投与期間は緑膿菌などブドウ糖非発酵菌では1〜2週間程度，ブドウ糖非発酵菌以外では解熱後3〜5日（計1週間程度）。

 押さえておきたい病態と病因

　院内肺炎（hospital-acquired pneumonia；HAP）は，入院後48時間以降に新しく発症した肺炎と定義づけられます。HAPは院内感染の13〜19％を占め，ICU入院患者に合併する院内感染の約25％を占めます。気管挿管患者の9〜27％にHAPを合併します[1]。市中肺炎（community-acquired pneumonia；CAP）

各論 2　院内肺炎

と異なり基礎疾患を有する患者が発症する肺炎で，病院内という特殊な環境下に生息する細菌が原因となります（図1）．免疫不全や全身状態が悪化している場合は，健常人では発症することのない弱毒菌による感染症の可能性が高く治療には注意を要します．

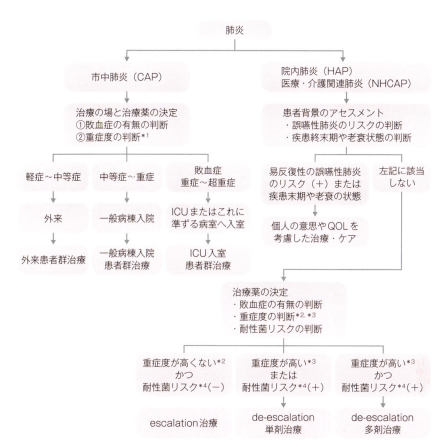

* 1：市中肺炎の重症度肺炎：市中肺炎では A-DROP により重症度を判定する．
* 2：敗血症の状態ではなく，医療・介護関連肺炎では A-DROP で中等症以下，院内肺炎では I-ROAD で軽症．
* 3：敗血症の状態，または，院内肺炎では I-ROAD で中等症以上，医療・介護関連肺炎では A-DROP で重症以上．
* 4：耐性菌リスクあり：①過去 90 日以内の経静脈的抗菌薬の使用歴，②過去 90 日以内に 2 日以上の入院歴，③免疫抑制状態，④活動性の低下，のうち 2 項目を満たす．

図1　「成人肺炎診療ガイドライン 2017」フローチャート

〔日本呼吸器学会成人肺炎診療ガイドライン 2017 作成委員会・編：成人肺炎診療ガイドライン 2017. 呼吸器学会, 2017 より〕

HAPでは，入院中に抗菌薬の投与を受けている場合も多く原因菌が抗菌薬に耐性を示すことも少なくありません。また，さまざまな医療行為を受けるなかで病原菌に晒される機会が多いことから，原因菌が耐性菌である可能性を十分に検討する必要があります。

　メチシリン耐性黄色ブドウ球菌（methicillin-resistant *Staphylococcus aureus*；MRSA）はHAP原因菌の13～40％を占めます。口腔内嫌気性菌はHAP原因菌全体の5％という報告があります。誤嚥性肺炎では口腔内嫌気性菌が口腔内ブドウ球菌（*Streptococcus*）属などとともに主要な原因菌です。高齢者や意識障害，嚥下障害のある患者では多くは誤嚥や気管支内吸入が肺炎の原因となります[1]。HAP患者の状態は悪く治療が極めて困難になることが多くなります。

　人工呼吸器関連肺炎（ventilator-associated pneumonia；VAP）は，気管挿管，人工呼吸器開始後48時間以降に新たに発生した肺炎と定義づけられます。気管挿管後4～5日以内を早期型，それ以降の発症を晩期型に分類します。感染経路はほとんどが経気道的であり，特に気管チューブ外側からの汚染物質の流入（silent aspiration）に注意することが重要です[2]。VAPの抗菌薬投与期間は8日投与と15日投与で予後が変わらないというエビデンスがあり，宿主の状態によりますが近年では短縮傾向にあります。

1 生命予後予測因子（I-ROAD）[3]

　胸部異常陰影に加え，発熱，白血球数異常，膿性分泌物のうちの2項目を満たす症例をHAPと診断します。

　生命予後予測因子は「悪性腫瘍または免疫不全状態」，「意識レベルの低下」，「$SpO_2 > 90％$を維持するために$FiO_2 > 35％$を要する」，「男性70歳以上，女性75歳以上」，「乏尿または脱水」の5項目で，肺炎自体の重症度を規定する因子は「$CRP \geq 20mg/dL$」，「胸部X線写真陰影の拡がりが一側肺の2/3以上」の2項目です。

　生命予後予測因子の5項目中0～2項目のみを満たす症例のうち肺炎重症度規定因子の2項目のいずれも満たさない症例を軽症群（A群），2項目のいずれか1つ以上を満たす症例を中等症群（B群），生命予後予測因子の5項目中3項目以上を満たす症例は重症群（C群）とします（図2）。

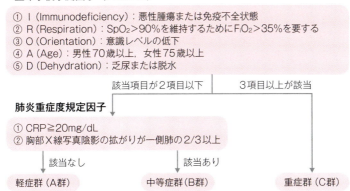

図2 HAPの重症度分類

〔日本呼吸器学会成人肺炎診療ガイドライン2017作成委員会・編：成人院内肺炎診療治療ガイドライン2017. 日本呼吸器学会, 2017 より〕

2 耐性菌リスク[4]

以下の項目から2項目以上に該当する場合で耐性菌の高リスク群となります。

①過去90日以内の経静脈的抗菌薬の使用歴
②過去90日以内に2日以上の入院歴
③免疫抑制状態
④活動性の低下：PS ≧ 3，バーゼル*指数＜50，歩行不能，経管栄養または中心静脈栄養

＊：バーゼル指数：1. 食事，2. 移動，3. 整容，4. トイレ動作，5. 入浴，6. 歩行，7. 階段昇降，8. 着替え，9. 排便，10. 排尿について，各々0〜5点で評価し，0〜100点でスコアリングする。

3 HAP/NHCAPにおける主な検出菌

(1) 耐性菌リスクなし

肺炎球菌（*Streptococcus pneumoniae*），メチシリン感受性黄色ブドウ球菌（methicillin-susceptible *Staphylococcus aureus*；MSSA），グラム陰性腸内細菌［クレブシエラ（*Klebsiella*）属，大腸菌（*Escherichia coli*）など］，インフルエンザ菌（*Haemophilus influenzae*），口腔レンサ球菌（oral Streptococci）

(2) 耐性菌リスクあり

(1) の菌種に加え，MRSA，緑膿菌（*Pseudomonas aeruginosa*），基質拡張型 β-ラクタマーゼ（extended-spectrum β-lactamases；ESBL）産生菌，AmpC 型 β ラクタマーゼ産生菌を考慮する。

 検査のポイント

1 一般血液検査，画像検査

重症度を判定するために，胸部 X 線検査を行います。続いて，血液ガス検査，血液検査，免疫血清学的検査，生化学検査，尿検査を行います（その他，市中肺炎の項を参照）。

2 培養検査

喀痰培養は必ず抗菌薬投与前に実施します。抗菌薬を投与すると真の原因菌が検出されず，口腔内や上気道の耐性菌が培養されるため，抗菌薬投与後の喀痰は参考程度に過ぎません。グラム染色像で原因菌を判断することは有用です。院内肺炎の原因菌を検出するためには，下気道から得られた検体を検査することが原則です。気管支肺胞洗浄（bronchoalveolar lavage；BAL）や保護的標本擦過（protected specimen brush；PSB）は非常に有用ですが，侵襲的であるため適切な気道分泌物が得られない場合や，耐性菌や抗酸菌，真菌の関与が疑われる場合，非感染性疾患を否定できない場合などが適応となります[5]。

気管吸引液で 10^6 cfu/mL，BAL で $10^4 \sim 10^5$ cfu/mL，PSB で 10^3 cfu/mL 以上の菌が分離された場合には原因菌である可能性が高くなります。

喀痰の検査で MRSA や緑膿菌が検出されない場合には，これらの耐性菌の関与は低いと考えることができます。

VAP を疑う症例では，下気道から有意な細菌が検出されない場合には肺炎の存在をほぼ否定することができます。VAP は，カフ上部に貯留した分泌物の吸引が有効になります。

 薬物治療の基本

「成人肺炎診断ガイドライン 2017」[3] においては，「敗血症の有無」，「重症度の判

断」，「耐性菌リスクの判断」により治療薬が決定されます。

1 escalation 治療
敗血症（−）で重症度が高くない，かつ耐性菌リスク（−）の場合。
(1) 内服剤（外来治療が可能な場合）
　・βラクタマーゼ阻害薬配合ペニシリン系薬＋マクロライド系薬
　・レスピラトリーキノロン系薬
(2) 注射剤
　・スルバクタム・アンピシリン（SBT/ABPC）
　・セフトリアキソン（CTRX），セフォタキシム（CTX）
○非定型肺炎が疑われる場合
　・レボフロキサシン（LVFX）

2 de-escalation 単剤治療
敗血症（＋）または，重症度が高いまたは，耐性菌リスク（＋）の場合。
(1) 注射剤（単剤投与）
　・タゾバクタム・ピペラシリン（TAZ/PIPC）
　・カルバペネム系薬
　・第四世代セフェム系薬
　・ニューキノロン系薬

3 de-escalation 多剤治療
敗血症（＋）または，重症度が高い，かつ耐性菌リスク（＋）の場合。
(1) 注射剤（2剤併用ただしβ-ラクタム系薬の併用は避ける）
　・TAZ/PIPC
　・カルバペネム系薬
　・第四世代セフェム系薬
　・ニューキノロン系薬
　・アミノグリコシド系薬
○ MRSA 感染症を疑う場合
　＋抗 MRSA 薬

抗菌薬の実際の使用に際しては，各施設で薬剤耐性の傾向は異なるため自施設のアンチバイオグラムを活用するなど，薬剤感受性のパターンに合わせて初期投与薬を選択します[6]。治療開始2～3日後に臨床症状および微生物検査から治療効果を判断します。治療開始後2～3日後に臨床症状の改善がみられ，かつ下気道検体から有意な菌が検出されない場合には，抗菌薬の中止を考慮します。原因菌の薬剤感受性が判明すれば，その結果に基づき抗菌薬をde-escalationします。

　VAPにおいては，予防的な抗菌薬の使用は勧められませんが，診断がついたら原因菌をカバーする抗菌薬を十分量投与します。

 処方例（HAP/NHCAPのエンピリック治療：腎機能正常の場合）

■ **軽症群（A群）の場合**

> セフトリアキソン 1回2g 1日1回点滴静注

■ **中等症群（B群）の場合**

> メロペネム 1回1g 1日3回点滴静注

　誤嚥を疑う場合やグラム染色でグラム陽性菌（gram-positive bacteria；GPB）の関与が疑われる場合は，クリンダマイシン（CLDM）などを併用します。

■ **重症群（C群）**

B群の抗菌薬に以下を併用します。

> アミカシン 1回15mg/kg 1日1回点滴静注＋
> シプロフロキサシン 1回300mg 1日2回点滴静注

B群でキノロン系薬を用いていない場合に併用します。

【引用文献】
1) 藤田次郎, 他・編集：感染症最新の治療2016-2018. 南江堂, 2016
2) JAID/JSC感染症治療ガイド・ガイドライン作成委員会・編：JAID/JSC感染症治療ガイド2014. ライフ・サイエンス出版, 2014

3) 日本呼吸器学会成人肺炎診療ガイドライン2017作成委員会・編：成人肺炎診療ガイドライン2017. 呼吸器学会, 2017
4) American Thoracic Society and Infectious Diseases Society of America：Guidelines for the management of adults with hospital-acquired, ventilator-associated, and healthcare-associated pneumonia. Am J Respir Crit Care Med, 171：388-416, 2005
5) 黒山政一, 他・編：感染症薬物療法トレーニングブック. じほう, 2013
6) 日本化学療法学会抗菌化学療法認定薬剤師認定委員会・編：抗菌化学療法認定薬剤師テキスト, 2010

第1章　基礎知識編：各論

3 腹腔内感染症

腹腔内感染症（intra-abdominal infection）

これだけは知っておきたい！

- 腹膜炎は，その成因・腹水所見などにより一次性腹膜炎から三次性腹膜炎に分類される。
- 主にグラム陰性桿菌（GNR）と嫌気性菌（ほとんどが *Bacteroides fragilis*）が原因菌となること多い。
- 起因菌の一部である嫌気性菌は培養結果に表現されないため，培養結果にかかわらずバクテロイデス属は治療対象にすべきである。
- 腹膜炎の予後決定因子は局在化した感染巣の排膿や縫合不全に伴う leak のコントロールといった外科的なソースコントロールである。
- GNR とバクテロイデス属を十分カバーしているにもかかわらず臨床的改善が得られないときは局在化した膿瘍などがないか超音波，CT などによる検索を行い必要に応じて切開・排膿する。
- 治療が遅れれば敗血症，血圧低下，乳酸アシドーシス，および死に至ることがある。
- 基礎疾患が重篤な場合，死亡率は 60 〜 70％とされているが，早期に治療を行うことで死亡率を 40％程度まで低下させることができる。
- 急性胆管炎は，胆道閉鎖（胆汁うっ滞）と胆汁中の細菌増殖により起こる。
- 急性胆管炎・胆囊炎は急性期に適切な対処が必要で重症な場合は対処が遅れると死亡に至ることがある。中等症では，臓器障害には陥っていないが，その危険性があり速やかにドレナージを必要とする。

 押さえておきたい病態と病因

腹膜炎は細菌汚染や物理的，化学的刺激によって腹膜に炎症が波及した状態で，

成因により一次性から三次性に分類されます。一般的に細菌性腹膜炎の多くは，二次性腹膜炎です。

一次性（特発性）は，消化管穿孔など腹腔内に明らかな原因がない腹膜炎であり，代表的な疾患としてアルコール性肝硬変，ネフローゼ症候群など腹水貯留を伴う特発性細菌性腹膜炎（spontaneous bacterial peritonitis）があります。また，連続携行式腹膜透析（continuous ambulatory peritoneal dialysis；CAPD）患者の合併症としての腹膜炎があります。一次性腹膜炎では単数菌感染症である場合が多く，通常の腹膜炎と異なり発熱（69％），腹痛（59％），腹膜刺激所見などもみられないことが多いため注意が必要です。

二次性腹膜炎は消化管の穿孔などによって消化管や生殖器に存在する細菌が腹腔内に到達することで起きます。汎発性腹膜炎あるいは限局性の膿瘍を形成し，発生機序により市中感染と医療関連感染に分類されます。市中感染では通常の虫垂炎，憩室炎，腸管穿孔などがあり，医療関連感染は，術後感染症（縫合不全によるものなど）が代表的です。原因菌は原因によってさまざまで多くの場合，複数菌感染症です。

三次性腹膜炎は，二次性腹膜炎に続発するもので，全身感染徴候を伴うものの明らかな細菌感染がないか，もしくは腸球菌やカンジダ（*Candida*）属など病原性が低いものが検出されます。免疫低下患者では三次性腹膜炎に進展することがあります。

 検査のポイント

病歴を聴取し，身体所見に加え，腹部 CT，腹部超音波検査を行います。腹部 CT では，感染源，穿孔所見，腹水，膿瘍などを確認します。また，腹水があれば，白血球数，グラム染色，培養を行います。

一次性腹膜炎では腹水の検査なしでは診断は不可能です。診断が遅れれば死亡率は 50％を超えるので臨床的には腹水中の多核球数が $250/mm^3$ 以上であれば，この疾患を疑い治療を開始します。腹水穿刺は極めて安全で肝硬変による出血傾向があったとしても輸血を必要とするような出血は極めてまれで，凍結血漿などの輸血も不要な場合がほとんどです[1]。

1 検査値

白血球数，アルブミン，蛋白，LDH，アミラーゼ，pH，の値が高く，糖の低い

傾向は腸管の穿孔による二次性腹膜炎の可能性が高まります。

2 培　養

　特発性腹膜炎の原因菌は，腸管の穿孔に伴う腹膜炎と異なり1種類で，大腸菌（*Escherichia coli*），クレブシエラ（*Klebsiella*）属といった腸内細菌科細菌（*Enterobacteriaceae*）の菌が主な原因菌となります。

　二次性腹膜炎の原因菌は，主としてグラム陰性桿菌（gram-negative rod；GNR）と嫌気性菌（ほんどが *Bacteroides flagilis*）が関与します。したがって，この2群の菌がカバーされていればエンピリカルな治療としては多くは十分です。通常，腸球菌を治療対象とする必要はありません。

3 画像診断

　多くはCTが最も有用な情報になります。二次性腹膜炎では，腹部レントゲンを行い横隔膜下フリーエアー（腸や胃穿孔の徴候）の除外や腸ガスのパターンの評価などを確認するために必要です。腹部と骨盤のCTでは，膿瘍の位置や腸閉塞の範囲を同定することができ，しばしば試験開腹を回避することができます[2)]。

　全般性の腹膜炎を明らかに示唆する所見がある患者では追加の診断的画像は不必要であり，速やかな外科的処置を遂行すべきです。

　成人患者において速やかな腹腔鏡検査が行えない患者では，CT検査が腹膜炎とその原因の存在を決定するための画像となります[3)]。

 薬物治療の基本

　感染源となる菌の種類は腹腔内臓器のどの部分が障害されたかに関係があり，例えば大腸が障害された場合は，糞便中の大腸菌，クレブシエラ属，プロテウス（*Proteus*）属といった腸内細菌や *Bacteroides fragilis* に代表される嫌気性菌が問題となります。

　市中感染なら原因菌はエンピリカルに予想でき（感受性の良い腸内細菌と嫌気性菌），使用抗菌薬も1種類（セファマイシン系薬）の単剤投与でよい場合が多いですが，市中感染であっても緑膿菌（*Pseudomonas aeruginosa*）の関与も完全に否定できず，重症である場合には最初から緑膿菌をスペクトラムに入れることができる抗菌薬を選択します。さらに院内感染であれば，施設ごとに異なるGNRの感

受性を考慮する必要があり，状況によりアミノグリコシド系薬を含む複数の抗菌薬の使用が必要となります。腹膜炎では，感染巣が腹膜の癒着など局在化しやすく，局在化すればいかなる抗菌薬を使用しても治療に対する反応は得られません。GNRとバクテロイデス（*Bacteroides*）属を十分にカバーしているにもかかわらず臨床的な改善が得られないときには，抗菌薬をいたずらに変更するよりも局在化した膿瘍などがないか超音波，CTなどによる検索を行い，必要に応じて切開・排膿します。ドレーンなどが存在していれば，そこからの排膿の培養は必ずしも原因菌を検出してこない点が重要です。抗菌薬治療は腹腔内感染症の診断がなされたときか，最も考えられたときに開始すべきです。敗血症性ショックの患者では，可能なかぎり早く投与すべきです[1]。

腹腔内感染症に対する抗菌薬の投与期間は，米国外科感染学会（SIS）と米国感染症学会（IDSA）の合同ガイドラインでは臨床経過に応じて4〜7日間としているものの，多くの観察研究では10〜14日間と報告しています。投与期間の短縮が困難な理由としては，治療後の合併症がみられることですが疾患の進行や感染巣の管理が不十分であったことが原因と考えられています。ソースコントロールが重要ポイントで感染巣が適切に処置されれば，抗菌薬の全身投与が有益なのは最初の数日間に限られるという報告があります。敗血症の兆候が続くのは病原体による感染症の持続ではなく，宿主の免疫応答による全身性炎症反応症候群（systemic inflammatory response syndrome；SIRS）の遷延によるものと示唆されています[4]。

 処方例

■ **一次性腹膜炎の場合**

セフトリアキソン点滴静注1回2g 1日1回 5〜7日間

第三世代セフェム系薬が標準的な治療薬とされていますが，エビデンスはありません。

■ 二次性腹膜炎の場合

> 【市中感染】
> セフトリアキソン点滴静注 1回2g 1日1回＋メトロニダゾール点滴静注 1回500㎎ 1日3～4回 5～7日間

　市中感染は，エンピリックに腸内細菌科細菌と嫌気性菌をカバーします。カンジダ属やメチシリン耐性黄色ブドウ球菌（methicillin-resistant *Staphylococcus aureus*；MRSA）は繰り返し検出されますが，血液培養から検出されなければカバーする必要はありません。スルバクタム・アンピシリン（SBT/ABPC）は大腸菌の耐性，セフメタゾール（CMZ）はバクテロイデス属の non-*fragilis* グループの耐性，クリンダマイシン（CLDM）は *Bacteroides fragilis* の耐性が問題となっています。

> 【院内感染】
> メロペネム点滴静注 1回1g 1日3回 5～7日間

　院内感染は，エンピリックに緑膿菌を含むグラム陰性菌（gram-negative bacteria；GNB）と嫌気性菌をカバーします。

■ 三次性腹膜炎の場合

　三次性腹膜炎は，多くが医療関連の腹膜炎であり耐性傾向の強いGNR，エンテロコッカス（*Enterococcus*）属，カンジダ属などが問題となり，適切な検体を採取して原因菌を検索し標的治療を行います[5]。

【引用文献】
1) 青木　眞：レジデントのための感染症診断マニュアル 第3版．医学書院，2015
2) Frederick S.Southwic・編：感染症診療スタンダードマニュアル 第2版．羊土社，2011
3) Solomkin JS, et al：Diagno-sis and management of complicated Intra-abdominal infection in adults and children：Guidelines by the Surgical Infection Society and the Infectious Diseas-es Society of America. Clin Infect Dis, 50：133-164, 2010
4) Sawyer RG, et al：Trial of short-course antimicrobial therapy for intraabdominal infection. N Engl J Med, 372：1996-2005, 2015
5) JAID/JSC 感染症治療ガイド・ガイドライン作成委員会・編：JAID/JSC 感染症治療ガイド 2014．ライフ・サイエンス出版，2014

第 1 章　基礎知識編：各論

4 重症皮膚軟部組織感染症

重症皮膚軟部組織感染症 / 壊死性軟部組織感染症
(necrotizing soft tissue infections)

これだけは知っておきたい！

- 皮膚軟部組織感染症はその原因菌と病巣の深さにより，軽症から重症まで病態が多岐にわたる．
- 重症皮膚軟部組織感染症の病巣は深部であり急速に進行するため，診断や治療の遅れが致命的となる
- 重症皮膚軟部組織感染症は，抗菌薬単独の治療では不十分であり，外科的処置や緊急手術が必要となる

押さえておきたい病態と病因

皮膚軟部組織感染症は，原因菌と病巣の深さにより病態が異なります．図1に皮膚軟部組織感染症の解剖と感染症の関連性を示します．

病巣が表皮に留まる代表的な皮膚軟部組織感染症として，膿痂疹（とびひ），毛嚢炎，せつ，よう，があります．これらは，微細な皮膚の損傷を介して，皮膚常在菌のA群β溶血性レンサ球菌（*Streptococcus pyogenes*）や黄色ブドウ球菌（*Staphylococcus aureus*）が主な原因菌となります．さらに皮下組織にまで病巣が至るものを蜂窩織炎とよびます．蜂窩織炎は四肢や顔面に好発し，境界不明瞭な局所の発赤，腫脹，疼痛，熱感などの自覚症状を伴うことがあります．症状や部位により，発熱，頭痛，悪寒，関節痛を伴うこともありますが，患部の安静や抗菌薬加療により軽快するのが一般的です．

これらとは対照的に，病巣がさらに深部に至り壊死を伴うものを壊死性皮膚軟部組織感染症と総称します（表1）．壊死性皮膚軟部組織感染症の代表的なものとして，壊死性筋膜炎やガス壊疽が知られています．いずれも症状が急速に進行するため診

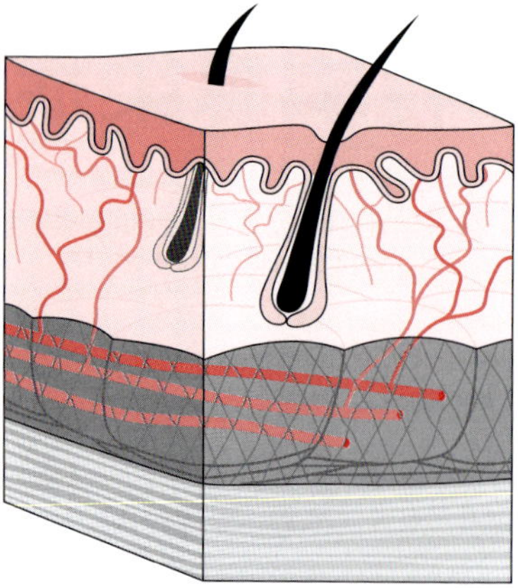

図1 皮膚軟部組織の解剖と感染症

解剖		感染症
表皮	皮膚	膿痂疹 毛囊炎 せつ よう
真皮		
		蜂窩織炎
浅筋膜 皮下脂肪 神経, 血管 深在筋膜	皮下組織	壊死性筋膜炎
筋肉		筋壊死 　クロストリジウム性 　非クロストリジウム性

〔May AK, et al：Surg Infect, 10：467-499, 2009 より引用一部改変〕

表1 蜂窩織炎との鑑別が必要な重症皮膚軟部組織感染症

分類	原因	特徴
壊死性筋膜炎 （タイプⅠ）	嫌気性菌に加えグラム陽性球菌, 腸球菌, グラム陰性の腸内細菌による複数菌感染症	・55〜75％がこのタイプ ・免疫不全患者にみられ, 会陰部（フルニエ）や体幹部に出現
壊死性筋膜炎 （タイプⅡ）	A群レンサ球菌, 黄色ブドウ球菌のどちらかによる単独感染症　まれにクレブシエラ属, B群レンサ球菌	・レンサ球菌属による感染症は toxic shock syndrome と関連 ・近年市中のMRSAによる皮膚軟部組織感染症が増加 ・タイプⅠより一般的ではない ・健康, 若者, 免疫能正常者に出現
壊死性筋膜炎 （その他のサブタイプ）	ビブリオ属	・海での受傷や肝硬変患者の生魚摂取 ・劇症型で感染後24時間以内に多臓器不全に移行
ガス壊疽	大半は *Clostridium perfringens* による	・筋の損傷による急速に進行する毒素血症性の感染症 ・浮腫, 捻髪音, 赤褐色の水疱 ・X線にて筋肉と筋膜面に広範囲のガス

断の遅れが致命的となりますが, 初期の外観による鑑別は難しいといわれており, 皮膚切開やデブリドマンなどの外科的アプローチによる診断が最も重要となります。外観と比べて患者の訴えが強い場合, 紫斑や水疱形成を伴う場合, 全身症状が強い場合には壊死性皮膚軟部組織感染症を疑い, 早めに外科医へ相談します（表2）[1), 2), 3)]。

各論 4　重症皮膚軟部組織感染症

表2　壊死性筋膜炎を疑う所見

局所所見
発赤や腫脹だけでなく，虚血による壊死所見として紫斑や水疱形成を認める．強い疼痛や末梢神経障害を認めることもある．触診や画像で軟部組織内にガスを認める場合もある．圧迫するとガスの移動によって雪を握ったような感触（握雪感）を感じ，捻髪音も聴取されることがある．

全身所見
発熱，血圧低下，意識障害など重症感染症に準じた症状を呈する．初期には所見に乏しいこともあるが，時間単位で急速に進行し致命的となるため，せん妄や腎不全を呈する場合，抗菌薬を使用しても症状が悪化する場合は特に注意を要する．

〔JAID/JSC 感染症治療ガイド・ガイドライン作成委員会：JAID/JSC 感染症治療ガイド 2014. ライフ・サイエンス出版, 2014/ Stevens DL, et al：Clin Infect Dis. 59：147-159, 2014/ 岸田直樹：感染症非専門医・薬剤師のための感染症コンサルテーション. じほう, 2014〕

壊死性筋膜炎が急速に進行する要因は，筋膜は血流が乏しく，免疫が機能しにくいため，筋膜に沿って急速に病変が進行していくためと考えられています．マジックで痛みや紫斑などの範囲をマーキングし，病変が急速に拡大していないかを確認します．壊死性筋膜炎は，大きく二つのタイプに大別されます．タイプⅠは免疫不全者に多く，嫌気性菌に加えグラム陽性球菌（gram-positive cocci；GPC），腸球菌，グラム陰性の腸内細菌（enteric bacterium）による複数菌感染症です．タイプⅡは，A 群レンサ球菌（group A Streptococcus；GAS），黄色ブドウ球菌のどちらかによる単独感染症で，健康，若者，免疫能正常者に出現することがあります．また，陰部に発症した壊死性筋膜炎をフルニエ壊疽とよびます．ガス壊疽[4]は，土壌や腸管内に存在するウエルシュ菌（*Clostridium perfringens*）が外傷性ガス壊疽の原因で，血流障害を伴う深部の穿通外傷のほか，消化器手術，遺残胎盤なども原因となります．一般に発症は受傷後 24 時間以内ですが，数日後の場合もあります．また，消化管の悪性疾患に合併する場合は，*Clostridium septicum* が原因菌となることが知られており，*Clostridium septicum* が産生する細胞外毒素によって，壊死は数時間内に進行するので注意を要します．また，皮膚は急速に赤褐色となって緊張し，非常に強い痛みを伴い，水疱も形成します．膿は猛烈な腐敗臭を呈し，受傷部位や手術部位における初期からの激しい痛み，全身中毒症状（ショックや多臓器障害），組織中のガス像の証明［身体所見（握雪感），CT］により本症を疑います．

検査のポイント

　診断には外科的探索が重要となります。各検査の実施により外科的な介入が遅れないように注意します。

1 分泌物，創部などのグラム染色，培養
　皮膚表層由来の培養ではコンタミネーションが多いため，検査結果を解釈する際には，どのような状況（消毒の有無や非開放膿かどうかなど）で検体採取されたかの確認が重要です。外科医による切開排膿やデブリドマンにより採取した検体は原因菌の同定に有用です。

2 血液培養
　全身症状を伴う場合には，積極的に血液培養を行います。患部と血液からの検出菌が一致すれば原因菌である可能性が高くなります。

3 画像診断
　CT，MRIでは病巣の存在や広がりが確認できますが，深部への進展が予想される場合には，病巣評価やデブリドマンの必要性について外科的アプローチが優先されます。ガス像は生体軟組織X線，CT，MRIで確認できることもあります。

 ## 薬物治療の基本

　軽症の皮膚軟部組織感染症では，経過観察や排膿切開などのみで経過する例もあります。蜂窩織炎では，経口抗菌薬による通院治療で軽快する例もありますが，悪化するケースでは入院による点滴加療が必要となります。
　壊死性筋膜炎を疑う場合には，各種の培養検査を実施したのち想定される原因菌をカバーできる広範な抗菌薬で十分な治療を行います。病態が落ち着いた段階で培養結果に応じたde-escalationを行います。クリンダマイシン（CLDM）には，溶血性レンサ球菌やクロストリジウム属などが産生する毒素を抑制する作用があるため，抗菌薬感受性試験の結果とは無関係にCLDMが併用されます。メチシリン耐性黄色ブドウ球菌（methicillin-resistant *Staphylococcus aureus*；MRSA）の関与が疑われるケースでは，抗MRSA薬を併用します。

処方例

■ 蜂窩織炎の場合 [1), 4), 5)]

【軽症】
セファレキシン 1 回 500mg 1 日 4 回内服 または
アモキシシリン・クラブラン酸＋アモキシシリン 1 回 250mg/125mg ＋ 250mg（アモキシシリンとして合計 500mg ＋クラブラン酸 125mg）1 日 2 〜 3 回内服 または
クリンダマイシン 1 回 300mg 1 日 3 回内服

【中等症】
セファゾリン 1 回 1 〜 2g 8 時間ごと静注 または
アンピシリン・スルバクタム 1 回 3g 6 時間ごと静注 または
クリンダマイシン 1 回 600mg 8 時間ごと静注

【重症】
ピペラシリン＋タゾバクタム 1 回 4.5g 8 時間ごと静注 または
メロペネム 1 回 1g 8 時間ごと静注
（治療の反応性が悪いなど，MRSA の関与を疑うケースでは抗 MRSA 薬の追加を検討する）

■ 壊死性筋膜炎が疑われ，原因菌が判明するまでの場合 [1), 3)]

メロペネム 1 回 1g 8 時間ごと静注
＋クリンダマイシン 1 回 600mg 8 時間ごと静注

濃厚な医療曝露歴があるなど MRSA のリスクがある場合はバンコマイシン（VCM）を追加します。

■ 壊死性筋膜炎で原因菌判明後の場合（実際の受性結果を参照する）[1), 3)]

【溶血レンサ球菌の場合（A，C，G 群含む）】
ペニシリン G カリウム 1 回 400 万単位 4 時間ごと静注 または
ペニシリン G カリウム 1 回 1,200 万単位 12 時間かけて持続静注

1日2回または
アンピシリン 1回 2g 4時間ごと静注
上記のいずれかに加えて
クリンダマイシン 1回 600mg 8時間ごと静注

【引用文献】
1) JAID/JSC感染症治療ガイド・ガイドライン作成委員会:JAID/JSC感染症治療ガイド2014. ライフ・サイエンス出版, 2014
2) Stevens DL, et al: Practice guidelines for the diagnosis and management of skin and soft tissue infections: 2014 update by the infectious diseases society of America. Clin Infect Dis. 59: 147-159, 2014
3) 岸田直樹:感染症非専門医・薬剤師のための感染症コンサルテーション. じほう, 2014
4) 竹末芳生:クロストリジウム感染症. 今日の治療指針2015 (浦部晶夫, 他・編), 医学書院, 2015

第 1 章　基礎知識編：各論

5　尿路感染症

尿路感染症（urinary tract infection；UTI）／カテーテル関連尿路感染症
（catheter-associated urinary tract infection；CAUTI）

これだけは知っておきたい！

- 腎盂腎炎などの上部尿路感染症と，膀胱炎などの下部尿路感染症に分類される。
- 感染経路はほとんどが大腸菌の尿道口からの侵入によるものである。
- 発熱，排尿時痛，腰痛，背部痛，叩打痛，などの症状に加えて尿の混濁がみられる。
- 診断には膿尿がよい指標になるほか，血液培養で 3 〜 4 割が陽性になる。
- 悪寒戦慄や高熱を伴う場合は，十分量の抗菌薬を点滴静注で開始する。

 ## 押さえておきたい病態と病因

　尿路の中に細菌が侵入し，炎症を起こすことを細菌性尿路感染症（urinary tract infection；UTI）といいます。腎実質でつくられた尿は腎盂で集められ，尿管を通って膀胱で一度溜められますが，一定量の尿が溜まると尿道を通って体外へ排泄されます（図 1）。腎臓でつくられた尿は基本的に無菌ですが，細菌の増殖に必要な栄養が含まれているため，何らかの理由で尿が逆流したり停滞した状態が続くと細菌が増殖しやすくなって感染症を起こします。
　感染経路は，血行性に腎盂に直接侵入することもありますが，尿の流れる方向とは反対に上行性に尿道口から膀胱へ侵入した大腸菌（*Escherichia coli*）が原因になることがほとんどです。尿路感染症は重症度や症状の違いなどから，腎盂腎炎などの上部尿路感染症と膀胱炎などの下部尿路感染症に分類され，さらに尿路基礎疾患がある場合を複雑性，ない場合を単純性として分けます。

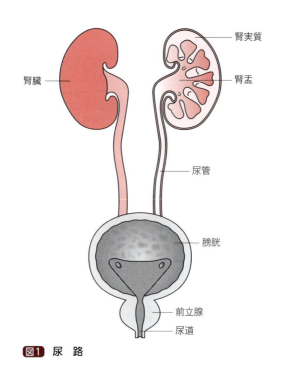

図1 尿 路

　上部尿路感染症の臨床症状は，持続的な38℃以上の高熱，腰痛や背部痛で左右の腰のあたりを叩くと鈍い痛みがある（叩打痛），悪心・嘔吐，食欲不振，尿の混濁などがみられます。一方，下部尿路感染症では37℃前後の微熱，排尿痛，頻尿や残尿感，血尿・尿の混濁，蛋白尿（尿検査で判明）などがみられます。尿道が短い女性の急性単純性膀胱炎は外来診療でよくみられますが，急性単純性腎盂腎炎で高熱がある場合は入院治療します（男性は尿道が長いため膀胱炎になることはほとんどありませんが，尿道炎や前立腺炎から広がり膀胱炎になることがあります）。複雑性尿路感染症で腎盂腎炎・膀胱炎ともに症状が軽微な場合は外来で治療し，複雑性腎盂腎炎で尿路閉塞の状態が強く高熱がある場合は，入院治療で腎瘻造設などの外科的ドレナージを施行することもあります。

　カテーテル関連尿路感染症（catheter-associated urinary tract infection；CAUTI）は通常の尿路感染症と異なり，腰痛や叩打痛がないことが多いといわれ，尿路に閉塞機転がなければ多くの場合，尿バルーンの入れ替えだけで尿路感染症は軽快しますが，菌血症になっていれば抗菌薬による治療が必要となります。

検査のポイント

診断のための検査の流れを以下に示します。

1 尿一般検査・尿顕微鏡検査

　尿の見た目や濁り（外観）を確認します。尿沈渣では白血球数，菌の有無を確認します。尿のグラム染色で確認しますが，女性や高齢者では無症候性の細菌尿を認めることがあります。膿尿を認めれば，尿路感染症のよい指標になりますが，高齢者では非特異的膿尿がみられることが多く，尿中白血球の存在＝尿路感染症とはなりません。ただし，膿尿がなければ，複雑性尿路感染症やカテーテル関連尿路感染症は否定的です。

2 尿培養検査

　膀胱内の尿は基本的に無菌ですが，尿道や尿道口付近を完全には消毒できないため採尿時に汚染が生じます。定量培養によって感染症なのか汚染なのかがある程度わかりますが，汚染による偽陽性や抗菌薬投与による偽陰性があるため，臨床判断が必要になります。採尿は必ず抗菌薬投与前に行いましょう。また，尿の採取法としては中間尿採取が最も簡便で実用的です。

　カテーテル関連尿路感染症では複数菌が検出されることがありますが，一定量以上の菌の発育がない場合は採尿時の汚染を考えます。通常，尿路感染症では単一菌による感染症を考えます。

　適切な採尿法による検尿で膿尿を確認すること，尿培養にて原因菌を同定し薬剤感受性試験を検査することが基本となります。

3 血液培養

　尿路感染症の3～4割で血液培養が陽性になるといわれています。発熱など臨床症状があれば尿培養検査とともに血液培養を実施しますが，血液培養の採取は抗菌薬投与前に行います。

4 画像診断

　尿路閉塞や膿瘍など治療効果を妨げる解剖学的異常を発見する目的で行いますが，急性腎盂腎炎では初診時に腎エコーは行っておくとよいでしょう。膀胱炎でも

尿路基礎疾患を疑えばエコーが必要です。単純性膀胱炎や単純性腎盂腎炎の診断で通常の抗菌薬が反応不良の場合，CT など画像診断を行い，異常があれば泌尿器科医へコンサルトしましょう。

薬物治療の基本

　尿路感染症は菌血症の原因となることを忘れてはなりません。悪寒戦慄や高熱を伴う場合は，十分量の抗菌薬を点滴静注で始めます。治療開始後数日しても改善が認められない場合は，抗菌薬の変更のみにとらわれず腎周囲膿瘍などの病態が潜んでいないかを確認し，外科的処置を検討します。症状のある尿路感染症はすべて治療対象ですが，無症候性細菌尿は治療対象になりません。腎排泄型の抗菌薬は，膀胱炎などの下部尿路感染症では尿中に濃縮されるため比較的少ない量の抗菌薬でも有効とされています。一方，腎盂腎炎など腎盂や腎実質の感染症は，抗菌薬が濃縮される前の部分のため，十分量の抗菌薬を 10 ～ 14 日間投与します。

処方例

■ 膀胱炎の場合

> セファクロル 250mg 1回1錠　1日3回　7日間または
> レボフロキサシン 500mg 1回1錠　1日1回　3日間

- 複雑性膀胱炎に対しては，3 日間の短期治療は確立しておらず最短でも 7 日間
- 基質拡張型 β-ラクタマーゼ（extended-spectrum β-lactamases；ESBL）産生大腸菌による膀胱炎の場合は，ホスホマイシン（FOM）500mg 1回2錠　1日3回　2日間（耐性菌による尿路感染症は，点滴治療が望ましい）
- レボフロキサシン（LVFX）などキノロン系は，閉経前の女性における急性膀胱炎では大腸菌に対して 90％以上の感受性が認められるが，2016 年の厚生労働省院内感染対策サーベイランス（Japan Nosocomial Infections Surveillance；JANIS）の抗菌薬感受性結果では，大腸菌に対する LVFX の感受性が 59％まで

低下しており注意が必要である。

　2016年にわが国で開催されたG7伊勢志摩サミットで，内閣総理大臣が国際協力として，薬剤耐性（antimicrobial resistance；AMR）対策を推進すると公約しており，大腸菌のキノロン耐性率を2020年に25％以下にする目標が立てられています。

■ 腎盂腎炎の場合

【外来治療】
セフトリアキソン 2g を外来で1回点滴静注後，レボフロキサシン 500mg 1日1回　7〜14日間
【入院治療】
セフトリアキソン点滴静注 1日 2g　7〜14日間

・尿グラム染色を確認してエンピリック治療を行い，原因菌・感受性結果が判明すれば速やかに標的治療へ de-escalation する
・血液培養陽性の場合，点滴治療は 10〜14日間継続
・解熱が得られ，血液培養陰性なら経口薬へスイッチが可能
・糖尿病などの基礎疾患の存在，前立腺肥大や尿路結石など尿路に通過障害を認める，尿道カテーテルの留置，院内発症，抗菌薬の頻回使用歴などの複雑性腎盂腎炎の場合では，緑膿菌（*Pseudomonas aeruginosa*），セラチア（*Serratia*）属，エンテロバクター（*Enterobacter*）属，シトロバクター（*Citrobacter*）属，腸球菌など薬剤耐性菌の頻度が増えるため，タゾバクタム／ピペラシリン（TAZ/PIPC）点滴静注 4.5g を6時間ごと 7〜14日間（原因菌・感受性が判明すれば速やかに de-escalation を行う）
・黄色ブドウ球菌（*Staphylococcus aureus*）やカンジダ（*Candida*）属は原因菌になりにくいため，検出時は慎重に判断する
　なお，全身状態が良く経口摂取に問題がない場合，海外ではスルファメトキサゾール／トリメトプリム（ST合剤）1回2錠 1日2回 14日間が推奨されていますが，わが国のJAID/JSC感染症治療ガイドライン2015（尿路感染症・男性性器感染症）に記載がない理由として，ST合剤の添付文書に「他剤が無効又は使用できない場

合に投与すること」と制限されているためです。ST合剤は副作用として汎血球減少などに注意が必要ですが，ESBL産生菌にも有効な選択肢の一つであることに違いありません。日本と海外で推奨抗菌薬が異なる背景には，セフェム系薬やキノロン系薬の尿中分離菌に対する感受性の違いも理由の一つです。

　また，耐性菌による尿路感染症は点滴治療が望ましく，例えばESBL産生大腸菌の場合はセフメタゾール（CMZ）2g 8時間ごと7日間やアミカシン（AMK）10mg/kgを1日1回3日間などアミノ配糖体系薬の短期間投与（5日以内）も有効な手段であり，不必要な抗緑膿菌活性や抗嫌気性菌活性をもつ広域抗菌薬のカルバペネム系薬一辺倒にならないことも重要です。血液培養や尿培養により原因菌が判明すれば標的治療を行います。また，尿路感染症から二次的に生じた菌血症には十分な血中濃度が必要になるため，十分量を投与します。

　その他，脱水の補正，尿バルーンカテーテル抜去あるいは入れ替えが重要です。カテーテル関連尿路感染症はデバイス感染のため，ソースコントロールとして尿バルーンカテーテルの抜去や入れ替えが必須になります。尿培養は抗菌薬投与前に，新たに入れ替えたカテーテルから採取されたもので行い治療の指針とします。症状の早期改善例では7日間，反応が遅い場合は10～14日間の抗菌薬治療が推奨されています[1]。

【引用文献】
1) Diagnosis, Prevention, and treatment of Catheter-Associated Urinary Tract Infection in Adults: 2009 Update by the Infectious Diseases society of America. Clin Infect Dis, 50: 625-663, 2010

第1章 基礎知識編：各論

6 細菌性髄膜炎

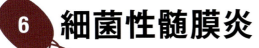

細菌性髄膜炎（bacterial meningitis）

これだけは知っておきたい！

- 発熱，項部硬直，意識障害は髄膜炎の3徴であるが，これらがすべてそろっているとは限らない。
- 原因菌は，年齢や基礎疾患によって異なる。
- 抗菌薬投与前に血液培養検査，髄液検査を必ず実施する。
- できるだけ早期に原因菌を推定して，推定される原因菌をカバーするエンピリック治療を開始する。
- 小児のインフルエンザ菌，成人の肺炎球菌が原因菌として考えられる場合は，副腎皮質ステロイドを使用する。
- 投与期間終了まで抗菌薬の投与量は減量しない。

 ## 押さえておきたい病態と病因

　髄膜炎には細菌感染を主体とする細菌性髄膜炎（bacterial meningitis）とウイルス感染が主体である無菌性髄膜炎に大きく分類されています。本項では細菌性髄膜炎（結核性髄膜炎は除く）について解説します。

　細菌性髄膜炎の多くは，発熱，頭痛，嘔吐などを主徴とし，進行すると髄膜刺激症状〔項部硬直，Kernig（ケルニッヒ）徴候，Brudzinski（ブルジンスキー）徴候（図1）など〕や意識障害，痙攣などが認められます。また，明瞭な経過を示さずに敗血症の形をとる場合や，急速に悪化する電撃型も存在します。そして髄膜炎の症状として，特に発熱，項部硬直，意識障害が髄膜炎の3徴とされており，頭痛を加えて4徴ともいわれています。海外の報告では，4徴すべてそろっている症例は少ない一方，2つの症状を認める割合は高率と細菌性髄膜炎治療ガイドライン2014（以

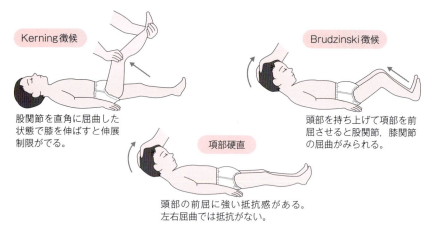

図1 髄膜刺激症状

下, GL2014)[1] に記載されています。つまり, 4徴のうち2つ以上の症状がある場合には細菌性髄膜炎を疑う必要があります。また, 高齢者や免疫能が低下している患者の場合は, 一つの症状でも細菌性髄膜炎の鑑別が重要となります。さらに, 年齢が低いほど症状は非特異的であり, 新生児や乳児では発熱以外の症状として不機嫌, 食欲（哺乳力）の低下などが目立つこともあります。髄膜刺激症状も必ずしも明瞭ではありませんが, 大泉門の膨隆がみられることも多く診断の助けとなります。

細菌性髄膜炎の原因菌としては, 肺炎球菌（*Streptococcus pneumoniae*）, インフルエンザ菌（*Haemophilus influenzae*）, 髄膜炎菌（*Neisseria meningitidis*）など多種類の原因菌の関与があり, 年齢（**表1**）や基礎疾患によって特徴があります。

表1 年齢別による主な原因菌

- 1カ月未満（新生児）：B群レンサ球菌, 大腸菌
- 1～4カ月未満：B群レンサ球菌, 大腸菌, インフルエンザ菌, リステリア属
- 4カ月～6歳未満：インフルエンザ菌, 肺炎球菌
- 6～50歳未満：肺炎球菌, インフルエンザ菌（無莢膜型）, 髄膜炎菌
- 50歳以上：肺炎球菌, インフルエンザ菌（無莢膜型）, グラム陰性桿菌

近年, βラクタマーゼ非産生アンピシリン耐性（β-lactamase negative ampicillin resistant；BLNAR）インフルエンザ菌ならびにペニシリン耐性肺炎球菌（penicillin-resistant *S. pneumoniae*；PRSP）の分離が増加している。

〔日本神経学会, 他・監：細菌性髄膜炎ガイドライン2014. 南江堂, 2015より〕

免疫能が低下している状態では，肺炎球菌の他に，緑膿菌（*Pseudomonas aeruginosa*）などのグラム陰性桿菌（gram-negative rod；GNR），リステリア（*Listeria*）属，黄色ブドウ球菌（MRSAを含む）などがみられ，脳室シャント後は黄色ブドウ球菌，表皮ブドウ球菌（*Staphylococcus epidermidis*）などが多くみられます。

　感染経路は多くの場合飛沫感染が主であり，原因菌が上気道あるいは呼吸器感染病巣を経由して侵入し血行性に髄膜へ到達します。その他，新生児の産道感染〔（B群レンサ球菌（group B Streptococci；GBS）〕，腸管からの感染（リステリア属），カテーテルを介した感染（黄色ブドウ球菌や表皮ブドウ球菌）などが考えられます。さらに，本症の病態は原因菌の直接浸潤だけではなく，原因菌が髄液に侵入すると，くも膜下腔は，補体，免疫グロブリン，好中球のいずれの働きも不十分であるため菌は急速に増加します。そして，菌体が破壊されるとLipopolysaccharide（LPS）など菌体成分によって炎症性サイトカインなどが産生され，特にtumor necrosis factor（TNF）が大きく関与しているといわれています[2]。

 ## 検査のポイント

1 血液培養

抗菌薬投与前に必ず血液培養検査を行います。

2 髄液検査

　脳ヘルニアが疑われず髄液検査が禁忌でない限り，腰椎穿刺による髄液検査を速やかに行います。GL2014では，髄液検査として，髄液初圧，細胞数と分画，髄液糖，髄液蛋白量，グラム染色の検鏡，髄液細菌培養が推奨されています。細菌性髄膜炎の髄液所見については，髄液初圧は200〜500mmCSFを示すことが多く，髄液細胞数は，好中球優位で1,000〜5,000/mm^{3}を示すことが多くみられます。髄液糖／血糖比は，0.6以下が異常値で，0.4以下で細菌性髄膜炎が強く疑われます。髄液の外観の色調変化でも予測が可能です（表2）。

　また，抗菌薬投与前に採取した髄液でグラム染色を行い菌の有無を確認します。グラム染色の結果と年齢により原因菌の推定が可能となります。なお，髄液検体はできる限り速やかに検査室に送るべきですが，夜間採取時など保管が必要な場合，髄膜炎菌は低温で死滅するために冷所を避け常温での保存が必要です。

表2 髄液の外観

色調	状態
無色水様透明	正常
日光微塵	空中微塵のような浮遊物を認める。軽度細胞増加
混濁	高度細胞数増加（肉眼的に混濁は，細胞数が300個/μL以上）
血性	人為的出血（穿刺時の血管損傷による出血），病的出血（脳出血，頭蓋内出血など）
色（キサントクロミー）	脳実質・髄膜の古い出血，髄液のうっ滞や黄疸の続く場合など
黒色	悪性黒色腫の脳脊髄転移

3 頭部CT検査

　必ず全例で実施するものではありませんが，意識障害，痙攣発作，乳頭浮腫，免疫不全患者，60歳以上の患者は推奨されます。ただし，頭部CT検査のために治療開始が1時間以上遅れるような場合はこの限りではありません[1]。

薬物治療の基本

　臨床症状，髄液所見などから細菌性髄膜炎の疑いがある場合や無菌性髄膜炎様であっても細菌性も否定できない全身状態が重篤な場合などには，確定診断がなされる前から抗菌薬を開始する必要があります。その際には，年齢，基礎疾患，発症状況などを考慮して可能性がある原因菌を想定し抗菌薬を投与します。抗菌薬の選択は，全国的な耐性菌の動向や自施設のローカルファクターであるアンチバイオグラムを用います（エンピリック治療）。

　エンピリック治療については，図2を参照し，できるだけ速やかに推奨される抗菌薬（併用）を投与します。また，副腎皮質ステロイドの投与は，成人の肺炎球菌および小児のインフルエンザ菌による細菌性髄膜炎に対しては死亡率や後遺症を軽減するというエビデンスがあるため[3, 4]，いずれかの原因菌を想定する場合は副腎皮質ステロイド投与が適応となります（投与法は，抗菌薬の初回投与の10～20分前または同時にデキサメタゾン点滴静注0.15mg/kg 1日4回6時間ごと2～4日間）。

各論6　細菌性髄膜炎

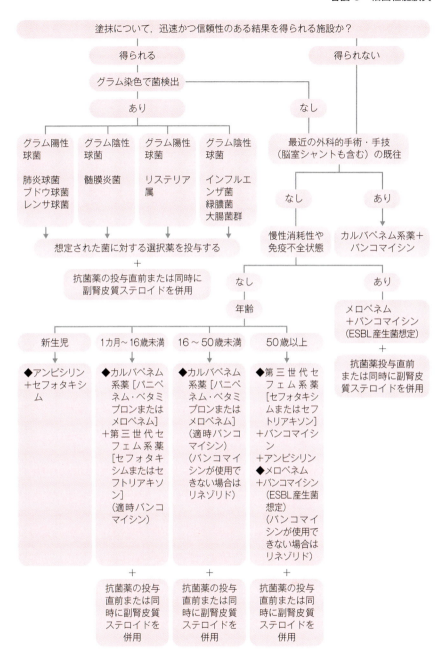

図2　髄膜炎のエンピリック治療フローチャート
〔日本神経学会, 他・監：細菌性髄膜炎治療ガイドライン2014, 南山堂, 2015より改変〕

表3 細菌性髄膜炎の標準的な抗菌薬投与期間

原因菌	抗菌薬投与日数
髄膜炎菌	7日間
インフルエンザ菌	7〜14日間
肺炎球菌	10〜14日間
B群レンサ球菌	14〜21日間
好気性グラム陰性菌	21日間
リステリア属	21日以上

〔日本神経学会，他・監修：細菌性髄膜炎診療ガイドライン 2014．南江堂，2015 より〕

　細菌性髄膜炎における抗菌薬の標準的な治療期間は，原因菌ごとに示されています（表3）。投与量については，髄膜炎症状の改善に伴い髄液の移行性が悪くなることがあるため，投与終了まで最大用量で治療を継続します。ただし，バンコマイシン（VCM）については TDM を実施してトラフ値 $15〜20\,\mu g/mL$ を目標に投与量を決定します。

　また，標的治療について髄液グラム染色で原因菌がおおむね特定できる場合は，アンチバイオグラムに基づき抗菌薬を選択し，原因菌の抗菌薬感受性が判明している場合は，最小発育阻止濃度（minimal inhibitory concentration；MIC）値を参考に髄液移行性の高い薬剤を選択します。

　院内発症の髄膜炎は，脳外科手術など侵襲的な手技や複雑性の頭部外傷，まれには免疫能が低下した患者では菌血症に伴い発症し，通常の細菌性髄膜炎とは感染経路や原因菌などが異なります。

　頭部外傷では閉鎖的な外傷の場合は頭蓋底骨折に伴うものが大部分を占め，脳神経外科手術では，脳室やくも膜下腔へのドレナージカテーテル留置，シャントシステムや人工骨，プレートの異物の埋め込み留置，長時間の開頭手術などが直接的感染経路としてあげられます。原因菌としては，それぞれのリスクファクターと強い関連があり，ブドウ球菌，GNR をはじめ MRSA や ESBL 産生菌なども想定しておくことが必要です。

　エンピリック治療においては，可能な限り髄液のグラム染色を実施することが重要であり，原因菌判明までは抗 MRSA 薬と抗緑膿菌活性を有する薬剤の併用療法が推奨されています。

処方例(腎機能正常例)

一般的に推奨される抗菌薬の投与量[5), 6)]について示します。

■ 成人の場合

- ペニシリン系薬
  アンピシリン点滴静注 1回2g 1日6回
- セファロスポリン系薬
  セフォタキシム点滴静注 1回2g 1日4回〜6回(保険適用外)
  セフトリアキソン点滴静注 1回2g 1日2回
- カルバペネム系薬
  パニペネム/ベタミプロン点滴静注 1回1g 1日4回(保険適用外)
  メロペネム点滴静注 1回2g 1日3回
  ドリペネム点滴静注 1回1g 1日3回
- オキサゾリジノン系薬
  リネゾリド点滴静注 1回600mg 1日2回

VCM点滴静注〔腎機能正常例(eGFR≧90mL/分/1.73m^2)〕では,初日から高い血中濃度を得る目的ならびに定常状態における目標トラフ値達成の可能性を少しでも高めるために,初回のみ25〜30mg/kgの負荷投与を行い,維持用量を1回15〜20mg/kgを12時間ごとに投与。腎機能低下例では,腎機能別ノモグラムに基づき体重換算による投与設計を行います。

■ 小児の場合

- ペニシリン系薬
  アンピシリン静注または点滴静注 1回75〜100mg/kg 1日4回
  (最大12g/日)
- セファロスポリン系薬
  セフォタキシム静注または点滴静注 1回75mg/kg 1日4回
  (最大4g/日)

セフトリアキソン静注または点滴静注 1回60mg/kg 1日2回
(最大4g/日)
・カルバペネム系薬
パニペネム/ベタミプロン点滴静注 1回40mg/kg 1日3回
(最大2g/日)
メロペネム点滴静注 1回40mg/kg 1日3回(最大6g/日)
ドリペネム点滴静注 1回40mg/kg 1日3回(最大6g/日)
・グリコペプチド系薬
バンコマイシン点滴静注 腎機能に応じて1回15mg/kg 1日4回
TDMにて用量調節
・オキサゾリジノン系薬
リネゾリド点滴静注 12歳未満:1回10mg/kg 1日3回
　　　　　　　　　12歳以上:1回10mg/kg 1日2回
　　　　　　　　　(最大1,200mg/日)

■ 主な原因菌に対する治療

・肺炎球菌
セフォタキシムまたは**セフトリアキソン**または**パニペネム/ベタミプロン**+デキサメタゾン(成人)
ペニシリン中等度耐性肺炎球菌または**ペニシリン耐性肺炎球菌**によりバンコマイシンを併用
小児の場合:パニペネム/ベタミプロン+バンコマイシン
・インフルエンザ菌
セフォタキシムまたは**セフトリアキソン**
小児の場合:セフォタキシムまたはセフトリアキソン+メロペネムまたはドリペネム+デキサメタゾン
・髄膜炎菌
セフォタキシムまたは**セフトリアキソン**
標的治療:ペニシリン感受性の場合はアンピシリンまたはベンジルペニシリン

- リステリア属
  アンピシリン
- グラム陰性桿菌〔腸内細菌（ESBL 産生菌を推定する場合），緑膿菌〕
  メロペネムまたはドリペネム

  標的治療：感受性をみて de-escalation する。その際，髄液移行性を考慮する。

■ 院内発症髄膜炎（成人）の場合[5]

- 抗 MRSA 薬
  第一選択薬　バンコマイシン点滴静注 腎機能に応じて 1 回 10 〜 15mg/kg 1 日 2 〜 4 回（TDM に基づき投与）
  第二選択薬　リネゾリド点滴静注 1 回 600mg 1 日 2 回

  ＋

- β-ラクタム系薬
  第一選択薬　メロペネム点滴静注 1 回 2g 1 日 3 回[*1]
  　　　　　　ドリペネム点滴静注 1 回 1g 1 日 3 回
  第二選択薬　セフェピム点滴静注 1 回 2g 1 日 3 回[*2]
  　　　　　　セフタジジム点滴静注 1 回 2g 1 日 3 回[*2]

  ＊1：投与量先発品のみ保険適用　＊2：投与量保険適用外

【引用文献】
1) 日本神経学会, 他・監：細菌性髄膜炎ガイドライン 2014. 南江堂, 2015
2) 宮﨑修一：Haemophilus Influenzae 菌による髄膜炎発症機序の解析. 東邦医学会雑誌, 63：25-30, 2016
3) de Gans J, et al：Dexamethasone in Adults with bacterial meningitis. N Engl J Med, 347：1549-1556, 2002
4) McIntyre PB, et al：Dexamethasone as adjunctive therapy in bacterial meningitis. A meta-analysis or randomised clinical trials since 1988. JAMA, 278：925-931, 1997
5) JAID/JSC 感染症治療ガイド・ガイドライン作成委員会・編：JAID/JSC 感染症治療ガイド 2014. ライフ・サイエンス出版, 2014
6) 日本化学療法学会 / 日本 TDM 学会 抗菌薬 TDM ガイドライン作成委員会・編：抗菌薬 TDM ガイドライン 2016. 日本化学療法学会雑誌, 64：387-477, 2016

第1章 基礎知識編：各論

7 感染性心内膜炎

感染性心内膜炎（infective endocarditis；IE）

これだけは知っておきたい！

- 発症初期には心臓の症状がまったくない。
- 熱・倦怠感などの漠然とした症状しか訴えないことが多い。
- 心雑音に注意し，積極的に心エコーを行う。
- 3大原因菌はレンサ球菌属，ブドウ球菌属，腸球菌，しかしHACEKも忘れない。
- 急性心内膜炎と亜急性心内膜炎での初期対応の違いに注意する。
- 人工弁ならバイオフィルムも忘れない。

押さえておきたい病態と病因

　感染性心内膜炎は，女性に比べ男性に頻度が高く，高齢者においてより多くみられます。また，先天性心疾患やリウマチ疾患，僧帽弁逸脱症，人工弁置換などが原因で起こり，これら疾患により生じる血液の高速ジェット流（これが心雑音として聞こえることが多い）により心内膜が損傷した結果，この部位に血小板およびフィブリンの凝血が生じ，非細菌性血栓性心内膜炎（nonbacterial thrombotic endocarditis；NBTE）となります。ここに病原微生物が感染し，疣腫を形成しながらさらに弁を破壊，成長することで感染性心内膜炎となります。

　通常，患者は発熱や全身倦怠感などの非特異的な症状だけで受診することが多く，もし受診の段階で心不全や不整脈といった心臓の症状を合併していれば，感染性心内膜炎の病状がかなり進行していることを意味します。また，脳梗塞症状で来院し，その原因が血栓によるものと思っていたら感染性心内膜炎が原因と診断されることもあります。

発熱の原因鑑別では，常に感染性心内膜炎を意識しないと［大動脈弁狭窄症（aortic stenosis；AS）や僧帽弁逆流・僧帽弁閉鎖不全症（mitral regurgitation；MR）は，比較的心雑音が聞き取りやすい］，明らかな心雑音が聞き取れないという理由でそれ以外の感染症と判断してしまい，結果不適切な抗菌薬で治療を始めてしまうと，原因菌も不明のまま場合によっては診断に1年を要することもあります。

 ## 検査のポイント

診断のための流れを以下に示します。

1 問診と診察所見

感染性心内膜炎の症状は多岐にわたりますが，特に発熱と心雑音は80〜90%の症例でみられるので聴診を忘れないことが重要です。心雑音も典型的なものなら誰でも聞きとれますが，そうでないものは意外と医師も聞き逃してしまいます。まして や，医師以外の医療従事者で聴診器を使うことがない方々には無理な話です。しかし，これを機会に最低限誰でも聞き取れる典型的な弁膜症の心雑音はマスターしたいものです。その2つの心雑音は大動脈弁狭窄症と僧帽弁閉鎖不全症です。それぞれの特徴を図1に示します。

最終的に，感染性心内膜炎を疑った場合，今度はその患者のもつ因子（表1）を確認します。患者因子とは，例えば糖尿病患者かどうか，透析を行っているかどうか，心疾患の既往があり，人工弁（生体弁か機械弁のどちらか）か，自己弁ならジェット流の原因になる大動脈弁狭窄症なのか，二尖弁なのか，僧帽弁逸脱症なのかといっ

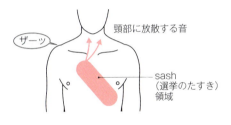
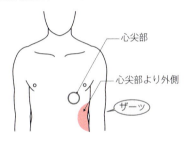

図1 ASとMRの心雑音

表1 患者因子

患者因子		
心疾患	自己弁	僧帽弁逸脱症 大動脈弁疾患，二尖弁 リウマチ性弁疾患など ※ただし健常弁も2割程度いる
	人工弁	生体弁・機械弁間で有意差なし，術後2カ月が好発のピーク
糖尿病		
透析		
感染性心内膜炎の既往		

〔Frederick S. Southwick : INFECTIOUS DISEASES IN 30 DAYS. McGraw-Hill Professional, 2003 より〕

表2 危険因子と考えられる原因菌

曝露因子	
歯科処置	溶血性レンサ球菌，HACEK
泌尿生殖器処置	腸球菌，B群溶血性レンサ球菌
人工弁・留置デバイス	黄色ブドウ球菌，表皮ブドウ球菌，真菌
皮膚疾患	黄色ブドウ球菌
移植後	黄色ブドウ球菌，真菌

* *Streptococcus bovis* が検出された場合は，大腸がんを疑う

〔Frederick S. Southwick : INFECTIOUS DISEASES IN 30 DAYS. McGraw-Hill Professional, 2003 より〕

たことです。

　これに加え，菌血症の原因となる細菌への曝露因子を確認します。最近尿道や血管カテーテル，気管切開チューブなどが留置されていたかどうか，抜歯はしていないか，人工弁やペースメーカーなどの異物は留置されていないか，出産の有無，皮膚疾患の有無などです（表2）。なぜならこの曝露因子で感染性心内膜炎の原因菌がある程度絞れるからです。例えば歯科治療後なら，溶血性レンサ球菌やHACEK〔ヘモフィルス（*Haemophilus*）属，*Aggregatibacter* 属，*Cardiobacterium* 属，エイケネラ（*Eikenella*）属，*Kingella* 属〕が原因のことが多く，人工弁なら黄色ブドウ球菌（*Staphylococcus aureus*）や表皮ブドウ球菌（*Staphylococcus epidermidis*）が多いなどです。

2 血液培養

　病歴や身体所見の結果から感染性心内膜炎を疑った場合，必ず血液培養を3セット以上採取します。ここで注意したいのは，急性心内膜炎と亜急性心内膜炎の血液培養採取での対応の違いです。

　特に急性発症（急性心内膜炎）の場合しばしば致死的であり，血液培養は少なくとも15分間隔で45分以内に3回採取し，できるだけ早くエンピリック治療を開始します。

表3 感染性心内膜炎におけるTTE・TEEの感度

	感度		
	自己弁	人工弁	弁輪膿瘍
TTE	～65%	～25%	28%
TEE	>90%	～90%	87%

〔Frederick S. Southwick:INFECTIOUS DISEASES IN 30 DAYS. McGraw-Hill Professional, 2003 より〕

　しばしば抗菌薬が先行投与されて紹介受診される場合が散見されますが,入院後直ちに血液培養を提出しても,多くの場合結果は陰性になります。この場合,患者の全身状態をみて安定していれば勇気をもって抗菌薬を中止し,48時間以上あけて血液培養を採取し直します。そして,その後にエンピリック治療を再開します。

3 心エコー

　感染性心内膜炎では多くは心雑音を伴いますが,中隔欠損部,乳頭筋,心筋壁に感染巣を形成する場合もあるため(これらの場合は心雑音は聞こえない),少しでも感染性心内膜炎を疑った場合には心エコーは積極的に行います。

　なお,心エコーには胸壁から心臓を観察するもの〔経胸壁心エコー(transthoracic echocardiography;TTE)〕と,食道から観察するもの〔経食道心エコー(transesophageal echocardiography;TEE)〕の2種類があります。TTEでも疣腫がみつかることがありますが,TTEでは心臓までの距離がTEEより遠く,感染性心内膜炎における各エコーの感度は**表3**のようになります。TTEが"雲のある星空"でTEEが"雲のない星空"を見るようなものと思ってもらえればイメージしやすいでしょう。TEEは侵襲を伴う検査のため,TTEで陰性でそれでも感染性心内膜炎を疑う場合に実施します。しかし,TEEは技術と経験を要するため実施ができない施設は意外に多いので注意が必要です。

4 視診

　改訂版Duke分類の小分類にも記載されていますが(**表4**),感染性心内膜炎の特徴的な皮膚症状に眼瞼結膜の出血斑,オスラー(Osler)結節,ロス(Roth)斑,ジェーンウェーン(Janway)病変,爪床(そうじょう)出血が観察できることがあ

表4 感染性心内膜炎の可能性を考えて利用される改訂版 Duke 分類

【IE 確診例】
大基準2つ，または大基準1つと小基準3つ，または小基準5つ
【IE 可能性大】
大基準1つと小基準1つ，または小基準3つ
【否定的】
心内膜炎症状に対する別の確実な診断，または心内膜炎症状が4日以内の抗菌薬により消退，または4日以内の抗菌薬投与後の手術時または剖検時にIEの病理所見なし

Ⅰ．臨床的基準
大基準
1. IE に対する血液培養陽性
   A. 2回の血液培養で以下のいずれかが認められた場合
      （ⅰ）緑色レンサ球菌，*Streptococcus bovis*，HACEK，黄色ブドウ球菌
      （ⅱ）エンテロコッカス属が検出され（市中感染），他に感染巣がない場合
   B. つぎのように定義される持続性のIEに合致する血液培養陽性
      （ⅰ）12時間以上の間隔をあけて採取した血液検体の培養が2回以上陽性
      （ⅱ）3回の血液培養すべてあるいは4回以上の血液培養の大半が陽性（最初と最後の採血間隔が1時間以上）
   C. 1回の血液検査でも *Coxiella burnetii* が検出された場合，あるいは抗 Phase1IgG 抗体価800倍以上
2. 心内膜が侵されている所見でAまたはBの場合
   A. IE の心エコー所見では以下のいずれかの場合
      （ⅰ）弁あるいは支持組織の上，または逆流ジェット通路，または人工物の上にみられる解剖学的に説明のできない振動性の心臓内腫瘤
      （ⅱ）膿瘍
      （ⅲ）人工弁の新たな部分的裂開
   B. 新規の弁閉鎖不全（既存の雑音の悪化または変化のみでは十分でない）

小基準
1. 素因：素因となる心疾患または静注薬物常用
2. 発熱：38℃以上
3. 血管現象：主要血管閉塞，敗血症性梗塞，感染性動脈瘤，頭蓋内出血，眼球結膜出血，Janeway 発疹
4. 免疫学的現象：糸球体腎炎，Osler 結節，Roth 斑，リウマチ因子
5. 微生物学的所見：血液培養陽性であるが，上記の大基準を満たさない場合，または IE として矛盾のない活動性炎症の血清学的証拠

Ⅱ．病理学的基準
菌：培養または組織検査により疣腫，塞栓化した疣腫，心内膿瘍において証明，あるいは病変部位における検索：組織学的に活動性を呈する疣腫や心筋膿瘍を認める。

〔日本循環器学会，他：感染性心内膜炎の予防と治療に関するガイドライン（2008年改訂版），2008より〕

ります（図2）．それぞれ特徴的な身体所見ですので覚えておきましょう．

5 その他の検査（胸部 X，心電図，CT など）

感染性心内膜炎では，早期では問題ありませんが進行するとうっ血性心不全などを引き起こします（胸部 X 線にて肺うっ血像をチェック）．

各論 7　感染性心内膜炎

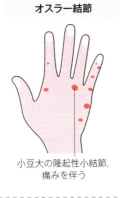
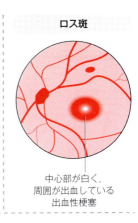
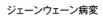
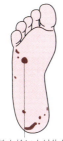
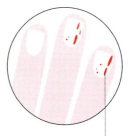

図2　感染性心内膜炎の特徴的な症状

また大動脈弁感染性心内膜炎では病変が近隣の刺激伝導系に拡がり，時に心ブロックを起こすことがあります（心ブロックは12誘導やモニター心電図でチェック）。また，神経症状がある場合，疣腫が脳血管へ飛んで脳梗塞になっている可能性が高くなります（造影CTでチェック）。

薬物治療の基本

　抗菌薬による治療は，原因菌が判明するまではエンピリックに投与することになります。そのため，感染性心内膜炎の原因菌が何なのかおおよそ知っておく必要があります（図3）。

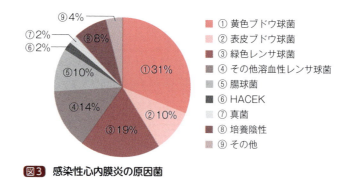

図3 感染性心内膜炎の原因菌

- 緑色レンサ球菌（*Streptococcus viridance*）（亜急性感染性心内膜炎の主因）
- 黄色ブドウ球菌（急性感染性心内膜炎の主因）
- 腸球菌

　血液培養陰性の場合（原因菌不明）は，血液培養前の抗菌薬開始により原因菌が判明しなかった，血液培養が難しい原因菌（HACEK 他）などが考えられます。

　治療に選択する抗菌薬は，殺菌的抗菌薬を選択します。なぜなら細菌は疣腫のフィブリンからなる厚い膜（バイオフィルム）に覆われており，これにより好中球の貪食から保護されているからです。

　また，抗菌薬の組み合わせによる抗菌薬の相乗効果も利用します。

 処方例

■ エンピリック治療の場合

> 【メチシリン耐性黄色ブドウ球菌（MRSA）のリスクあり】
> 体重 50kg以上の成人で腎機能が正常な場合
> **バンコマイシン点滴静注 1回1g（または 15mg/kg）1日2回**
> **＋ゲンタマイシン点滴静注 1回 1mg/kg 1日3回**
> ゲンタマイシンは相乗効果を狙っている（以下同様）。さらにセファゾリン点滴静注1回2g 1日3回を培養・感受性結果が出るまで併用可。

【MRSAのリスクが極めて低く，血行動態安定】
スルバクタム/アンピシリン点滴静注 1回3g 1日4回
＋ゲンタマイシン点滴静注 1回1mg/kg 1日3回

■ de-escalation の場合

【メチシリン感受性黄色ブドウ球菌（MSSA），コアグラーゼ陰性ブドウ球菌（CNS）】
セファゾリン点滴静注 1回2g 1日3回（6週間）
＋ゲンタマイシン点滴静注 1回1mg/kg 1日3回（最初の3～5日間のみ）
＊β-ラクタム系薬のアレルギーあり
バンコマイシン点滴静注 1回1g（または15mg/kg）1日2回（6週間）

【MRSA，CNS】
バンコマイシン点滴静注 1回1g（または15mg/kg）1日2回（6週間）
ダプトマイシン緩徐に静注または点滴静注 1回6～10mg/kg 1日1回（6週間）

【緑色レンサ球菌，*Streptococcus bovis*】
- ベンジルペニシリン MIC ≦ 0.12μg/mL
  ベンジルペニシリン点滴静注 1回400万単位 1日6回（4週間）
- ベンジルペニシリン MIC > 0.12 ～ ≦ 0.5μg/mL
  ベンジルペニシリン点滴静注 1回400万単位 1日6回（4週間）
  または
  セフトリアキソン点滴静注 1回2g 1日1回（4週間）
  ＋ゲンタマイシン点滴静注 1回1mg/kg 1日3回または1回3mg/kg 1日1回（最初の2週間）
- ベンジルペニシリン MIC > 0.5μg/mL
  ベンジルペニシリン点滴静注 1回400万単位 1日6回（4～6週間）
  ＋ゲンタマイシン点滴静注 1回1mg/kg 1日3回または1回3mg/kg 1日1回（4～6週間）

＊β-ラクタム系薬のアレルギーあり
バンコマイシン点滴静注 1回1g（または15mg/kg）1日2回

【腸球菌】
アンピシリン点滴静注 1回2g 1日4～6回（6週間）
＋ゲンタマイシン点滴静注 1回1mg/kg 1日3回（4～6週間）
＊β-ラクタム系薬のアレルギーあり
バンコマイシン点滴静注 1回1g（または15mg/kg）1日2回（6週間）
＋ゲンタマイシン点滴静注 1回1mg/kg 1日3回（4～6週）
【HACEK】
セフトリアキソン点滴静注 1回2g 1日1回（4週間）
スルバクタム/アンピシリン点滴静注 1回3g 1日4回（4週間）
シプロフロキサシン点滴静注 1回300mg 1日2回（4週間）
＊人工弁の感染性心内膜炎の治療に関しては，バイオフィルム形成を考慮し，上記処方に加えリファンピシン経口 1回450～600mg 1日1回を他の点滴と一緒に同期間投与[1]。

　培養陰性亜急性細菌性心内膜炎に対するエンピリック治療は腸球菌，HACEKおよび栄養要求性レンサ球菌［nutritionally variant Streptococci（NVS）のグループに属する菌］をカバーするために，アンピシリン（ABPC）とゲンタマイシン（GM）を含む抗菌薬を選択します。
　治療期間は抗菌薬投与が適切であれば，α-Streptococciやコアグラーゼ陰性ブドウ球菌（coagulase negative Staphylococci；CNS）では3～4日，黄色ブドウ球菌や緑膿菌では9～12日くらいで解熱しますが，症状が消えてCRPが陰性化しても4～6週間は治療が必要です[2]。
　もし，感染制御が抗菌薬でうまくいかなかった場合は手術適応となります。手術適応の判断には心不全の有無が最も重要ですが，その他コントロール困難な感染症およびそれに伴う合併症，繰り返す感染性塞栓症があります。このような場合，抗菌薬で治療を引き延ばさずに素早く手術をすることが必要となります（表5）。
　感染性心内膜炎の合併症として，心不全，感染性動脈瘤，糸球体腎炎などがあります。

各論7 感染性心内膜炎

表5 感染性心内膜炎の手術適応

自己弁および人工弁心内膜炎に共通する病態

Class I
- ◆高度な弁機能障害による持続する心不全
- ◆左室拡張末期圧や左房圧の上昇を伴う急性弁逆流や肺高血圧
- ◆真菌や高度耐性菌によるもの
- ◆弁輪膿瘍や仮性大動脈瘤形成および房室伝導障害など心合併症の出現
- ◆適切かつ十分な抗菌薬投与にもかかわらず7日以上持続する菌血症や悪化する敗血症状態

Class IIa
- ◆塞栓症を繰り返す,また塞栓症発症後も可能性のある10 mm以上の疣腫が残存する
- ◆可能性のある10 mm以上の疣腫の増大傾向

Class IIb
- ◆弁形成の可能性がある早期僧帽弁感染

Class III
- ◆上記のいずれにもあてはまらない疣腫

人工弁心内膜炎における病態

Class I
- ◆急速に進行する人工弁周囲逆流の出現

Class IIa
- ◆弁置換後2カ月以内の早期人工弁感染
- ◆抗菌薬抵抗性のブドウ球菌属,グラム陰性菌による感染
- ◆適切かつ十分な抗菌薬投与後も持続する菌血症で他に感染源がない場合

注:推奨度のクラス分け
Class I :評価法,治療が有効であることについて証明されているか,あるいは見解が広く一致している。
Class 2 :評価法,治療の有用性,有効性に関するデータまたは見解が一致していない場合がある。
Class IIa:データ,見解から有用,有効である可能性が高い。
Class IIb:見解により有用性,有効性がそれほど確立されていない。
Class III :評価法,治療が有用でなく,ときに有害となる可能性が証明されているか,あるいは有害との見解が広く一致している。

〔日本循環器学会,他:感染性心内膜炎の予防と治療に関するガイドライン(2008年改訂版),2008より〕

【引用文献】

1) JAID/JSC感染症治療ガイド・ガイドライン作成委員会:JAID/JSC感染症治療ガイド2014. ライフサイエンス出版, 2014
2) Frederick S. Southwick:INFECTIOUS DISEASES IN 30 DAYS. McGraw-Hill Professional, 2003

第1章 基礎知識編：各論

8 血流感染症

血流感染症（blood stream infection；BSI）／カテーテル関連血流感染症
(catheter-related blood stream infection；CRBSI)

これだけは知っておきたい！

- 血流感染症（BSI）とは，菌が血流に入って発熱などの何らかの全身症状を呈している状態のことを指す。
- カテーテル関連血流感染症（CRBSI）とは，血管内カテーテルに関連して発生した血流感染症を指す。
- CRBSI治療の基本は，カテーテル抜去と抗菌薬投与である。
- エンピリックな抗菌薬治療は，原因菌としての頻度が高いコアグラーゼ陰性ブドウ球菌（CNS）と黄色ブドウ球菌に効果を有する薬剤を選択する。
- 刺入部に問題がないからといって本疾患を否定するべきではない。
- カテーテルを抜去しないのは特殊な状況と認識しておいたほうがよい。

押さえておきたい病態と病因

　血流感染症（blood stream infection；BSI）とは，菌が血流に入って発熱などの何らかの全身症状を呈している状態のことを指します。また，カテーテル関連血流感染症(catheter-related blood stream infection；CRBSI)とは，血管内カテーテルに関連して発生した血流感染症を指します。CRBSIには，大きく分けて4つの発症機序があります（図1）。

1 輸液の汚染

　点滴バックに薬剤を混注する際，消毒が不十分だと菌がバック内に混入します（作り置きをするとさらに菌が増殖する可能性があります）。

各論 8 血流感染症

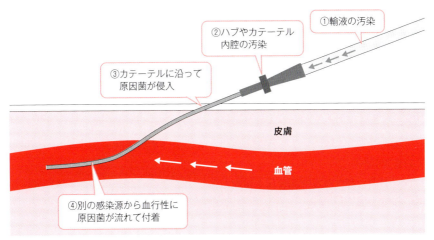

図1 CRBSI の発生要因

2 ハブやカテーテル内腔の汚染

側管から薬剤を注入する際、ポートの消毒が不十分でポートに付着した菌を押し込む、または血液製剤・脂肪製剤などの使用後、ルートの早期交換を怠ることによって、ルート内に残存した薬剤が栄養源となり菌が繁殖します。

3 カテーテルに沿って原因菌が侵入

刺入部の皮膚消毒不足、ドレッシング剤の汚染によりカテーテルが皮膚を貫いている部位からカテーテルに沿って原因菌が侵入し血管内に到達します。

4 別の感染源から血行性に原因菌が流れて付着

他の部位に感染源があり二次的に血流感染症を引き起こし、血中に流れ出た原因菌がカテーテルに付着します。

また、CRBSI は単純性と複雑性に分けられます。単純性とは血管内異物・心内膜炎・化膿性血栓性静脈炎がなく、血流感染症と発熱が治療介入から 72 時間以内に改善するものです。また、黄色ブドウ球菌（*Staphylococcus aureus*）であれば、活動性悪性腫瘍や免疫不全を合併していないものが該当します。複雑性とは、単純性以外のものが該当します。

検査のポイント

2009年発表の米国感染症学会（IDSA）ガイドラインで推奨されている診断基準は、「少なくとも1セットの末梢静脈から直接採血した血液培養とカテーテル先端培養とから同じ微生物が検出される」または「2セットの血液培養検体（末梢静脈採血1セットとカテーテル採血1セット）において、陽性になるまでの時間差または定量培養でCRBSIの基準を満たす」——のいずれかで確定とするものとなっています[1]。

抗菌薬開始前に血液培養検体を採取します。可能であれば、フレボトミーチーム（採血チーム）が血液培養を採取します。皮膚から採血する場合の皮膚消毒は、ポピドンヨードよりもアルコールまたはヨードチンキ（アルコール入りヨード）、クロルヘキシジンアルコール（0.5％より濃いもの）を用いて、コンタミネーションを防ぐために十分な皮膚への接触時間および乾燥時間を取るべきです。カテーテルから採血する場合には、カテーテルハブをアルコールまたはヨードチンキまたはクロルヘキシジンアルコール（0.5％より濃いもの）で消毒し、コンタミネーションを防ぐために十分乾燥させます[1]。

CRBSIを疑った際、抗菌薬投与前にカテーテルと末梢静脈から1セットずつ計2セットの検体を採取し、ボトルにはどこから採取したかわかるように目印をつけましょう。血液検体が末梢静脈から採取できない場合には、異なるカテーテル・ルーメンから2セット以上の検体を採取することが奨められています。CRBSIの確定診断には、少なくとも1セットの皮膚から採血した血液培養とカテーテル先端培養から同じ微生物が検出されることが必要です。もしくは2つの血液培養検体（1つはカテーテルハブ、もう1つは末梢静脈から採血）で、CRBSIの基準（定量の血液培養結果、もしくは血液培養陽性化までの時間差（differential time to positivity；DTP）を満たすことで確定診断することもできます。DTPについては、カテーテルから採取した血液検体のほうが、末梢から採取された血液検体よりも少なくとも2時間以上早く陽性になることをもってCRBSIの確定になります。DTPについては抗菌薬投与前の採取、かつボトルあたりの血液量を同じ量にする必要があります。

米国の49病院における血流感染症の原因菌としてはコアグラーゼ陰性ブドウ球菌（coagulase negative Staphylococci；CNS）によるものが31.3％を占めます。次いで黄色ブドウ球菌が20.2％、腸球菌が9.4％、カンジダ（*Candida*）属が9.0％、クレブシエラ（*Klebsiella*）属が5.6％、緑膿菌（*Pseudomonas aeruginosa*）が4.8％

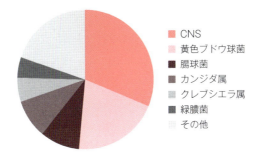

図2 米国の49病院における血流感染症の原因菌

と報告されています（図2)[2]。

 ## 薬物治療の基本

　CRBSIの治療は，カテーテルの抜去と抗菌薬投与が原則です。重症度（重症敗血症，敗血症性ショック）と合併症（心内膜炎，骨髄炎，眼内炎など血行性播種による合併症）の有無で予後が決まります。また，カテーテル抜去が予後改善に寄与します。

1 カテーテル抜去

　カテーテルを抜去すべきタイミングには，状況ごとに以下の3つがあります。

(1) 疑った時点[3]

　重症敗血症・敗血症性ショックを伴わない患者で鑑別診断を検討した結果，CRBSIの検査前確率が高くない場合には，カテーテルを直ちに抜去せずに血液培養の結果を待つことが推奨されます。

(2) 診断した時点[4]

　血行動態が安定しており，刺入部の感染症がなく，血管内異物がない患者であってもCNS以外の原因菌によるCRBSIと診断した時点で，原則としてカテーテルの抜去が推奨されます。

(3) フォローアップ中[1]

　カテーテルを抜去せずに治療を開始したCRBSI患者で，有効な抗菌薬を投与しても72時間後以降に採取した血液培養の陰性化が得られない場合は，カテーテル

を抜去すべきです。

　重症度により，エンピリックにカテーテルを抜去するか決定します。

2 抗菌薬治療

　エンピリックな抗菌薬治療は，原因菌としての頻度が高い CNS と黄色ブドウ球菌に抗菌活性を有する薬剤を選択します。さらに，各施設のアンチバイオグラムを確認しメチシリン耐性黄色ブドウ球菌（methicillin-resistant *Staphylococcus aureus*；MRSA）の検出率が高い施設ではバンコマイシン（VCM）を選択します[2]。また，グラム陰性桿菌（gram negative rod；GNR）感染症に対する治療も検討します。GNR による敗血症はブドウ球菌（*Staphylococcus*）属に比べて頻度が高くありませんが，重篤になることが多いので GNR をエンピリックにカバーするべきかどうかは患者の重症度によります。GNR による感染症は好中球減少患者，重症敗血症患者，静脈ラインが鼠径部に留置されている患者では，緑膿菌感染症が懸念されますので，エンピリックにカバーする必要があります[1]。また，緑膿菌に対してのエンピリック治療は，第四世代セフェム系薬，カルバペネム系薬，β-ラクタム系薬＋アミノグリコシド系薬併用などがありますが，どれを選択するかはその施設のアンチバイオグラムを確認する必要があります。カンジダ感染症による敗血症も，GNR に対する治療と同様に患者の重症度によりエンピリックにカバーするかどうかを検討します。高齢者，長期絶食中の患者，長期間広域スペクトラムの抗菌薬を投与した患者は，カンジダ感染症のリスクが高いと考え，キャンディン系抗真菌薬を投与します。*Candida glabrata* や *Candida krusei* が原因菌であればエンピリックにフルコナゾール（FLCZ）を使用することは推奨できません。またエンピリックに FLCZ を使用するには，3 カ月以内にアゾール系薬の投与歴がない場合に限られます。特に，血液疾患患者，骨髄移植している患者，カンジダ属が体のさまざまな部位に定着している患者では，*Candida glabrata* や *Candida krusei* が原因菌になっている可能性があるため，キャンディン系抗真菌薬を選択します[1]。また，鼠径部大腿静脈からカテーテルを入れている患者では，重症例ではエンピリックに GNR，カンジダ属についてもカバーをすべきと考えます。これは，鼠径部や陰部には GNR や真菌を検出する可能性が高いためです。

　抗菌薬ロック療法（高濃度の感受性のある抗菌薬をカテーテル内に注入しロックする療法）はカテーテル挿入部やトンネル感染のない長期留置型カテーテルのCRBSI 患者でカテーテルを温存する目的に適応となります。一般的には再注入まで

表1 CRBSIにおける抗菌薬ロックの濃度

抗菌薬，投与量	ヘパリンもしくは生食（IU/mL）
バンコマイシン 2.5mg/mL	2,500 もしくは 5,000
バンコマイシン 2.0mg/mL	10
バンコマイシン 5.0mg/mL	0 もしくは 5,000
セフタジジム 0.5mg/mL	100
セファゾリン 5.0mg/mL	2,500 もしくは 5,000
シプロフロキサシン 0.2mg/mL	5,000
ゲンタマイシン 1.0mg/mL	2,500
アンピシリン 10.0mg/mL	10 もしくは 5,000
エタノール 70%	0

〔Mermel LA, et al : Clin Infect Dis, 49 : 1-45, 2009 より〕

48時間を超えるべきではなく，鼠径部カテーテル留置中の歩行可能な患者の場合は24時間ごとが望ましいとされています。メチシリン感受性黄色ブドウ球菌（methicillin-susceptible *Staphylococcus aureus*；MSSA）にはセファゾリン（CEZ）が適しており，MRSAにはVCMが適しています。セフタジジム（CAZ），ゲンタマイシン（GM），シプロフロキサシン（CPFX）はGNRに対して使用可能です。アンピシリン（ABPC）はアンピシリン感受性腸球菌に使用され，VCMはバンコマイシン耐性腸球菌（vancomycin-resistant Enterococci；VRE）以外のアンピシリン耐性腸球菌に使用されます。グラム陽性菌（gram-positive bacteria；GPB）やグラム陰性菌（gram-negative bacilli；GNB）の混合感染症の場合はエタノールロックの使用を考慮します（**表1**）[1]。ただし，臨床的増悪，持続性/再発性菌血症があればカテーテルを抜去し，感染性の合併症の検索を行い，治療を開始します。

 処方例（腎機能正常例：eGFR ≧ 90mL/分/1.73m^2）

原則としてカテーテルを抜去します。

■ CNSの場合

感受性が判明するまではVCMで治療を行います。VCMを初回のみ25〜

30mg/kg の負荷投与を行い，維持用量 1 回 15 〜 20mg/kg を 12 時間ごとに投与します。腎機能低下例では，腎機能別ノモグラムに基づき体重換算による投与設計を行います（抗菌薬 TDM ガイドライン 2016)[5]。投与期間は 5 〜 7 日間です。

　CEZ 感受性なら，CEZ を 1 回 2g 8 時間ごとへ切替えて総投与期間は 5 〜 7 日間です。カテーテルが抜去できない場合（ガイドラインで抗菌薬ロックによる治療が許されているのは CNS のみ）は，CEZ 感受性なら CEZ を 1 回 2g 8 時間ごと＋抗菌薬ロック療法 10 〜 14 日間です。CEZ 耐性なら，VCM（抗菌薬 TDM ガイドライン 2016 に準じて投与）＋抗菌薬ロック療法 10 〜 14 日間です。

■ 黄色ブドウ球菌の場合

【MSSA】
セファゾリン 1 回 2g 8 時間ごと 14 日間以上
【MRSA】
バンコマイシン（抗菌薬 TDM ガイドライン 2016 に準じて投与），14 日間以上
ただし，MIC ＝ 2μg/mL ではダプトマイシン（DAP）など他の代替療法を考慮する。

■ 腸球菌の場合

【ABPC 感受性】
アンピシリン 1 回 2g 6 時間ごと 7 〜 14 日間
【ABPC 耐性】
バンコマイシン（抗菌薬 TDM ガイドライン 2016 に準じて投与）　7 〜 14 日間
【ABPC，VCM に耐性】
リネゾリド 1 回 600mg 12 時間ごと 7 〜 14 日間

■ GNB(緑膿菌を含む)の場合

セフタジジム 1回 2g 8時間ごと 7〜14日間
セフェピム 1回 2g 8時間ごと 7〜14日間
【ESBL産生菌】
メロペネム 1回 1g 8時間ごと 7〜14日間

■ カンジダ属の場合

ミカファンギン 1回 150mg 24時間ごと点滴 血液培養が陰性化した日から14日間以上

FLCZ感受性の場合,FLCZ1回400mg,24時間ごとへ切替えます。総投与期間は血液培養が陰性化した日から14日間以上です。ただし,循環動態が落ち着き経口摂取が可能であれば感受性のある経口薬へstep downを考慮することが効果面・医療経済面で推奨されます。

【引用文献】

1) Mermel LA, et al : Clinical practice guidelines for the diagnosis and management of intravascular catheter-related infection : 2009 Update by the Infectious Diseases Society of America. Clin Infect Dis, 49 : 1-45, 2009
2) Wisplinghoff H, et al : Nosocomial bloodstream infections in US hospitals : analysis of 24,179 cases from a prospective nationwide surveillance study. Clin Infect Dis, 39 : 1093, 2004
3) Rijnders BJ, et al : Watchful waiting versus immediate catheter removal in ICU patients with suspected catheter-related infection : a randomized trial. Intensive Care Med, 30 : 1073-1080, 2004
4) Fowler VG Jr, et al : Risk factors for hematogenous complications of intravascular catheter-associated Staphylococcus aureus bacteremia. Clin Infect Dis, 40 : 695-703, 2005
5) 日本化学療法学会/日本TDM学会 抗菌薬TDMガイドライン作成委員会・編:抗菌薬TDMガイドライン2016. 日本化学療法学会雑誌, 64 : 387-477, 2016

第1章 基礎知識編：各論

9 発熱性好中球減少症

発熱性好中球減少症（febrile neutropenia；FN）

これだけは知っておきたい！

- 発熱性好中球減少症（FN）のリスク評価を行い，患者が重症化する可能性を予測しリスクに応じて治療の場を設定し治療方針を立てる。
- FN は内科的エマージェンシーといわれ，必要な検査を行った後は可能な限り早期に抗菌薬を開始する。
- 抗菌薬選択の基準は緑膿菌を含むグラム陰性桿菌（GNR）のカバーが十分な抗菌薬を選択する。
- FN では一般的な感染症でみられるような所見が発現しにくいため，感染部位や微生物を絞るのは容易ではない。それでも感染部位や微生物が判明すれば，その後の治療の見通しがある程度立つため原因菌を探す努力は必要である。
- エンピリック治療開始後 3〜4 日目で再評価を行う。

押さえておきたい病態と病因

　発熱性好中球減少症（febrile neutropenia；FN）のガイドラインは国内外で複数のガイドラインが存在します。主なガイドラインを以下に示します。
・日本臨床腫瘍学会・編：発熱性好中球減少症（FN）診療ガイドライン [1]
・JAID（日本感染症学会）/JSC（日本化学療法学会）感染症治療ガイド 2014 [2]
・IDSA（米国感染症学会）ガイドライン 2011 [3]
・National Comprehensive Cancer Network（NCCN）ガイドライン [4]

1 FN の定義

　国内外のガイドラインで記載が多少異なりますが，基本的には好中球数と体温の

2つのみが指標となり①好中球数が500/μL未満，または1,000/μL未満で48時間以内に500/μL未満に減少すると予測される状態で，かつ②腋窩温37.5℃以上（口腔内温38℃以上）の発熱を生じた場合をFNとします[1]。

好中球数の基準は厳密なものではありません。血液疾患では好中球の貪食能や殺菌能に異常があり好中球数は保たれていても易感染性のこともあります。リンパ系腫瘍では細胞性免疫が低下しており，深在性真菌症，ニューモシスチス肺炎や単純ヘルペス，帯状疱疹ウイルスの再活性化が起こりやすいといわれています。また，がん薬物療法や放射線治療を受けた患者は，口内炎や消化管の粘膜障害を来し細菌の侵入によって，菌血症を起こす危険性が高くなります。腫瘍による気道，消化管，胆管，尿路の閉塞も感染症の発症リスクとなります[1]。

2 リスク分類

まず高リスクと低リスクに分類します（図1）。Multinational Association of Supportive Care in Cancer（MASCC）スコア（表1）はFN患者のなかで重症化するリスクの低い群を選別する目的で作成されました。一方，米国感染症学会（IDSA）のガイドラインにはMASCCスコア以外に，
① 7日間を超える高度な好中球減少症（100/μL以下）が予測される
② 血行動態が不安定
③ 嚥下障害や高度な下痢を伴う消化管粘膜障害
④ 消化器症状（腹痛・悪心・嘔吐・下痢）
⑤ 意識障害
⑥ カテーテル関連血流感染症
⑦ 肺浸潤の出現または慢性肺疾患の存在
⑧ 肝機能障害（トランスアミナーゼが正常の5倍以上）
⑨ 腎機能障害（Ccr 30mL/分未満）
も高リスクの因子としてあげられています。

 検査のポイント

全血球血算，血清生化学検査以外に，抗菌薬投与前に2セット以上の静脈血培養検査〔中心静脈カテーテル（central venous catheter；CVC）が留置されている場合はカテーテル内腔からと末梢静脈から各1セット〕，呼吸器症状や徴候を伴

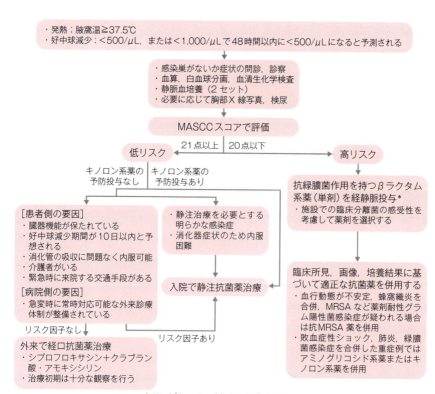

図1 FN 患者に対する初期治療（エンピリック治療）

〔日本臨床腫瘍学会・編：発熱性好中球減少症(FN)診療ガイドライン 改訂第2版．南江堂，2017 より〕

表1 MASCC スコア

特 性		スコア
症 状	症状なしもしくは軽度の症状	5
	中等度の症状	3
低血圧なし（収縮期血圧が 90mmHg より高い）		5
慢性閉塞性肺疾患（COPD）なし		4
固形腫瘍または先行する真菌感染症を伴わない血液悪性腫瘍		4
輸液を必要とする脱水なし		3
発熱時外来		3
年齢が 60 歳未満		2

スコアの合計は最大 26 点。21 点以上を低リスク症例，20 点以下を高リスク症例とする

〔Freifeld AG, et al：Clin Infect Dis, 52：56-93, 2011 より〕

い感染症が疑われる場合は胸部 X 線写真，感染症が疑われる症状や徴候を示す身体部位での培養検査（喀痰・尿・皮膚分泌液・髄液など）を行ったうえで，抗菌薬の治療を開始します。FN において感染巣や原因菌を同定できる確率は 20 ～ 30％ですが，最初から FN を不明熱と決めつけないことです。臓器の特定には病歴と身体所見が重要ですが，好中球が減少した状態では炎症反応に乏しいことも少なくなく，尿沈渣が正常な腎盂腎炎，皮膚に所見のない蜂窩織炎，レントゲン正常の肺炎，髄液細胞数正常の髄膜炎もありえます。本人の自覚症状が最も鋭敏であるともいわれています。実際，FN でよく起こる感染部位は，口腔・咽頭 25％，肺 25％，CVC・皮膚軟部組織 15％，肛門周囲 10％，消化管・尿路 5％，鼻・副鼻腔 5％となっています[5]。

薬物治療の基本

1 可能な限り早期に抗菌薬開始

FN は内科的エマージェンシーといわれ，早期の抗菌薬開始が予後改善に大きく影響します。必要な検査を行った後は可能な限り早期に抗菌薬を開始します。

微生物としては，まず緑膿菌（*Pseudomonas aeruginosa*）および耐性グラム陰性桿菌（gram-negative rod；GNR）による菌血症／重症感染症を想定します。近年はコアグラーゼ陰性ブドウ球菌（coagulase-negative Staphylococci；CNS），黄色ブドウ球菌（*Staphylococcus aureus*），レンサ球菌（*Streptococcus*）属などのグラム陽性球菌（gram-positive cocci；GPC）の頻度が高くなってきています[6]が，GNR 感染症のほうが死亡率は高く，選択する抗菌薬はまず緑膿菌を含む GNR のカバーを優先して決定します。

好中球減少持続期間が長期にわたる患者ではカンジダ（*Candida*）属，アスペルギルス（*Aspergillus*）属など真菌感染症も考慮します。

2 初期治療開始後も発熱が持続する場合

FN では，発熱は一定期間持続し，解熱までの中央値は低リスクの固形がんで 2 日，造血器腫瘍で 5 日とされており，エンピリック治療開始後 3 ～ 4 日目での評価が推奨されています（図 2）。

発熱のみに依存せずに，臨床的，微生物学的，画像的根拠により新たな所見が出現した場合に抗菌薬の変更を行います。持続性の発熱のみでは必ずしも変更の適応

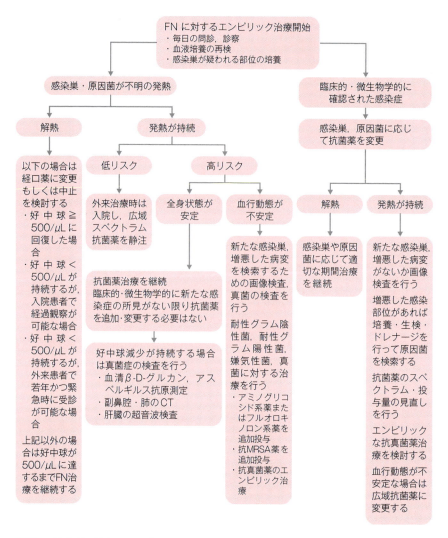

図2 FN患者に対するエンピリック治療開始3～4日後の再評価
〔日本臨床腫瘍学会・編：発熱性好中球減少症（FN）診療ガイドライン改訂第2版．南江堂，2017より〕

になりません．一方，感染巣が不明でも血行動態が不安定の場合には，耐性菌や嫌気性菌，真菌に対する対応が必要です．

3 治療期間

原則として治療に反応（解熱傾向）がある場合は，好中球が500/μL以上となる

まで抗菌薬投与を継続します。

 処方例（腎機能正常例：eGFR ≧ 90mL/ 分 /1.73m^2）

■ 初期治療の場合

【低リスク患者】
シプロフロキサシン 200mg 1回2錠 8時間ごと＋クラブラン酸/アモキシシリン 125/250mg 1回1錠＋アモキシシリン 250mg 1回 1Cap 8時間ごと[*1]

【高リスク患者】[1)]
- 日本で FN の適応を有する薬剤
  セフェピム 1回 2g 8時間ごと[*2] または
  メロペネム 1回 1g 8時間ごとまたは
  タゾバクタム・ピペラシリン 1回 4.5g 6時間ごと
- 日本では FN の適応を有しないが十分なエビデンスのある薬剤
  イミペネム・シラスタチン 1回 0.5g 6時間ごとまたは
  セフタジジム 1回 2g 8時間ごと[*2]

＊1：保険適用外　＊2：投与量保険適用外

　低リスク患者で経口抗菌薬による外来治療が可能である場合，NCCN ガイドラインではシプロフロキサシン（CPFX）500mg を 8 時間ごと＋クラブラン酸/アモキシシリン（CVA/AMPC）125/500mg を 8 時間ごとが推奨されています。日本の規格に合わせると CPFX 200mg 1回2錠を 8 時間ごと＋CVA/AMPC 125/250mg 1回1錠＋AMPC 250mg 1回 1Cap を 8 時間ごとが推奨となります（保険適用外）。高リスク患者では GNR を抗菌スペクトラムに含む β-ラクタム系薬を単剤で経静脈的に投与します。セフタジジム（CAZ）は，2011 年の IDSA ガイドラインでは GNR の耐性化の進行とグラム陽性球菌（gram-positive cocci；GPC）のカバーが弱いことから第一選択薬から外されています。また，嫌気性菌の関与が疑われる場合（例：好中球減少性腸炎，副鼻腔炎，腹腔内・骨盤内感染症，直腸周囲膿瘍，直腸周囲蜂窩織炎，歯周病）はタゾバクタム/ピペラシリン（TAZ/PIPC）またはカルバペネム系薬が適用となります。また，基質拡張型 β-ラクタマー

ゼ (extended-spectrum β-lactamases；ESBL) 産生腸内細菌科細菌の関与が疑われる場合にはカルバペネム系薬が適応となります。

■ 抗MRSA薬の使用を考慮する場合

初期治療にバンコマイシン（VCM）などの抗MRSA薬をルーチンで追加投与することは推奨されていませんが，以下の場合は考慮すべきとされています。
・血行動態が不安定または重症敗血症
・画像診断された肺炎
・血液培養でGPC陽性であり，菌名や感受性試験の結果が不明の場合
・臨床的にCVC感染症が疑われる場合
・皮膚軟部組織感染症
・メチシリン耐性黄色ブドウ球菌（methicillin-resistant *Staphylococcus aureus*；MRSA），バンコマイシン耐性腸球菌（vancomycin-resistant Enterococci；VRE），ペニシリン耐性肺炎球菌（penicillin-resistant *Streptococcus pneumoniae*；PRSP）の保菌
・重症な粘膜障害（キノロン系薬が予防投与され，初期治療にCAZが選択された場合）

一方，エンピリックに抗MRSA薬を投与した場合，GPC感染症を示唆する所見を認めなければ48時間を目途に中止します。

【引用文献】
1) 日本臨床腫瘍学会・編：発熱性好中球減少症（FN）診療ガイドライン 改訂第2版. 南江堂, 2017
2) JAID/JSC感染症治療ガイド・ガイドライン作成委員会・編：JAID/JSC感染症治療ガイド2014. ライフ・サイエンス出版, 2014
3) Freifeld AG, et al：Clinical Practice Guideline for the Use of Antimicrobial Agents in Neutropenic Patients with Cancer：2010 Update by the Infectious Diseases Society of America. Clin Infect Dis, 52：56-93, 2011
4) Crawford J, et al：Myeloid Growth Factors, Version 2. 2017, NCCN Clinical Practice Guidelines in Oncology. J Natl Compr Canc Netw, 15：1520-1541, 2017
5) 岸田直樹：感染症非専門医・薬剤師のための感染症コンサルテーション. じほう, 2014
6) Tunkel AR, et al：Infections caused by viridans streptococci in patients with neutropenia. Clin Infect Dis, 34：1524-1529, 2002

10 人工関節感染症

人工関節感染症（prosthetic joint infection；PJI）

これだけは知っておきたい！

- ☐ 発症時期により早期型，遅延型，晩期型に分類される。
- ☐ 人工関節部位に瘻孔や創部から排膿が続く場合，急性発症の人工関節部の痛みを認める場合，人工関節置換術後に時期に関わらず人工関節部に慢性的な痛みを認める場合には人工関節感染症（PJI）を疑う。
- ☐ 人工関節の表面に付着した細菌はバイオフィルムを形成するため，抗菌薬に抵抗性を示して難治性となり，再燃も高率となる。
- ☐ 原因菌の多くはグラム陽性球菌（GPC）の黄色ブドウ球菌やコアグラーゼ陰性ブドウ球菌（CNS）である。
- ☐ PJIの治療には外科的治療と長期間の注射用抗菌薬投与が必要となる。

 ## 押さえておきたい病態と病因

　人工関節置換術を行う原因としては，①関節リウマチ（rheumatoid arthritis；RA），②大腿骨骨折，③老化に伴い軟骨がすり減り関節が障害を来す変形性膝・股関節症などがあげられます。

　人工関節置換術における手術部位感染症（surgical site infection；SSI）の発生率は，股関節で0.52％，膝関節で1.17％と報告されています[1]。感染症を発症する問題点は，関節内は無菌状態であり，そこに人工関節という異物（埋入物インプラント：非ヒト由来で半永久的に埋入される異物）を入れることにあります。インプラント表面には細菌が付着しやすく，感染症の原発巣となり得ます。表面に付着した細菌はバイオフィルムを形成するため，抗菌薬に抵抗性を示して難治性となり再燃も高率になります。症例によっては人工関節の抜去や入れ替えが必要となるこ

表1 PJIの発症時期による分類

発症時期 による分類	発症 頻度	主な原因	特徴
早期型 <3カ月	29%	手術関連（術中から術後2〜4日に原因） 黄色ブドウ球菌，グラム陰性菌	局所症状として蜂窩織炎，紅斑，腫脹，疼痛，排膿，創傷治癒遅延が起こり，発熱や悪寒などの全身症状は必ずしも伴わない
遅延型 3〜24カ月	41%	手術関連 弱毒菌（coagulase-negative Staphylococci, Propionibacterium acnes）	通常明確な症状を示さず発症し，全身症状を伴わない慢性疼痛や人工関節に緩みが生じる
晩期型 >24カ月	30%	遠隔部位からの血行性感染 皮膚，呼吸器，菌，尿路感染	人工物への血行性感染や留置時に感染していたものが遅れて発症したもので，全身に他の感染症が同時または最近ある状況下で，急性発症の痛みを伴う急性化膿性関節炎症候群として発症

〔Trampuz A, et al：Swiss Med Wkly, 135：243-251, 2005/
Giulieri SG, et al：Infection, 32：222-228, 2004/
Osmon DR, et al：Clin Infect Dis, 56：e1-e25, 2013 より〕

ともあります。RAの治療として，免疫抑制薬や生物学的製剤が使用されますが，これら薬剤による人工関節感染症（prosthetic joint infection；PJI）のリスクも報告されています[2), 3)]。

PJIは**表1**[4), 5)]。のように発症時期により3つに分けられます。早期型と遅延型はともに，人工物を留置する最中に感染することが最も多いと考えられています。また，遅発性に発症するPJI（晩期型）では，人工物に細菌がバイオフィルムを形成している可能性があり難治性感染症となります。

検査のポイント

PJIを疑う場合には，以下の検査を行います[6)]。

1 関節穿刺

関節穿刺にて細胞数，白血球分画を確認し，好気培養と嫌気培養を行います。診断のための関節穿刺は，急性PJIを疑えば全例行うべきとされています。慢性的な人工関節部位の痛みを認める患者において，説明のつかないCRPなどの上昇がある場合や，臨床的にPJIを疑う場合にも関節穿刺が勧められています。患者の状態

が安定している場合には，培養検査として関節液を採取する前に，最低2週間抗菌薬投与を控えることで微生物の検出率を高めることができるとされています。

非感染例の関節液は，清澄で無色〜淡黄色をしており，感染を起こすと炎症のため混濁します。また，穿刺した際に血液が混入して血性になることがあります。図1に示すように原因菌の多くはグラム陽性球菌（gram-positive cocci；GPC）の黄色ブドウ球菌（*Staphylococcus aureus*）やコアグラーゼ陰性ブドウ球菌（coagulase-negative Staphylococci；CNS）ですが，複数菌感染症や菌が検出されない例もあります[7]。

2 血液培養

発熱や急性発症の症状を認める場合，他の感染症を合併している場合，黄色ブドウ球菌のような血行性感染を引き起こしやすく，転移性の感染症の原因となる微生物を保菌しているような場合には，菌血症の合併を除外する目的で複数の血液培養を提出すべきとされています。

3 画像診断

人工関節の単純X線写真を撮影し，レントゲン上で感染所見がないことを確認し

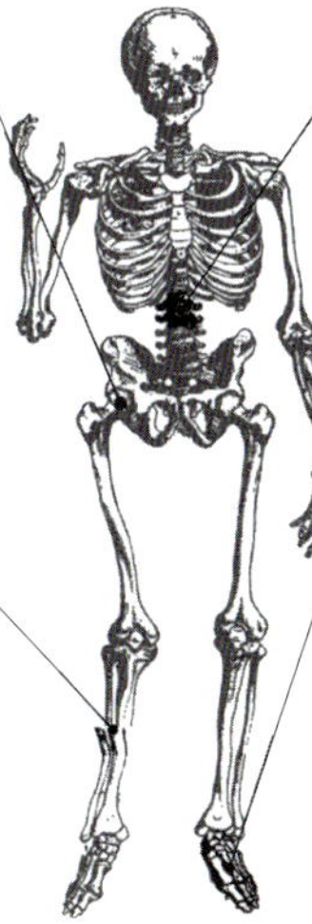

人工関節感染症
CNS
黄色ブドウ球菌
複数種のレンサ球菌属
グラム陰性好気性桿菌

化膿性脊椎炎
黄色ブドウ球菌
複数種のグラム陰性好気性桿菌
レンサ球菌属
結核菌

外傷後感染症
黄色ブドウ球菌
複数種のグラム陰性好気性桿菌
嫌気性菌

糖尿病性足感染症
黄色ブドウ球菌
レンサ球菌属
エンテロコッカス属
CNS
ブドウ球菌属
グラム陰性好気性桿菌
嫌気性菌

図1 PJIを含む細菌性骨髄炎の主な原因菌

〔Lew DP, et al：Lancet, 364：369-379, 2004 より〕

ます。PJIの診断にMRI，CT，PETのような画像検査は，人工物による画像のアーチファクト（偽所見）もあるためルーチンでは使用すべきではないとされています。

4 赤血球沈降速度（ESR）とCRPの測定

臨床的にPJIの診断がはっきりしない場合には，PJIを疑うすべての患者に赤血球沈降速度（erythrocyte sedimentation rate；ESR）とCRPの測定を実施すべきとされています。

5 術中の検査

人工関節周囲組織の術中病理組織診は，非常に信頼度の高い診断検査となります。また，デブリドマン（増殖した滑膜組織を取り除く）や人工関節抜去術を行う場合には，微生物学的診断を得るために，術中検体（人工関節周囲組織）を最低でも3つ（理想的には5〜6検体）あるいは抜去した人工関節そのものを好気培養，嫌気培養に提出すべきとされています。術前の関節穿刺と同様，術中の培養検査を提出する前に最低2週間抗菌薬投与を控えることで，微生物の検出率を高めることができます。

薬物治療の基本

PJIの外科的治療には，デブリドマンのみで人工関節を温存する治療，一期的または二期的再置換術，人工関節抜去術，関節固定術，切断術があり，症状の期間，発症時期，原因菌，人工関節の安定性，基礎疾患，人工関節周囲の軟部組織の性状，抜去後に再建手術ができるかどうかなどを考慮し決定します。また，外科的治療に併せて注射用抗菌薬や経口抗菌薬による内科的治療が行われます。

1 温存する場合の治療

図2にPJI治療のアルゴリズムを示します[8]。術後発症の時期，インプラントや軟部組織の状態により，人工関節が温存できるかどうかを判断します。人工関節を置換した後，それを抜去し再置換するともなれば大変な負担となりますので，できることであれば温存を考慮します。インプラント温存の条件としては，感染発症から期間が短い（3週間以内）こと，原因菌に感受性のある経口抗菌薬があること，術後の滲出液の遷延や瘻孔形成がないこと，インプラントのゆるみやレントゲン上

各論 10　人工関節感染症

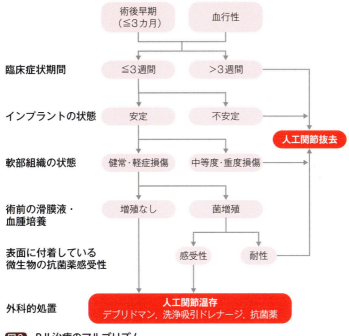

図2 PJI治療のアルゴリズム

〔Zimmerli W, et al：N Engl J Med, 351：1645-1654, 2004 より〕

の感染所見がないことが報告されています[9]。股関節では，ステム（第2章 11. 人工関節感染症のピットフォール Column 参照）にゆるみがなければ温存できるチャンスがありますが，時期を逃すと感染症が進行して骨破壊が起こり，ゆるみが生じてしまうと，入れ替えなければなりません。PJIの温存治療は，抗菌薬治療に加えて，侵襲は大きくなりますが，デブリドマンでポリエチレンインサートを抜去し，後方までできる限り洗浄，ドレナージを併せて行う必要があります。このデブリドマン，抗菌薬，インプラント維持の頭文字をとって DAIR（debridement, antibiotics, and implant retention）といいます。温存する場合の抗菌薬治療は，図3に示すようなスケジュールが推奨されています[10]。注射用抗菌薬投与後の経口抗菌薬による治療も，原因菌に抗菌活性のあるものを選択します。万が一，使用できる経口抗菌薬がない場合には，人工関節を抜去することを考慮する必要があります。注射用抗菌薬と経口抗菌薬による治療は，人工股関節置換術（total hip arthroplasty；

温存：DAIR（debridement, antibiotics, and implant retention）

デブリドマン，洗浄，ライナー入れ替え	原因菌に抗菌活性のある注射用抗菌薬 2〜6週 （リファンピシン非使用の場合4〜6週）	経口キノロン系薬または原因菌が感受性を有する抗菌薬 （バイオアベイラビリティが高い抗菌薬が望ましい） 股関節など 注射用抗菌薬治療期間を含めて3カ月 膝関節 注射用抗菌薬治療期間を含めて6カ月
	リファンピシン（ブドウ球菌の場合）	

抜去・再置換：二期的再置換術（two stage exchange）

初回手術 デブリドマン，人工関節抜去，スペーサー使用	原因菌に抗菌活性のある注射用抗菌薬 4〜6週	抗菌薬フリー期間 2週以上	2回目手術 生検，スペーサー除去，人工関節再装着 術中の抗菌薬は採取検体が培養陰性まで

図3 温存例または抜去再置換例における抗菌薬投与スケジュール

〔Tande A J, et al：Clin Microbiol Rev, 27：302-345, 2014 より〕

THA）後の感染症の場合は，血行がよく組織が厚いため3カ月程度でよいとされていますが，人工膝関節置換術（total knee arthroplasty；TKA）後の感染症の場合，体重による負荷がかかるため股関節より長い6カ月間とされています。

2 抜去する場合の治療

　CRP，ESRなど炎症所見の改善が認められない場合や，抗菌薬を中止すると炎症が再燃する場合は，感染巣のデブリドマンが十分でないことも考えられ，人工関節を温存したくても，感染症のコントロールが付かず人工関節を抜去せざるを得ない状態になります。MRSAによるPJIは，温存が難しい典型例とされています。

　人工関節を抜去する場合は，インプラントを除去，洗浄し，デブリドマンに加え滑膜切除後に病巣を掻把してできた死腔を管理するため，バンコマイシン（VCM）などの抗菌薬を練り込ませたセメントビーズまたはスペーサーを充填します。死腔をそのままにしておくと，抜去後に歩けないだけでなく，死腔に血腫がたまり感染源となるためです。骨髄腔は血流に乏しく，注射または経口抗菌薬を投与しても移行性が悪いため，抗菌薬入り骨セメント（antibiotic-loaded bone cement；ALBC），セメントスペーサー（antibacterial cement spacers；ACSs）を用いる

ことにより，局所にて持続的に抗菌薬が溶出し，ある程度の期間にわたり効果があると考えられています．ビーズ状にして，たくさん充填する目的は，表面積を大きくするためで，後で取り出せるように，各ビーズには細いワイヤーを通します．液体ではすぐに溶出するため，粉末状の抗菌薬を用います．近年では，ゲンタマイシン（GM）やトブラマイシン（TOB）を含有した骨セメントが製品として日本でも発売されていますが，適応は人工関節置換術の術後感染症に伴う二期的再置換術の第2ステージで置換材料（人工骨頭，人工股関節または人工膝関節など）を生体骨に固定するための使用に限られています．セメントは固まるときに重合熱を発生するため，使用する抗菌薬は重合熱に対して安定でなくてはなりません．一般的に骨セメントは10％の強度低下までは許容範囲と考えられており[11]，あまりたくさん抗菌薬を加えてしまうとセメント強度が弱くなり割れてしまう恐れがあります．VCMの場合，40gのセメントに対して1〜4gを加えることが一般的です[12]．セメントに含有できる抗菌薬を表2に示します[13]．

　抜去し，再置換する場合の抗菌薬治療スケジュールを図3に示します．注射用抗菌薬を6週間投与した後，2〜6週間抗菌薬をフリーとしその後再置換します．このような手順を二期的再置換術（two stage exchange）といいます．米国では二期的置換術が一般的ですが，欧州では一期的再置換術（one stage exchange）が好まれており，これは人工物の抜去，壊死した骨・軟部組織のデブリドマンを行うと同時に，新しい人工物を再置換する方法です．THAのPJI患者で，術前に原因菌が同定されており，その原因菌に感受性のあるバイオアベイラビリティが良好な経口抗菌薬があり，被覆に適した軟部組織があるなどの場合に考慮されることがありますが，瘻孔がある場合には一期的再置換術は一般的に推奨されていません．

 処方例（腎機能正常例）

■ **黄色ブドウ球菌によるPJIの場合で温存する場合**

> セファゾリン1回1〜2g 1日3回 点滴静注
> ＋リファンピシン1回300〜450mg 1日2回 経口投与

　上記抗菌薬の併用療法を2〜6週間後，リファンピシン（RFP）と経口抗菌薬〔クリンダマイシン（CLDM）またはアモキシシリン/クラブラン酸（AMPC/CVA）

表2 セメントに含有できる抗菌薬

抗菌薬	対象菌群	骨セメント40gあたりの投与量（g）
トブラマイシン	緑膿菌などグラム陰性菌	1〜4.8
ゲンタマイシン	グラム陰性菌（大腸菌，クレブシエラ属，特に緑膿菌），嫌気性菌（偏性/通性ではないもの）	0.25〜4.8
セファゾリン	グラム陽性感染症（グラム陰性のカバーは限られる）	1〜2
セフロキシム	グラム陽性菌のカバーは減るがグラム陰性菌のカバーは拡大	1.5〜2
セフタジジム	グラム陰性菌，特に緑膿菌	2
セフォタキシム	グラム陰性菌（緑膿菌への活性なし）	2
メロペネム	グラム陽性菌および陰性菌，嫌気性菌，緑膿菌	0.5〜4
シプロフロキサシン	グラム陰性菌（エンテロバクター属を含む）	0.2〜3
クリンダマイシン	グラム陽性球菌，嫌気性菌	1〜2
エリスロマイシン	好気性グラム陽性球菌および桿菌	0.5〜1
コリスチン	グラム陰性菌	0.24
ピペラシリン	グラム陰性菌（特に緑膿菌），エンテロバクター属，嫌気性菌	4〜8
アズトレオナム	グラム陰性菌	4
タゾバクタム	グラム陰性菌（特に緑膿菌），エンテロバクター属，ピペラシリンと併用により嫌気性菌に有効	0.5
バンコマイシン	メチシリン耐性菌を含むグラム陽性菌	0.5〜4
リネゾリド	MRSAのような多剤耐性グラム陽性球菌	1.2
ダプトマイシン	グラム陽性菌	2
アムホテリシン	真菌のほとんど	0.2

〔Iarikov D, et al：Clin Infect Dis, 55：1474-1480, 2012 より〕

など感受性のあるもの〕を併用し，THAでは合計3カ月間，TKAでは合計6カ月間継続します。
- RFPの活性はバイオフィルム形成に対してであり，単剤使用により耐性化が懸念されるため，他の抗菌薬と併用して使用する。
- アレルギーや副作用によりRFPの内服が困難な場合には，最適な注射用抗菌薬を4〜6週間投与することが推奨されている。

■ MRSAによるPJIの場合で二期的置換術にて人工関節抜去術を実施した場合

バンコマイシン1回15mg/kg 1日2回 点滴静注[14] または
ダプトマイシン1回6mg/kg 1日1回 点滴静注 または
リネゾリド1回600mg 1日2回 点滴静注または経口投与

　上記抗菌薬を4～6週間投与後，2週間以上抗菌薬を投与しなくても炎症データの上昇がなければ再置換術を行います。
・黄色ブドウ球菌のような毒性の強い微生物の場合には6週間投与が勧められる。
・人工物がすべて抜去された状況では，RFPは併用薬としてルーチンには推奨されていない。

【引用文献】
1) 日本環境感染学会 手術部位感染サーベイランス部門結果報告（http://www.kankyokansen.org/modules/iinkai/index.php?content_id=5）
2) Carpenter MT, et al：Postoperative joint infections in rheumatoid arthritis patients on methotrexate therapy. Orthopedics, 19：207-210, 1996
3) Baghai M, et al：Fatal sepsis in a patient with rheumatoid arthritis treated with etanercept. Mayo Clin Proc, 76：653-656, 2001
4) Trampuz A, et al：Prosthetic joint infections: update in diagnosis and treatment. Swiss Med Wkly, 135：243-251, 2005
5) Giulieri SG, et al：Management of infection associated with total hip arthroplasty according to a treatment algorithm. Infection, 32：222-228, 2004
6) Osmon DR, et al：Diagnosis and management of prosthetic joint infection：clinical practice guidelines by the Infectious Diseases Society of America. Clin Infect Dis, 56：e1-e25, 2013
7) Lew DP, et al：Osteomyelitis. Lancet, 364：369-379, 2004
8) Zimmerli W, et al：Prosthetic-joint infections. N Engl J Med, 351：1645-1654, 2004
9) Burger RR, et al：Implant salvage in infected total knee arthroplasty. Clin Orthop Relat Res, 273：105-112, 1991
10) Tande A J, et al：Prosthetic joint infection. Clin Microbiol Rev, 27：302-345, 2014
11) Klekamp J, et al：The Use of vancomycin and tobramycin in acrylic bone cement：biomechanical effects and elution kinetics for use in joint arthroplasty. J Arthroplasty, 14：339-347, 1999
12) Iarikov D, et al：Choice and doses of antibacterial agents for cement spacers in treatment of prosthetic joint infections: review of published studies. Clin Infect Dis, 55：1474-1480, 2012
13) 田中　栄, 他・監：人工関節周囲感染対策における国際コンセンサス；204の設問とコンセンサス．シービーアール, 2016
14) 日本化学療法学会/日本TDM学会 抗菌薬TDMガイドライン作成委員会・編：抗菌薬TDMガイドライン2016. 日本化学療法学会雑誌, 64：387-477, 2016

11 手術部位感染症

手術部位感染症（surgical site infection；SSI）

これだけは知っておきたい！

- 術後感染症には，手術部位感染症（SSI）と遠隔部位感染症（RI）がある。
- SSI は，創感染（表層切開部 SSI と深部切開部 SSI）と臓器／体腔 SSI に分類される。
- 創感染は通常術後 5 日目以降に発症する。
- 48 時間以内に発熱と創に広範な所見があり全身症状を伴う場合には，壊死性皮膚軟部組織感染症を疑う。
- 感染創が限られた範囲で全身の炎症症状が軽度であれば，創の開放によるドレナージのみで抗菌薬は不要である。抗菌薬の投与が必要と判断された場合でも，24～48 時間の短期間投与とする。
- CT 検査などで腹腔内膿瘍が認められれば，CT ガイド下などのドレナージを抗菌薬治療と同時に行う。ドレナージが良好で炎症所見の改善が認められれば，数日で治療抗菌薬は中止可能である。
- SSI の発症が確認された場合，外科的処置を含めたドレナージを考慮すると同時に，提出した検体のグラム染色などを参考に原因菌を予測し，経験的（エンピリック）に治療抗菌薬を選択する。

押さえておきたい病態と病因

外科手術後合併症の 1 つに術後感染症があり，その予防，対策，治療は術後経過を左右します。術後感染症には，手術操作が直接及ぶ部位に発生する手術部位感染症（surgical site infection；SSI）と，呼吸器感染症，尿路感染症，血流感染症

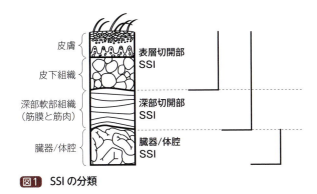

図1 SSIの分類

など,手術操作が直接及ばない部位に発生する遠隔部位感染症(remote infection;RI)があります。

SSIとは,手術に伴い切開される体壁と手術によって開放されかつ直接操作が加えられる臓器,体腔の感染症であると定義され,切開部(incisional)と臓器/体腔(organ/space)のいずれかに分類されます。切開部SSIはさらに皮膚と皮下組織のみが関与する表層切開部(superficial incisional)SSIと筋膜や筋層が関与する深部切開部(deep incisional)SSIに分類されます(図1)。臓器/体腔SSIには,腹腔内感染症,縦隔洞炎,心内外膜炎,副鼻腔炎,乳腺炎,骨髄炎,頭蓋内感染症などがあります。

SSIの診断基準は米国疾病管理予防センター(CDC)のガイドライン[1]で明確に定義されています。SSIは通常,術後30日以内に発症した感染症と定義しますが,異物(インプラント)があった場合は,術後1年以内に発症した感染症を対象とします。診断の詳細を表1に示します。

 検査のポイント

SSIを疑う場合には,以下のような検査を行い診断します。

1 術後発熱の鑑別

術後には,手術侵襲により38℃以上の発熱や15,000/μL程度の白血球の増加,CRPの上昇などを認めることが多くありますが,これと術後感染症を鑑別することが治療抗菌薬投与の適応を考えるうえで重要となります。術後の発熱の原因として,

表1 SSIの定義

1. 表層切開部（superficial incisional）SSI	
術後30日以内に発症し，切開部の皮膚または皮下組織に限定しており，右記のうち少なくとも1項に該当 なお，縫合糸膿瘍や感染した熱傷，会陰切開創，新生児の環状切開術創と深部切開部SSIは除外	・皮膚切開部表面から排膿がある。 ・切開創の表層から無菌的に採取した検体から病原菌が検出。 ・疼痛，圧痛，腫脹，発赤，発熱，手術医または主治医により創を開放，のうち少なくとも1つが該当。ただし，培養陰性の場合は除く。 ・手術医または主治医が，表層切開部SSIと診断した場合。
2. 深部切開部（deep incisional）SSI	
術後30日以内の感染症であり，異物（インプラント）がある場合は術後1年以内に発症する感染症。感染症は筋膜，筋肉に達し，右記のうち少なくとも1項に該当	・切開部の筋肉や筋層などの深層からの排液がある。 ・創の自然哆開または手術医が開放創とし，感染症状（発熱，疼痛，圧痛）が1つでもある。培養陰性の場合は除く。 ・直接検索，再手術，組織病理学または放射線学的検査で膿瘍や感染が明らかとなっている場合。 ・手術医または主治医が深部切開部SSIと診断した場合。
3. 臓器/体腔（organ/space）SSI	
インプラントのない場合は術後30日以内に，留置した場合は1年以内に発症した感染で，感染が手術手技に関連し，感染は表層，深部切開創を除く術中操作部位に及ぶ。かつ右記の少なくとも1項に該当	・臓器/体腔に挿入したドレーンより排膿がある。 ・臓器/体腔からの無菌的に採取された体液または組織から病原菌が検出。 ・その部位の感染症の証拠が直接的な検査や再手術，組織病理学もしくは放射線学的検査で証明される。 ・手術医または主治医が臓器/体腔のSSIと診断した場合。

輸血による反応，血腫，深部静脈血栓塞栓症，薬剤熱などがあります。術後感染が発症しなければ，これらの症状は術後の経過として消失しますが，改善傾向を示さなかったり，いったん炎症所見が低下した後に再上昇したりする場合には，術後感染の発症を強く疑い，創部の観察やCTなどの画像検査を実施し，術後感染の発症の有無を確認します。

2 培養検査

切開部SSIの場合，創部をよく観察し，その炎症所見から診断します。創が開いたり（創離開），発熱，排膿，排液，発赤，疼痛，圧痛などがある場合に，感染部位の培養が可能であれば，その部位のグラム染色と培養検査を行います。スワブでの検体採取は避け，膿や滲出液，創洗浄液などの検体を提出します。SSIの原因菌として，皮膚や手術操作が及ぶ臓器の常在菌，ならびに術前定着菌が考えられ，メチシリン耐性黄色ブドウ球菌（methicillin-resistant *Staphylococcus aureus*；

MRSA）などの黄色ブドウ球菌，腸球菌，緑膿菌（*Pseudomonas aeruginosa*），大腸菌（*Escherichia coli*），肺炎桿菌（*Klebsiella pneumoniae*），エンテロバクター（*Enterobacter*）属などが報告されています[1]。基質特異性拡張型 β-ラクタマーゼ（expended spectrum β-lactamase；ESBL）産生株は大腸菌では約 20％，肺炎桿菌では約 10％を占めています[1]。下部消化管手術では，*Bacteroides fragilis* group などの嫌気性菌も原因となります。SSI の治療抗菌薬を選択するうえで，原因菌を予測することは極めて重要で，臓器／体腔 SSI の場合でもドレナージができた場合には，検体のグラム染色と培養検査を行います。

3 画像診断

深部切開部 SSI での膿瘍の有無や臓器／体腔 SSI 合併の有無を確認する場合には，造影 CT 検査などの放射線学的検査を行います。

薬物治療の基本

SSI の予防に関しては，ガイドラインなどで一定の見解が示されていますが[2)-4)]，いったん SSI が発症した際の対応に関しては詳細に述べられた報告は少なく，各施設または手術医や主治医ごとで治療方針はかなり異なります。

1 SSI の予防

SSI は予防対策が重要で，感染が発症していない場合，術前に予防抗菌薬の投与を行います。予防抗菌薬は組織の無菌化が目標ではなく，術中汚染菌量を宿主防御機構でコントロールできるレベルにまで低下させ，SSI の発症を減少させるために補助的に使用します。原則として，RI は対象としていません。感染症治療とは異なり，予防抗菌薬はほぼすべての手術患者に対して使用されるため，耐性菌出現などへの影響が大きく適正使用が重要となります。

予防抗菌薬の効果を高めるためには，次のことに注意が必要です。①予防抗菌薬の適応：どのような手術に有用か，②抗菌薬の選択：使用する抗菌薬は手術創の分類（表 2）に従い選択，③初回投与のタイミング：皮切前 1 時間以内に投与〔バンコマイシン（VCM），キノロン系薬は 2 時間以内に投与〕，④追加投与：長時間手術の場合，術中に再投与を行う（再投与の間隔は抗菌薬の半減期の 2 倍を目安にするとされており，例えばセファゾリン（CEZ）の場合，3 ～ 4 時間ごとに投与），⑤投

表2 手術創の分類

クラス	手術創分類	手術例
Class Ⅰ	清潔創 (clean wound)	炎症がなく，呼吸器，消化器，生殖器，未感染尿路に到達しない非感染創。手術創は一時的に閉鎖し，開放ドレナージを行わない，無菌操作の破綻がない手術 例）心血管，整形外科手術　など
Class Ⅱ	準清潔創 (clean-contaminated wound)	管理された状態で呼吸器，消化器，生殖器など常在菌が存在する臓器など切開を行うが異常のない手術 例）胃切除，腸切除，胆摘，肝切除　など
Class Ⅲ	汚染創 (contaminated)	開放性の偶発的な新鮮な外傷を含む。さらに無菌的手技に大きな破綻があった手術，あるいは消化管内容の漏れ，急性非化膿性炎症に対する切開創。術中に不慮の汚染は生じるが，感染は成立していない手術 例）急性胆嚢炎，縫合時の便汁漏れ　など
Class Ⅳ	不潔／感染創 (dirty/infected)	壊死組織の残存する陳旧性外傷，感染状態または消化管穿孔のある手術創。手術時すでに感染が成立している 例）消化管穿孔による汎発性腹膜炎　など

与期間：術後24時間以内に投与を中止する（心臓血管外科の手術では48時間以内）。予防抗菌薬を3日以上投与した場合，耐性菌の発現が有意に高くなることや[5]，胃切除においては腸内のビフィズス菌が減少し，緑膿菌，腸球菌が増加することが証明されています[6]。また，全病院的に予防抗菌薬の投与期間を1.6日に短縮したところ，術後に分離される緑膿菌の検出が有意に減少したとの報告もあり[7]，できるだけ短期間投与にとどめる必要があります。その他，肥満症例では，血中および組織内の抗菌薬濃度が対象とする細菌群の最小発育阻止濃度（minimum inhibitory concentration；MIC）以下となることが報告されており，80kgを超える症例にCEZを使用する場合には1回2g投与することが推奨されます。また，1,500 mLを超える大量出血があった場合などには，追加投与を行うことが推奨されています。

　予防抗菌薬は，術中汚染の原因菌，すなわち手術部位に常在する細菌に対し有効な抗菌薬を選択します。SSIの原因菌は手術部位の汚染度別に異なり，清潔創では皮膚の常在菌をターゲットとして，黄色ブドウ球菌やレンサ球菌（*Streptococcus*）属に抗菌活性があるCEZやアンピシリン／スルバクタム（ABPC/SBT）が推奨されています。それに加えて，準清潔創では臓器特有の常在細菌叢，すなわち上部消化管や肝胆膵では大腸菌や肺炎桿菌などのグラム陰性桿菌（gram-negative rod；GNR）に抗菌活性がある第二世代セフェム系薬のセフォチアム（CTM），また下部消化管では加えて嫌気性菌に抗菌活性があるCEZ＋メトロニダゾール（MNZ），

セフメタゾール（CMZ）やフロモキセフ（FMOX）が推奨されています。周術期に緑膿菌や MRSA が検出されることがありますが，消化管など準清潔創の予防抗菌薬はこれらをターゲットとしてはいけません。各術式に対する予防抗菌薬の選択と投与期間，各抗菌薬の術中再投与のタイミングの詳細については，術後感染症予防抗菌薬適正使用のための実践ガイドライン[8]などを参照してください。

また，β-ラクタム系薬にアレルギーがあり，ペニシリン系薬やセフェム系薬の使用が困難な場合は，代替薬として清潔部位ではクリンダマイシン（CLDM）や VCM が推奨され，準清潔部位ではそれらにアミノグリコシド系薬，キノロン系薬，またはアズトレオナム（AZT）の併用が推奨されています[8]。また，嫌気性菌の関与が想定される場合には，下部消化管や婦人科では MNZ，口腔や咽頭の手術では CLDM の追加が推奨されています[8]。

VCM の使用は，清潔創の手術における MRSA 保菌者，MRSA のハイリスク患者，β-ラクタム系薬にアレルギーがある患者に限るとされています。

2 SSI の治療

SSI の発症が確認された場合，外科的処置を含めたドレナージを考慮すると同時に，提出した検体のグラム染色などを参考に SSI で高率に分離される細菌から原因菌を予測し，エンピリック（経験的）に治療抗菌薬を選択します。術後感染徴候を認めた場合，予防抗菌薬の投与期間を延長するのではなく治療抗菌薬への変更を行います。

(1) 切開部 SSI の治療

4日以内に皮膚切開部において SSI の臨床所見が認められることは稀であり，48 時間以内に発熱があり，創に広範な所見を有する場合は，A群溶血性βレンサ球菌（*Streptococcus pyogenes*）またはクロストリジウム（*Clostridium*）属による壊死性皮膚軟部組織感染症を除外する必要があります[9]。遭遇することは稀ですが，知っておかなければならない術後感染症です。疑わしい創をドレナージし，グラム染色を実施します。どちらかの菌種が疑われれば膿瘍腔を全開放してデブリドマンを行い，ペニシリンと CLDM による併用治療を開始します。

術後5日目以降の発熱，末梢白血球数，CRP 上昇を認めた場合の診断，治療方針を図2に示します。感染創が限られた範囲で，全身の炎症症状が軽度であれば創の開放によるドレナージのみで改善することが多いため，このような症例に対しては抗菌薬の投与は不要とされています。抗菌薬の投与が必要と判断された場合でも，

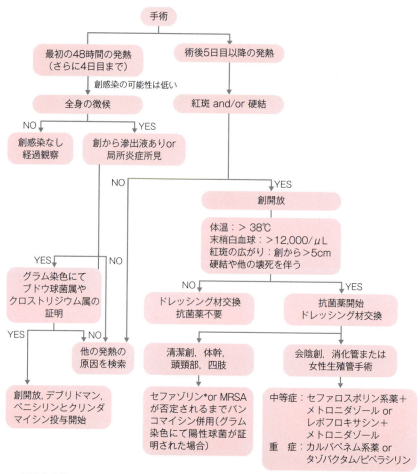

*：予防抗菌薬として≧3日の使用の場合，第四世代セファロスポリン系薬

図2 切開部SSIの治療方針

〔Stevens DL, et al：Clin Infect Dis, 59：147-159, 2014より一部改変〕

24～48時間の短期間投与とします。

(2) 臓器/体腔SSIの治療

　ドレーンの留置例では，排液の性状から縫合不全の有無を確認し培養検査を実施します。縫合不全は5日以内の早期からでも発症するため，消化器手術後早期に炎症反応が異常高値を示すときはCT検査が必要となります。①発熱などの炎症所見

が著しい場合や腹膜刺激症状が認められた症例，②治療抗菌薬投与後も炎症所見が改善しない場合にはCT検査などを実施し，腹腔内膿瘍の有無などの診断を行います。膿瘍が認められれば，CTガイド下などのドレナージを行います。ドレナージが良好で炎症所見の改善が認められれば，数日で治療抗菌薬は中止可能で，腹腔内感染症では4日でよいとの報告があります[10]。下部消化管の縫合不全で広範囲の腹膜炎発症例では，回腸瘻造設のタイミングを逃さないようにしなければ予後不良となります。

(3) SSIに対する治療抗菌薬の選択

提出した検体のグラム染色の結果を参考にエンピリック治療の抗菌薬を選択します。黄色ブドウ球菌中のMRSAの割合は施設により異なりますが，グラム染色でブドウ球菌が疑われた場合には，VCMの使用も考慮します。GNRが疑われる場合にはクレブシエラ（*Klebsiella*）属，大腸菌を想起し，予防抗菌薬が3日以上投与された患者では，緑膿菌，エンテロバクター属などの耐性菌が高率となること[5]も念頭におく必要があります。近年，大腸菌や肺炎桿菌ではESBL産生株が問題となっていますが，第三，四世代セフェム系薬に対して耐性であり，多くの場合，同時にキノロン系薬も有効性を示さないため注意が必要です。通常，カルバペネム系薬が第一選択薬となりますが，オキサセフェム系薬のFMOXやラタモキセフ（LMOX），セファマイシン系薬のCMZなども感受性があれば，中等症以下の感染症で適応になる場合があります（現状では臨床的エビデンスが少ないため，各施設でのアンチバイオグラムを参考に慎重投与）。タゾバクタム/ピペラシリン（TAZ/PIPC）も *in vitro* にて β-ラクタマーゼ阻害薬がある程度ESBLを加水分解するとされていますが，臨床的有効性に関しては意見が分かれています。

術後腹腔内感染症において重症例や高リスク症例では，腸球菌もカバーする必要があります[11]。腸球菌はセフェム系薬に自然耐性であり，*Enterococcus faecalis* に対して抗菌活性を示す薬剤は，ペニシリン系薬，カルバペネム系薬（一般には推奨されませんがMICは低い），レボフロキサシン（LVFX）（耐性株が存在し一般には推奨されません）です。下部消化管手術後であれば，嫌気性菌の *Bacteroides fragilis* group を狙ってカルバペネム系薬やTAZ/PIPCが推奨されます。嫌気性菌活性のない第四世代セフェム系薬やCPFX使用時には，嫌気性菌にのみ高い抗菌活性を示すMNZの併用を考慮します。近年，*Bacteroides fragilis* group は図3に示すようにCMZ，CLDMの耐性化が進んでおり[1), 12)]，下部消化管術手術後の嫌気性菌に対する治療薬としては推奨されていません。なお，ABPC/SBTや

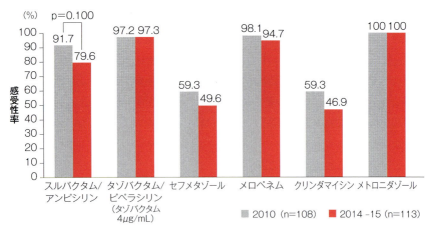

図3 *Bacteroides fragilis* group の各抗菌薬に対する感受性（2010 年と 2014 ～ 2015 年の比較）

〔Takesue Y, et al：J Infect Chemother, 23：339-348, 2017 より〕

CPFX では大腸菌の耐性率が高く，その点でエンピリック治療には適さないとされています。

　広域な抗菌薬を選択した場合，2,3日後に得られる培養結果（同定や感受性）を参考に可能であれば狭域抗菌薬に de-escalation を行います。ドレーンからカンジダ（*Candida*）属が検出された場合，β-D- グルカンを測定し抗真菌薬の投与の必要性を判断します。*Candida albicans* が検出されればフルコナゾール（FLCZ）を，*Candida glabrata* であればミカファンギン（MCFG）などのキャンディン系薬を選択します。

　また，治療抗菌薬は Pharmacokinetics/Pharmacodynamics（PK/PD）理論に基づいて投与します。β-ラクタム系薬であれば患者の腎機能を確認後，正常であれば1日3～4回投与が推奨されます。

処方例（腎機能正常例）

■ 下部消化管外科手術（開腹結腸切除術）に対する予防的投与の場合

> セフメタゾール 1 回 1g または
> フロモキセフ 1 回 1g または
> セファゾリン 1 回 1g ＋メトロニダゾール 1 回 0.5g 単回または 24 時間
> 　　以内投与

体重が 80kg を超える場合，β-ラクタム系薬は 1 回 2g，MNZ は 1 回 1g とします。

■ 下部消化管外科手術後の腹腔内膿瘍に対する治療的投与の場合

> メロペネム 1 回 1g 1 日 3 回投与または
> タゾバクタム/ピペラシリン 1 回 4.5g 1 日 3 回投与または
> セフォゾプラン 1 回 1g 1 日 4 回または
> シプロフロキサシン 1 回 400mg 1 日 3 回＋メトロニダゾール 1 回 0.5g
> 　1 日 3 回投与の併用

　嫌気性菌の *Bacteroides fragilis* group を狙ってカルバペネム系薬か TAZ/PIPC，MNZ を投与しますが，同時に CT ガイド下などでドレナージを行います。ドレナージが良好で炎症所見の改善が認められれば，4 〜 7 日で治療抗菌薬は中止可能です。

【引用文献】

1) Takesue Y, et al：Antimicrobial susceptibility of pathogens isolated from surgical site infections in Japan：Comparison of data from nationwide surveillance studies conducted in 2010 and 2014-2015. J Infect Chemother, 23：339-348, 2017
2) Mangram AJ, et al：Guideline for prevention of surgical site infection, 1999. Infect Control Hosp Epidemiol, 20：247-280, 1999
3) Leaper D, et al：Prevention and treatment of surgical site infection：Summary of NICE guideline. BMJ, 337：1049-1052, 2008
4) Bratzler DW, et al：The surgical infection prevention and surgical care improvement project：national initiatives to improve outcomes for patients having surgery. Clin Infect Dis, 43：322-330, 2006
5) Harbarth S, et al：Prolonged antibiotic prophylaxis after cardiovascular surgery and its effect on surgical site infections and antimicrobial resistance. Circulation, 101：2916-2921, 2000
6) Takesue Y, et al：Changes in the intestinal flora after the administration of prophylactic antibiotics to patients undergoing a gastrectomy. Surg Today 2002；32：581-6

7) Takahashi Y, et al：Implementation of a hospital-wide project for appropriate antimicrobial prophylaxis. J Infect Chemother, 16：418-423, 2010
8) 日本化学療法学会/日本外科感染症学会 術後感染予防抗菌薬適正使用に関するガイドライン作成委員会・編：術後感染予防抗菌薬適正使用のための実践ガイドライン, 杏林舎. 2016
9) Stevens DL, et al：Practice guidelines for the diagnosis and management of skin and soft-tissue infections：2014 update by the infectious diseases society of America. Clin Infect Dis, 59：147-159, 2014
10) Sawyer RG, et al：Trial of short-course antimicrobial therapy for intraabdominal infection. N Engl J Med, 372：1996-2005, 2015
11) Solomkin JS, et al：Diagnosis and management of complicated intra-abdominal infection in adults and children：Guidelines by the Surgical infection Society and the Infectious Disease Society of America. Clin Infect Dis, 50：133-164, 2010
12) Snydman DR, et al：Lessons learned from the anaerobe survey：Historical perspective and review of the most recent data (2005-2007). Clin Infect Dis, 50 (Suppl 1)：S26-33, 2010

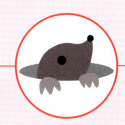

第 2 章
ピットフォール編

第2章 ピットフォール編

1 市中肺炎のピットフォール

ケース1 難易度 ★☆☆

市中肺炎にはまずはカルバペネム系薬？

患者背景

78歳，独居女性．3日前から咳嗽，喀痰あり，38.5℃の発熱のため，市販の風邪薬を服用していたが症状が改善しないため救急車にて救急外来を受診，その後入院となった．基礎疾患不明，風邪薬以外は服用なし，アレルギー歴もない．身長150cm，体重50kg，意識清明，呼吸数28回/分，血圧110/80mmHg，SpO_2 92%，WBC 15,800/μL，CRP 11.5mg/dL，BUN 25mg/dL，S-Cr 1.2mg/dL，随時血糖98mg/dL，X-P 右下肺野に肺炎像あり．肺炎球菌ワクチン接種歴なし．

主治医は市中肺炎と診断し，患者は入院を拒んだが医師の説明から入院加療が決定された．

研修医

この（入院時情報として）肺炎患者に対して，腎機能が低下していることから抗菌薬はセフトリアキソン（CTRX）で治療しようと思っています．CRPが高値なのでメロペネム（MEPM）のほうがいいかな？　それから投与量も教えてほしい．

1 市中肺炎

新人薬剤師

外来治療ではいけないのかな？ CTRXは市中肺炎のエンピリック治療における第一選択薬として推奨されている。この患者の腎機能はCockcroft-Gaultの計算式から推定Ccrが約30mL/分だ。CTRXは肝代謝なので腎機能に関係なく投与できる」。でもCRPが高値なので抗菌スペクトラムの広い抗菌薬のほうがいい気がする。とりあえずMEPMでいいか！

新人薬剤師の対応のどこが問題？

指導薬剤師ならこう対応！

指導薬剤師

おいおい，そうかな？ "本当に入院治療が必要なのか？"，"市中肺炎に推奨される抗菌薬と腎機能に応じた投与量"の2つの疑問の解決が必要だね。まず，外来治療か？ それとも入院治療か？ というところは，成人肺炎診療ガイドライン[1]の重症度分類から判定すると，2項目（年齢とBUN 21mg/dL以上）に該当することから外来または入院治療が推奨される。独居である患者背景や症状などから判断して主治医は入院治療を選択されたのだと思うよ。市中肺炎におけるエンピリック治療の抗菌薬選択には原因菌を想定しないといけない。CRP高値は薬剤選択に関係するかな？ また，腎機能に応じた投与量の確認も必須だね。成人肺炎診療ガイドライン[1]，サンフォード感染症治療ガイドやJAID/JSC感染症治療ガイド2014を確認するといいよ。採取可能なら喀痰のグラム染色や尿中抗原検査（肺炎球菌，レジオネラ属）の情報があれば，より適正な第一選択薬の標的治療が可能になると思うよ。喀痰は抗菌薬投与前に採取するよう伝えることも必要だね。私から主治医に連絡しておくよ。

ピットフォール編

新人薬剤師

あっ，ありがとうございます。

■ 抗菌薬の投与量は，eGFRまたはCockcroft-Gault式を用いて腎機能評価

　クレアチニンクリアランス（Ccr）を正確に知るためには蓄尿が必要になります。eGFRは多くの施設で一般的に表示されるようになりました。Cockcroft-Gault式

は，年齢，体重，血清クレアチニンから簡便にCcrを推定することができるため広く使用されます。

1 推算糸球体濾過量（eGFR）

eGFRは，体表面積$1.73m^2$は日本人の標準的な体型に補正された値です。薬の投与量を決定する際は，補正されたそのままの値で評価するのか，それとも個人の体表面積を用いて補正を外して評価する必要があるのかを添付文書の用法・用量の記載を十分に確認する必要があります。

eGFRの計算式（18歳以上が対象）

男性：eGFR（mL/分/$1.73m^2$）＝ $194 × Cr^{-1.094} × 年齢^{-0.287}$

女性：eGFR（mL/分/$1.73m^2$）＝ $194 × Cr^{-1.094} × 年齢^{-0.287} × 0.739$

体表面積補正を外す式

eGFR×体表面積÷1.73（mL/分）

体表面積＝（体重kg）$^{0.425}$ ×（身長cm）$^{0.725}$ × $7184 × 10^{-6}$

2 Cockcroft-Gault 式

男性：Ccr＝$\dfrac{(140-年齢) × 体重（kg）}{72 × 血清クレアチニン値（mg/dL）}$

女性：Ccr＝$0.85 × \dfrac{(140-年齢) × 体重（kg）}{72 × 血清クレアチニン値（mg/dL）}$

Cockcroft-Gault式は，あくまで腎機能を推測する一つであることを理解して用いましょう。

エンピリック治療

エンピリック治療における抗菌薬の選択は，感染臓器の原因菌の想定なしには始まりません。また，抗菌薬の感染臓器への移行性，患者の生理機能（特に抗菌薬の場合は腎機能）を評価し投与量や投与間隔を決定します。CRPは，市中肺炎の重症度評価（成人肺炎診療ガイドラインA-DROPシステム）のみならず，抗菌薬の選択にも無関係です。「とりあえずカルバペネム系薬」ではなく，エンピリック治療を実践しましょう。

CTX と CTRX の違いは？

セフォタキシム（CTX）と CTRX のスペクトラムはほぼ同様ですが，排泄経路と半減期（$T_{1/2}$）が異なります。CTX（$T_{1/2}$ = 1hr）は腎排泄型薬剤で，CTRX（$T_{1/2}$ = 8hr）は胆汁排泄型薬剤ですので，腎機能の程度による使い分けができます。また，CTRX は $T_{1/2}$ が長いので，1日1回投与が可能であり外来通院治療も可能です。

指導薬剤師ならこう対応！

先生お待たせしました。腎機能低下（推定 Ccr 約 30mL/分）のある高齢の市中肺炎を疑う患者さんということでしたよね。抗菌薬の選択には原因菌の想定と抗菌薬の移行性が重要ですが，CRP は薬剤の選択には影響されないようです。市中肺炎の主な原因菌として肺炎球菌（*Streptococcus pneumoniae*），インフルエンザ菌（*Haemophilus influenzae*），*Moraxella catarrhalis* が考えられます。したがって，これらをカバーできる抗菌薬として，ペニシリン系薬か第三世代セフェム系薬（抗緑膿菌作用のない）が推奨されます。（感染症治療ガイドを手にしながら）腎機能を考慮した具体的なエンピリック治療は，スルバクタム/アンピシリン（SBT/ABPC）3g を 8〜12 時間ごと，CTX 2g を 12 時間ごと，CTRX 1g を 12 時間ごとまたは 2g を 24 時間ごとです。また，グラム染色や尿中抗原検査の結果があれば，より選択薬が決定しやすいようです。

ありがとう。腎機能が低下しているので CTRX 1回 2g 1日1回，1 時間点滴で治療するよ。それから細菌学的検査（喀痰，血液）は依頼しておいたよ。

数日後，培養検査の結果，血液培養は陰性，喀痰培養は肺炎球菌が陽性と報告された。CTRX の感受性を確認し，合計 7 日間の CTRX 2g × 1/日，1 時間点滴の治療継続で軽快した。

ケース2　難易度 ★★☆

第一選択薬が効果不十分なら次こそカルバペネム系薬？

患者背景

　80歳，男性。数日前から37.5〜38.0℃の発熱が続くため，家族に連れられ車いすで内科外来を受診した（PS 3*）。既往歴は脳梗塞，高血圧，アレルギー・副作用歴はなし。服用薬として，お薬手帳から抗血小板薬，降圧薬（ARB）。身長160cm，体重50kg，意識清明，呼吸数28回/分，血圧136/85mmHg，SpO₂ 93%，WBC14,800/μL，CRP 12.4mg/dL，BUN 28mg/dL，S-Cr 1.4mg/dL，随時血糖93mg/dL，X-P右下肺野に肺炎像あり。肺炎球菌ワクチン接種歴あり。

＊：Performance Status（PS）3：身の回りにある程度のことはできるが，しばしば介助が必要で，日中の50％以上は就床している。

　主治医は，市中肺炎と診断し，入院加療でCTRX 1回2g 1日1回，1時間点滴の治療を3日間継続したが効果不十分のため，研修医が病棟担当薬剤師に相談することにした。

研修医：この腎機能が低下している肺炎患者にCTRXで3日間治療したけど，熱も下がらないし，白血球数やCRPの改善もなく，効果がないようです。抗菌薬を変更したほうがよいですよね？　どうでしょうか？

新人薬剤師：この前の患者さんとよく似ていますよね。少し時間をください。
（薬剤部に戻った）
この前の患者さんと同じ市中肺炎でよく似ているけどなぁ。グラム染色の結果を見るとグラム陽性球菌・桿菌やグラム陰性球菌・桿菌がいろいろ入り混じっていて汚いな（口腔内常在菌）。多数の細菌が混ざっているし，CTRXも効果不十分とのことなので今回こそMEPMが必要になるよな，きっと！

> 新人薬剤師の対応のどこが問題？

1 市中肺炎

指導薬剤師ならこう対応！

指導薬剤師

なるほど。この患者さんは確かに前の患者さんによく似ているけど，脳梗塞の既往があり食事の介助が必要だよね。だとすると誤嚥をしている可能性があるよ。グラム染色の結果からも口腔内常在菌が多く含まれている polymicrobial pattern を呈していることからも誤嚥性肺炎だと思う。CTRX は嫌気性菌をカバーしていないため，効いていないのだろう。もちろん MEPM も効果はあるけど，できるだけカルバペネム系薬は温存しておきたいね。

新人薬剤師

そうか，誤嚥性肺炎か。ということは，嫌気性菌に効果がある抗菌薬を推奨する必要があるということですね。この患者の場合，市中の誤嚥性肺炎で耐性菌のリスクがないので，腎機能低下（推定 Ccr＝約 30mL/分）も考慮し，SBT/ABPC 1 回 3g 1 日 2 〜 3 回，1 時間点滴または，嫌気性菌をカバーする目的で CTRX 1 回 2g 1 日 1 回，1 時間点滴＋クリンダマイシン（CLDM）1 回 600mg 1 日 3 回，1 時間点滴が推奨されるということですね。

（経過）

患者の背景まできちんとみないと適切な抗菌薬までたどり着けないことを実感し，新人薬剤師は主治医に報告した。その後，SBT/ABPC 1 回 3g 1 日 3 回，1 時間点滴の投与に変更され，10 日間継続して軽快した。

■ 嫌気性菌にはすべて CLDM ？

CLDM は 1,200mg 以上を 1 時間で一度に投与すると心停止など不整脈の原因となるため要注意です。また，Upper belt の呼吸器感染症の原因菌となる嫌気性菌にはいまだ有効とされていますが，腹腔内感染症の原因菌となる嫌気性菌には耐性化が進んでいて推奨できません。2014 年発売のメトロニダゾール（MNZ）点滴静注液は，いずれの嫌気性菌にも良好な感受性があり選択肢として使用可能です。

ケース3　難易度 ★★★

キノロン系薬使用時の注意は？

患者背景

30歳，女性。5日前から発熱のため，近医で総合感冒薬を処方され服用していたが症状が改善しないため，救急受診。身長160cm，体重50kg，38℃発熱，咳，痰症状あり。食欲なし。腎機能障害なし，尿中肺炎球菌抗原 陰性，尿中レジオネラ抗原 陰性。

服用薬：便秘のため，酸化マグネシウム1回0.67g 1日3回 毎食後。頭痛のため，ロキソプロフェン1錠，レバミピド1錠 頓用。総合感冒薬（受診時は服用なし）。

家族歴：既婚，家族は夫，3カ月乳児（6kg）の3人暮らし，ペットなし。

研修医：尿中抗原陰性でも肺炎球菌を除外診断できないので，細菌性肺炎と非定型肺炎の両方を考慮して，レボフロキサシン（LVFX）500mg 1錠を処方しようと思うけどいいよね？

新人薬剤師：**LVFXは細菌性から非定型原因菌まで幅広く効果がありますね。ガイドラインにも記載されている抗菌薬なので問題ないと思います。**

▶ 新人薬剤師の対応のどこが問題？

指導薬剤師ならこう対応！

指導薬剤師：細菌性なのか非定型肺炎なのか不明な場合の治療には，LVFXは効果があるかもしれないけど，薬剤師として他に何か確認することや注意することはないかな？　LVFXは，結核菌（*Mycobacterium tuberculosis*）にも抗菌作用があることや，服用薬との相互作用，乳児がいるようだけど母乳かどうかは確認したかな？　もう1度主治医に私から連絡してみるよ。

■ キノロン系薬処方時は,結核の存在に要注意!

　LVFX をはじめとする多くのキノロン系薬は,ほぼ同程度の抗結核作用があることが知られているため,投与前には活動性結核の存在を否定しておきたいです。理由は結核診断前のキノロン系薬の曝露で,喀痰中結核検査の陽性率が低下するなど診断が遅れる危険性が報告[2]されているからです。実際に結核診断前のキノロン系薬の曝露により死亡リスクが増加するとの報告[3, 4]もあるので要注意です。

■ キノロン系薬の使用時の注意点

　キノロン系薬は,酸化マグネシウム,水酸化アルミニウム,硫酸第一鉄と同時投与した場合,金属カチオンとキレートを形成することが知られています。例えばLVFX の場合,バイオアベイラビリティはそれぞれ 78%,56% および 81% に低下したと報告[5]されています。したがって,併用する場合は LVFX 服用後 2 時間以上あけて酸化マグネシウムなどを服用してもらうように伝える必要があります(例えば,LVFX 朝食後,酸化マグネシウム昼夕食後と眠前で処方)。また,ロキソプロフェンなど NSAIDs は,程度は異なるもののキノロン系薬の中枢神経刺激作用である γ-アミノ酪酸(GABA)受容体応答抑制作用を増強させ,痙攣を誘発するため併用には注意が必要です。その他の副作用として,キノロン系薬には QT 間隔を延長させ,心室性不整脈や突然の心臓死を招くおそれがあるため,徐脈などの不整脈の既往がある患者には使用を避けるべきです。さらにキノロン系薬の副作用には,短期間の使用後にアキレス腱断裂を含む膝蓋腱炎を起こす場合があることも特徴として知っておくべきです。キノロン系薬は腎排泄型が多いため,腎機能障害時には減量するなど注意を要しますが,モキシフロキサシン(MFLX)は唯一,肝排泄型であるため腎機能障害時でも常用量を投与できます。

　授乳婦への投与の注意事項として添付文書では,服用中は授乳を避けることと記載されており,その根拠としては動物実験における骨形成異常や関節の異常,発達障害があげられています。しかし,米国小児科学会の基準では,キノロン系薬は授乳可となっており,日本でも服用している場合が散見されます。薬剤師としては,必要な情報は医師へ提供すべきでしょう。ここでは,relative infant dose(RID)から考えてみましょう。RID は,母親への薬の投与量に対する乳児の摂取量の割合で,通常 10% 以下であれば安全といわれています[6]。乳児の一般的な授乳量は 150mL/kg/日

といわれており，LVFX の場合，インタビューフォームから経口投与後のピーク濃度（投与 5 時間後）は 8.2μg/mL，乳汁中への移行性（血中濃度と同程度）から乳児の LVFX の摂取量を計算すると 1.23mg/kg/日となります。母親の体重 50kg から計算すると 10mg/kg/日となり，RID は 1.23/10 × 100 = 12.3％と算出され，10％を超えるため推奨できないことになります。しかし，アモキシシリン（AMPC）は，小児にも適応があるうえに RID を計算すると 1％未満となり数字のうえでも安全であるといえます。実際に AMPC やクラリスロマイシン（CAM）は，授乳婦に通常どおり使用できる比較的安全な薬剤ですが，RID などで危険性を確認し，不要な投薬は避け必要な場合は新薬でなく使用実績が豊富な薬剤を選択したほうがよいでしょう。

指導薬剤師ならこう対応！

指導薬剤師：先生，先ほどご連絡いただきました LVFX の処方を考えておられる患者さんのことですが，カルテを確認していたところ少し気になる点がありましたので連絡させていただきました。まだ間に合いますでしょうか？

研修医：いまから患者さんに説明しようと思っていたところだから大丈夫だよ。

指導薬剤師：よかったです。この患者さんに LVFX を投与する場合，3 つ注意が必要かと思います。1 つ目は，先生もご存知かと思いますが LVFX は結核菌に対しても効果があるため結核の有無の確認が必要となります。そして，2 つ目は酸化マグネシウムを服用されていますので吸収時のキレート形成による相互作用が考えられ服用間隔を前後 2 時間程度空ける必要があります。最後に，ご家族に 3 カ月になる乳児がいらっしゃいます。LVFX は乳汁移行があり 3 カ月の乳児に対する LVFX の安全性も確立されていないためできる限り服用中は授乳を避ける必要があります。もし可能であれば，乳児に対しても安全性の高い薬剤での治療（下記処方薬）も考慮できるのではないかとご連絡させていただきました。

研修医：そうなんだね。抗結核作用はわかっていたけれど，残り 2 つは知らなかったよ。ありがとう。患者さんに説明して検討するよ。

その後，以下が処方された。

Rp1. クラブラン酸/アモキシシリン
（125mg/250mg）　　　　　　　1回1錠 1日3回 7日分
アモキシシリン　　　　　　　　1回250mg 1日3回 7日分
Rp2. クラリスロマイシン　　　　　　1回200mg 1日2回 7日分

(経過)

主治医より，患者に薬剤について説明したところ，母乳は続けたいのでできるだけ安全なお薬で治療したいとのことから小児にも適応がある薬剤が選択された。

なお，患者が重症でレジオネラ症を強く疑う場合は，十分量のLVFXの点滴静注を行い，授乳を回避させて人工乳で対応するなど感染症治療を優先することはいうまでもありません。

Column

エンピリック治療と de-escalation

原因菌に対して適切な抗菌薬を選択しなければ感染症治療にはつながりません。ときに医師は，原因菌を特定できない場合「さまざまな細菌微生物に作用を示す抗菌薬（広域スペクトラム抗菌薬）」の投与を考えます。こうすれば頭を使わなくても感染症を治療できる可能性が高くなります。しかし，それを繰り返していると抗菌薬の副作用や耐性菌の問題が生じます。そのため適切な抗菌薬の選択が必要となります。エンピリック治療と標的治療に分けて考えることで，副作用の発現や耐性菌の出現を抑えながら抗菌薬の治療効果を最大限に引き出せるようになります。

エンピリック治療（empiric therapy）

細菌感染症を疑ったとき，「原因菌を特定した後に抗菌薬を用いる」のが原則です。いい加減に抗菌薬を使用すれば耐性菌が生まれやすくなるだけでなく，原因菌に対して適切な抗菌薬を選んでいない可能性も考えられます。実際のところ，最初は原因菌がわからないことがほとんどです。その場合，

必要な検査をすることで原因菌の特定につながり適切な抗菌薬治療が実施できます。ただし，患者の容体により検査結果が出るまで抗菌薬の投与を待つことができない場合があります。早急な治療が必要な場合は，患者背景や感染臓器から原因菌を推定して抗菌薬治療を開始します。このように経験的に抗菌薬を選択し治療することから，エンピリック治療（経験的治療）とよばれています。一般的に，エンピリック治療では想定する原因菌を広くカバーする目的で広域スペクトルの抗菌薬が使用されます。

de-escalation（デ・エスカレーション）

原因微生物が判明した後も広域スペクトラムの抗菌薬を使い続けるのは適切はありません。培養検査結果などで原因菌がわかった後は，最適な抗菌薬へと切り替える必要があります。これを標的治療（definitive therapy）とよびます。その際，広域スペクトラムの抗菌薬から狭域スペクトラムの抗菌薬に変更することを de-escalation とよんでいます。できる限り原因菌のみに対して作用する狭域スペクトラムの抗菌薬を用いることは大きなメリットがあります。

　一つ目として，選択圧を下げることによる耐性菌の抑制効果はいうまでもありません。二つ目は副作用の軽減にもつながります。抗菌薬は常在菌である腸内細菌にまで影響を与えます。しかし，作用する細菌の種類が少なければその分だけ腸内細菌の分布を乱すことが少なくなります。さらに三つ目として，治療費の抑制にもつながります。広域スペクトラムの抗菌薬は高薬価なものが多いのに対し，狭域スペクトラムの抗菌薬は比較的安価になっています。このように，de-escalation の効果は，治療効果は同等で耐性菌の抑制効果および副作用の軽減，治療費の抑制にもつながります。

【引用文献】

1) 日本呼吸器学会成人肺炎診療ガイドライン2017作成委員会・編：成人肺炎診療ガイドライン2017. メディカルレビュー社, 2017
2) Jeon CY, et al：Use of fluoroquinolone antibiotics leads to tuberculosis treatment delay in a South African gold mining community. Int J Tuberc Lung Dis, 15：77-83, 2011
3) Wang JY, et al：Empirical treatment with a fluoroquinolone delays the treatment for tuberculosis and is associated with a poor prognosis in endemic areas. Thorax, 61：903-908, 2006
4) van der Heijden YF, et al：Fluoroquinolone exposure prior to tuberculosis diagnosis is associated with an increased risk of death. Int J Tuberc Lung Dis, 16：1162-1167, 2012

5) Shiba K, et al：Effects of antacids, ferrous sulfate, and ranitidine on absorption of DR-3355 in humans. Antimicrob Agents Chemother, 36：2270-2274, 1992
6) 社団法人愛知県薬剤師会 妊婦・授乳婦医薬品適正使用推進研究班：「妊娠・授乳と薬」対応基本手引き（改訂2版）（2012年12月改訂）

第2章 ピットフォール編

2 院内肺炎のピットフォール

ケース1 難易度 ★☆☆

 粘性痰から検出されたものは原因菌?

患者背景

65歳,女性。糖尿病教育入院目的で入院中。3日前から咳と38℃の発熱。身長165cm,体重60kg,意識清明,呼吸数21回/分,血圧123/92mmHg,SpO$_2$ 92%,WBC 12,000/μL,CRP 12.2mg/dL,BUN 24.5mg/dL,S-Cr 1.0mg/dLと脱水症状あり,HbA1c 8.1%,随時血糖176mg/dL,X-P右下肺野に肺炎像あり。開業医から入院1カ月前にセフカペンピボキシル(CFPN-PI),1週間前までレボフロキサシン(LVFX)が処方され服用の既往あり。

研修医

患者さんは,3日前から咳と38℃の発熱で脱水症状もあります。CRPも高かったので喀痰の培養を出したら,メチシリン耐性コアグラーゼ陰性ブドウ球菌(methicillin-resistant coagulase negative Staphylococci;MRCNS)(1+)陽性でした。本日からバンコマイシン(VCM)注射液を開始しようと思うのですが,どうでしょう?

新人薬剤師

MRCNSですか? それならメチシリン耐性黄色ブドウ球菌(methicillin-resistant *Staphylococcus aureus*;MRSA)肺炎として,VCMの血中濃度の目標トラフ値は15μg/mL,初回ローディングドーズとして1.5g(25mg/kg),その後1g(15〜20mg/kg)を12時間ごとで開始すればよいと思います。血中濃度測定の採血は3日目の朝の点滴直前にお願いします!

新人薬剤師の対応のどこが問題?

重症度分類は IROAD を参考に！

　重症度分類は IROAD（第1章 基礎知識編参照）で判定します．本症例では，「1. 生命予後予測因子」として，①糖尿病による免疫低下，⑤脱水のみに該当するため，「該当項目が2項目以下」に相当し，次に「2. 肺炎重症度規定因子」を参照すると①は 12.2mg/dL と該当せず，②は一側肺の 2/3 以上の浸潤影が該当するため，重症度は「B（中等症）群」ということになります．

何のために重症度分類を行うのか？

　重症度分類は，予後を推定するために行うものです．市中肺炎の場合は，治療を外来で行うか入院で行うかの決定に用い，予後が悪いと予測される場合は，入院してもらって変化に速やかに対応できるようにするアルゴリズムです．一方，院内肺炎ではすでに入院している患者に対しての抗菌薬の決定に用います．B（中等症）群では死亡率が約25%で，MRSA を除く緑膿菌（*Pseudomonas aeruginosa*）などの耐性菌による死亡率は，それらが培養されない群と比較し全体では有意に高かったため，初期抗菌薬選択として緑膿菌などの耐性菌に活性をもつ広域スペクトラム抗菌薬を選択するとなっています．ただし，個々の症例において喀痰のグラム染色やアンチバイオグラムなどを活用し，不要な広域スペクトラムのカバーを避けるように努めなければなりません．

採取は抗菌薬投与前に！

　肺炎の原因菌を確定する際には，血液培養2セット，喀痰培養を行います．その際，喀痰の評価（→ Memo ①）が重要で，適切な喀痰でなければ真の原因菌とは判断できず，抗菌薬の選択を誤ることになります．また，喀痰は抗菌薬投与前に採取しなければなりません．抗菌薬投与によって細菌は激減・消失し，真の原因菌の検出が困難になります．原因菌が消失するだけでなく，投与した抗菌薬に耐性の生き残り菌があたかも原因菌のようにみえるため非常に厄介です．

> **MEMO ①　喀痰の評価**
>
> **1．Miller & Jones 分類（肉眼的評価法）**
> M1　唾液，完全な粘性痰
> M2　粘性痰の中に少量の膿性痰を含む
> P1　膿性部分が 1/3 以下の痰
> P2　膿性部分が 1/3 〜 2/3 の痰
> P3　膿性部分が 2/3 以上の痰
> M1，M2 の検体は塗抹培養を行う意義は少ない（M：mucous（粘性），P：purulent（化膿性））。
>
> **2．Geckler 分類（顕微鏡的評価法）**
> G1　白血球数＜ 10，扁平上皮細胞＞ 25
> G2　白血球数 10 〜 25，扁平上皮細胞＞ 25
> G3　白血球数＞ 25，扁平上皮細胞＞ 25
> G4　白血球数＞ 25，扁平上皮細胞 10 〜 25
> G5　白血球数＞ 25，扁平上皮細胞＜ 10
> G6　白血球数＜ 25，扁平上皮細胞＜ 25
> 扁平上皮細胞が多く，白血球が少ない検体は，唾液成分が多いことを意味し検体としては不適切である。一般的に G4，G5 が良質な喀痰として扱える。

指導薬剤師ならこう対応！

指導薬剤師：ちょっと待った！　先生，どんな状態の喀痰を提出されたのですか？　膿性痰でしたか？　菌量はどれくらいでしたか？

研修医：喀痰の性状については確認していません。

新人薬剤師：**脱水もありましたが，何とか喀痰を出してもらうことができました。菌量も（＋）ですので原因菌は採取できたと思います。**

指導薬剤師：（カルテを確認しながら）先生，細菌検査結果では菌量（1＋）で性状は M1 でした。これは常在菌によるコンタミネーションじゃないでしょうか？

研修医: レントゲン画像でも右下の肺野に浸潤影が2/3以上みられることから，肺炎はあると思います。真の原因菌を見つけるためにも再度細菌培養結果は確認する必要がありそうですね。

指導薬剤師: 喀痰を採取する際の注意点としては，うがいをするなどして口腔内常在菌の混入を最小限にする必要があります。

研修医: すぐに患者さんにうがいをしてもらい，再度良質な膿性痰を取り直します！

指導薬剤師: グラム染色の結果が出れば，推奨抗菌薬を検討してみますね。

ケース2　難易度 ★★☆

軽度の腎機能低下のためセフトリアキソンを減量？

（ケース1のつづき）

新人薬剤師: 採り直した喀痰はP3，G5でグラム染色の結果，グラム陰性桿菌（gram-negative rod；GNR）（2＋）が検出されました。エンピリック治療としてはセフトリアキソン（CTRX）で開始しようと思っていますが，クレアチニンクリアランス（Ccr）が53mL/分と腎機能の低下がみられるので1回1g 1日1回，1時間点滴でどうでしょうか？

新人薬剤師の対応のどこが問題？

ピットフォール編

指導薬剤師ならこう対応！

指導薬剤師: CTRXは，肝腎排泄型で消失半減期が8時間と長い薬剤です。高度腎機能障害患者では蓄積の可能性があるため1g/日を超えないようにしなければなりませんがこの患者では腎機能低下は軽度のため，減量の必要はなく常用量の1回2g 1日1回でよいと思います（→ Memo ②）。成人肺炎診療ガイドライン2017では耐性菌のリスクがなければスルバクタム・アンピシリン（SBT/ABPC）1回3g 1日3～4回，1時間点滴あるいは，CTRX 1回2g 1日1回，1時間点滴が推奨されています。ちなみに当院のアンチバイオグラムは確認されましたか？

研修医: アンチバイオグラムですか？　まだ確認していませんが，それって何ですか？

指導薬剤師: 自施設感受性パターン（local sensitivity）のことで，当院のアンチバイオグラムではCTRXのグラム陰性菌（gram-negative bacteria；GNB）に対する感受率は，大腸菌（*Escherichia coli*），肺炎桿菌（*Klebsiella pneumoniae*），*Proteus mirabilis* は100%，*Enterobacter cloacae* は83%，霊菌（*Serratia marcescens*）は67%，モルガン菌（*Morganella morganii*）は93%となっています。

研修医: CTRXでおおむねカバーできているということですね。

指導薬剤師: CTRXでカバーできないGNBとしては，誤嚥性肺炎で問題となる嫌気性菌や免疫低下患者で問題となる緑膿菌があげられます。これらの原因菌による感染症の可能性が考えられる場合は，前者ではSBT/ABPCやクリンダマイシン（CLDM）を後者ではセフタジジム（CAZ）やカルバペネム系薬などを使用しなければなりません。患者は65歳と比較的若く，嚥下障害もないため誤嚥の可能性は少ないと思いますが，糖尿病による免疫低下が考えられ過去3カ月以内に経口広域抗菌薬の服用歴があり，耐性菌のリスク因子もあります（第1章 基礎知識編参照）。エンピリック治療は嫌気性菌や緑膿菌，基質拡張型β-ラクタマーゼ（extended-spectrum β-lactamase；ESBL）産生菌などの耐性菌をカバーできるメロペネム（MEPM）1回1g 1日3回，1時間点滴（腎機能を考慮した十分量）で開始するのがよいと思います。

指導薬剤師

ただし，カルバペネム系薬は，7日間以上の投与で耐性菌のリスクが生じるといわれているため，血液・喀痰培養の結果がわかり次第，感受性のある狭域抗菌薬への変更を検討してください．

(経過)

エンピリック治療として MEPM 1回 1g 1日3回で開始されたが，3日後に血液・喀痰培養から耐性のない肺炎桿菌が検出されたため，感受性のある CTRX 1回 2g 1日1回へ変更となり，MEPM を3日間，CTRX を4日間の計7日間投与で症状の改善がみられた．

> **MEMO ② 腎機能障害時に常用量投与可能な抗菌薬**
>
> アジスロマイシン，ドキシサイクリン，モキシフロキサシン，セフトリアキソン，リネゾリド，チゲサイクリン，クリンダマイシン，ミノサイクリン

〔ジェー・P. サンフォード，他・著：日本語版サンフォード感染症治療ガイド 2014（第44版），ライフ・サイエンス出版，2014 より〕

治療効果判定は CRP で行う？

肺炎の治療効果を示す指標を CRP で診ている場合を散見しますが，実は臓器特異的なパラメータとはいえません．CRP に振り回されると治療効果判定に迷ってしまいます．肺炎では，呼吸数が増加し，酸素飽和度は低下しますが，これら呼吸状態の改善，喀痰のグラム染色での菌消失が肺炎治療の良いパラメータとなります．これらをモニターしながら経過観察していくことが大切になります．

CTRX の配合変化に注意！

CTRX とカルシウム（Ca）含有注射剤または輸液を同時に投与した場合に，肺や腎臓で CTRX-Ca 塩の結晶が生じ，死亡したとされる症例が報告されています[1]．添付文書には「Ca を含有する注射薬又は輸液は同時に投与しないこと」と記載されています．したがって，CTRX をリンゲル液や高カロリー輸液製剤の側管から同時投与することは不適切となります．側管から CTRX を投与する際は，メインの輸液を一時中止して，前後を生理食塩液でフラッシュするなど Ca 塩の結晶を生じさせないように注意しましょう．

ケース3 難易度 ★★★

VAPでは広域スペクトラム抗菌薬の
セフタジジム？

患者背景

COPDの既往があり，低栄養状態で気管内挿管をされている68歳の男性。37.8℃の発熱を呈し，WBC 9,800/μL，CRP 8.2mg/dL，BUN 22.5mg/dL，S-Cr 0.81mg/dL，随時血糖126mg/dL，X-P右下肺野広範囲に浸潤影あり。

研修医：ICUで人工呼吸器を装着している患者さんの呼吸状態が悪く，吸引痰も粘性で肺炎を発症していると思います。人工呼吸器関連肺炎（ventilator-associated pneumonia；VAP）はどのような抗菌薬を投与すればよいですか？

新人薬剤師：**基礎疾患にCOPDがあり，免疫状態が悪くリスクも高そうなので，予防投与はお勧めできませんが抗緑膿菌活性のある広域スペクトラム抗菌薬を十分量投与する必要があると思うのでCAZ 1回2g 1日3回が適応になると思います。**

> 新人薬剤師の対応のどこが問題？

指導薬剤師ならこう対応！

指導薬剤師：ちょっと待った！　確かにVAPは院内肺炎のなかでも死亡リスクが高く，重症度と耐性菌の関与を考慮して抗菌薬の選択を行います。抗菌薬投与前の血液培養，喀痰培養を提出し，吸引痰のグラム染色を参考に抗菌薬を選択することが大前提ですが，NHCAPであることから，免疫低下患者で問題となる緑膿菌や誤嚥の可能性を考慮した嫌気性菌をカバーできる十分量のカルバペネム系薬がエンピリック治療の適応になると考えます。原因菌を外すと致命的なため，MEPM 1回1g 1日3回 CPFX 1回300mg 1日2回を追加したほうがよいと思います。MRSA肺炎の可能性があればVCMなど抗MRSA抗菌薬を投与します。CAZは原因菌が緑膿菌であれば使用できますが，嫌気性菌や黄色ブドウ球菌（*Staphylococcus aureus*）が原因菌の場合，無効なため注意が必要です。

研修医: わかりました。でも，VAPでは治療が難渋することも少なくないと聞いています。他に注意することはありませんか？

指導薬剤師: VAPでは予防が重要になります。体位の工夫や口腔内ケアを適切に行うとよいでしょう[2]。

新人薬剤師: VAP，CAP，HAP，NHCAPと肺炎にはいろいろな略語があって，原因微生物も異なってくるので，適応となる抗菌薬を整理しておかないと！ あと抗菌薬だけでなく，感染症防止に関わるケアについてもしっかり確認しておきます！

VAP時の抗菌薬選択について

人工呼吸器管理下では，鎮静薬や筋弛緩薬による咳反射の抑制，高濃度酸素吸入や吸入湿度低下による線毛クリアランスの低下，挿管に伴う気道損傷による宿主の防御能の低下があり，肺炎が発症しやすいといわれています。気管内挿管による人工呼吸開始後48時間以降に発症する肺炎をVAPとよびますが，治療開始後3〜5日までの早期VAPでは肺炎球菌，レジオネラ属を含むGNRによる感染症の頻度が高く，タゾバクタム/ピペラシリン（TAZ/PIPC），CAZ，セフェピム（CFPM），MEPM，LVFXなどを選択します。6日以降の晩期VAPでは緑膿菌やMRSAなどの耐性菌にも考慮し，アミノグリコシド系薬や抗MRSA抗菌薬の併用も必要となります。

Column

VAPで抗菌薬の投与期間7日 or 14日?

VAP患者への抗菌薬治療で投与期間によって予後に差がみられるかどうかをみたメタ解析があります。VAPにおいて短期抗菌薬投与群(7〜8日)と長期抗菌薬投与群(10〜15日)を比較するためシステマティックレビューおよびメタ解析が行われました[3]。4つのランダム化比較試験において,短期抗菌薬投与群と長期抗菌薬投与群を比較。プライマリアウトカムは死亡率,抗菌薬非投与日数,臨床的および微生物学的再発としました。セカンダリアウトカムは,人工呼吸器非装着日数,人工呼吸器装着期間,ICU在室期間でした。その結果,死亡率について両群間で差がみられなかったと報告しています(オッズ比1.20,95%信頼区間0.84〜1.72;p=0.32)。

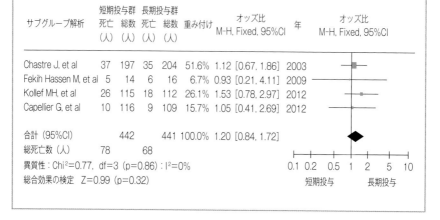

【引用文献】

1) Burkiewicz JS : Incompatibility of ceftriaxone sodium with lactated Ringer's injection. Am J Health Syst Pharm, 56 : 384, 1999
2) Mori H, et al : Oral care reduces incidence of ventilator-associated pneumonia in ICU populations. Intensive Care Med, 32 : 230-236, 2006
3) Dimopoulos G, et al : Short- vs long-duration antibiotic regimens for ventilator-associated pneumonia : a systematic review and meta-analysis. Chest, 144 : 1759-1767, 2013

第2章 ピットフォール編

3 腹腔内感染症のピットフォール

ケース1 難易度 ★☆☆

胆嚢炎に尿中排泄型抗菌薬は無効？

患者背景

57歳，女性，職業：専業主婦，主訴：右季肋部痛，既往歴：特記なし，現病歴：昨日から発熱と右季肋部痛で入院が必要なほどの重篤な腹痛があった。入院時発熱があったため一般血液検査，尿検査，尿培養，血液培養2セットを採取した。胸部レントゲンでは腹部にフリーエアがなかった。
WBC 12,000 個/μL，CRP 6.2mg/dL，AST 113U/L，ALT 108U/L，BUN 20.5mg/dL，S-Cr 0.6mg/dL，体温 37.8℃，体重 67kg，血培は2セットとも陰性，アレルギー歴はなかった。肝機能データは上昇し，超音波検査では，胆嚢内に胆石が発見されたことから，胆嚢炎であると判断し経皮経肝胆管ドレナージを行い抗菌薬を開始するところである。

研修医: 胆嚢炎を疑っているのですが，指導医の先生からは胆汁排泄型のスルバクタム/セフォペラゾン（SBT/CPZ）を投与するように言われているのですが，それ以外に選択肢はないのですか？

新人薬剤師: 確かに尿中排泄型よりも胆汁排泄型の抗菌薬のほうがよく効くのではないでしょうか。

新人薬剤師の対応のどこが問題？

本症例では胆嚢炎であることから，新人薬剤師は「尿中排泄型では胆嚢内に抗菌薬がうまく移行せず，胆汁排泄型の抗菌薬がより適切」と考えたようです。抗菌薬の排泄経路は投与量を調節する際には大変重要なファクターですが，治療効果や薬剤の移行性と相関がみられないケースもあるため注意が必要です。感染臓器に対する抗菌薬

の選択は排泄経路のみでなく，感染臓器への良好な移行性で選択することが重要です。

指導薬剤師ならこう対応！

指導薬剤師

抗菌薬が胆汁排泄型だからという理由だけで，胆嚢炎の治療に使用するというのはあまりよくない考え方だと思います。例えば，尿中排泄型といわれている薬剤でも，胆汁への移行性が高い薬剤も多くあります（表1）。排泄機構だけではなく治療効果についてのエビデンスがあるかどうか，ガイドラインでの推奨などを踏まえたうえで薬剤の移行性や排泄経路を考えていくことが重要です。患者背景や病状経過から，対象とするべき原因菌を推定することも大切です。

研修医

排泄経路で抗菌薬を選択してはいけないことはよくわかりました。培養結果が出ておらず原因菌が特定できない状況ですが，より広域スペクトラムのカルバペネム系薬を選択する必要はないでしょうか？

指導薬剤師

胆道感染症の原因菌としては，グラム陰性菌（gram-negative bacteria；GNB）の大腸菌（*Escherichia coli*），肺炎桿菌（*Klebsiella pneumonia*），*Proteus mirabilis*，グラム陽性菌（gram-positive bacteria；GPB）のエンテロコッカス（*Enterococcus*）属，嫌気性菌の *Bacteroides fragilis* などが多いとされています（表2）。今回の患者さんは，医療曝露例もなく免疫不全や糖尿病という背景もないので，緑膿菌（*Pseudomonas aeruginosa*）はターゲットから外すことができるのではないでしょうか。そのため，タゾバクタム・ピペラシリン（TAZ/PIPC），カルバペネム系薬などで緑膿菌をカバーする必要はないと思います。今回選択しようとしている SBT/CPZ（→ Memo ①）も一応抗緑膿菌活性があるため回避して，スルバクタム・アンピシリン（SBT/ABPC）を選択してはいかがでしょうか？ SBT/ABPC は，各種ガイドラインでも推奨されています。

研修医

わかりました。今回の症例は市中感染型で，腎機能も問題ありませんので胆道感染症で想起される原因菌で抗緑膿菌活性のない，SBT/ABPC 1回 3g 1日 4回 6時間ごとで開始してみます！

（経過）

翌日，腹腔鏡下胆嚢摘出術が行われた。ドレーンからの胆汁培養の結果，大腸菌が検出されたが感受性も良好であり，術中術後とも SBT/ABPC 1回 3g 1日 4回 6時間ごとを継続投与した。術後，7日目には症状は改善し退院となった。

3 腹腔内感染症

表1 抗菌薬の胆汁移行性

医薬品名	移行性
ピペラシリン	◎
スルバクタム/アンピシリン	◎
セファゾリン	◎
セフメタゾール	◎
セフトリアキソン	◎
スルバクタム/セフォペラゾン	◎
セフェピム	◎
イミペネム/シラスタチン	○
メロペネム	◎
レボフロキサシン	◎
シプロフロキサシン	○

判定基準　◎：10μg/mL（またはμg/g）
　　　　　○：1〜10μg/mL（またはμg/g）

〔戸塚恭一・監：抗菌薬サークル図データブック第2版.
じほう, 2010より〕

表2 急性胆道感染症での胆汁培養で検出される菌

胆汁培養で検出される菌	検出割合（％）
グラム陰性菌	
大腸菌	31〜44
クレブシエラ属	9〜20
シュードモナス属	0.5〜19
エンテロバクター属	5〜9
アシネトバクター属	―
シトロバクター属	―
グラム陽性菌	
エンテロコッカス属	3〜34
レンサ球菌属	2〜10
ブドウ球菌属	―
嫌気性菌	4〜20
その他	―

〔Gomi H, et al：J Hepatobiliary Pancreat Sci,
20：60-70, 2013より〕

ピットフォール編

> **MEMO ①** 胆道感染症といえば SBT/CPZ ?

「胆道感染症＝SBT/CPZ」という習慣による投与がよくみられますが，これ以外にも適切な抗菌薬はあります（表3）。SBT/ABPC，セファゾリン（CEZ），ピペラシリン（PIPC）なども胆汁中への移行性が良好な抗菌薬です。CPZ は胆汁へ排泄され，SBT/CPZ は抗嫌気性菌活性を有するので胆道感染症例には頻用されますが，注意すべきは SBT/CPZ 1g 製剤には1バイアル中に CPZ が 0.5g しか含まれておらず，十分量の投与が必要であることです。通常，SBT/CPZ で治療する場合，2g×3/日は必要と考えるのが妥当でしょう[1]。

表3 急性胆管炎・胆嚢炎の推奨抗菌薬

重症度 Grade I	
ペニシリン系薬を基本として	スルバクタム・アンピシリン±アミノ配糖体系
セファロスポリン系薬を基本として	セファゾリン or セフォチアム or セフォタキシム or セフトリアキソン or cefuroxime ±メトロニダゾール セフメタゾン or フロモキセフ±メトロニダゾール スルバクタム・セフォペラゾン
カルバペネム系薬を基本として	ertapenem
モノバクタム系薬を基本として	推奨なし
ニューキノロン系薬を基本として	シプロフロキサシン or レボフロキサシン or パズフロキサシン±メトロニダゾール モキシフロキサシン
重症度 Grade II	
ペニシリン系薬を基本として	タゾバクタム・ピペラシリン
セファロスポリン系薬を基本として	セフトリアキソン，セフォタキシム，セフェピム，セフォゾプラン，セフタジジム±メトロニダゾール，スルバクタム・セフォペラゾン
カルバペネム系薬を基本として	ertapenem
モノバクタム系薬を基本として	推奨なし
ニューキノロン系薬を基本として	シプロフロキサシン or レボフロキサシン or パズフロキサシン±メトロニダゾール
重症度 Grade III	
ペニシリン系薬を基本として	タゾバクタム・ピペラシリン
セファロスポリン系薬を基本として	セフェピム or セフタジジム or セフォゾプラン±メトロニダゾール，スルバクタム・セフォペラゾン
カルバペネム系薬を基本として	イミペネム・シラスタチン or メロペネム or ドリペネム
モノバクタム系薬を基本として	アズトレオナム±メトロニダゾール
ニューキノロン系薬を基本として	

〔急性胆管炎・胆嚢炎診療ガイドライン改訂出版委員会・編：急性胆管炎・胆嚢炎診療ガイドライン2013．医学図書出版，2013より〕

3 腹腔内感染症

ケース2 難易度 ★★☆

感受性のある抗菌薬を投与しても効果がなければ原因菌は別?

患者背景

58歳,女性,主訴:右下腹部痛,家族歴:特記すべきことなし,既往歴:気管支喘息,子宮筋腫,現病歴:1週間前より右下腹部痛を自覚するも放置していた。4日前に婦人科を受診するも異常なしと診断された。しかし,その後徐々に腹痛が増強した後,嘔吐も出現し本日当院内科を受診し急性腹症と診断され外科へ紹介され入院となった。

入院時現症:身長157cm,体重60kg,体温36.7℃,右下腹部を中心に下腹部全体に圧痛・筋性防御を認めた。

入院時検査所見:WBC 13,300/mm^3,CRP 4.1mg/dL,生化学検査では肝機能を含め異常値は認められなかった。腹部CT所見から急性虫垂炎と診断し,同日腹腔鏡下で手術が施行された。周術期予防抗菌薬は,セフメタゾール(CMZ)1gを術中1回と術後1回投与し,その後はCMZ 1g 1日3回投与が継続された。しかし,手術翌日から38℃台の発熱が持続し,ドレーンから膿汁を含む混濁した排液がみられた。

研修医

術後,発熱は持続しCRPも下がってきません。CMZ 1g 1日3回,投与4日目ですが効いていないようです! 下部消化管の手術でしたので原因菌はおそらく大腸菌のような腸内細菌だと思います。CMZで十分だと思ったのですが,術後のドレナージが十分ではなかったのでしょうか? ドレーンからの排液(膿汁)は培養に出していますが,グラム染色の結果ではグラム陰性桿菌(gram-negative rod;GNR)が検出されたと報告がありました。抗菌薬は何に変更すればよろしいですか?

新人薬剤師

やはり大腸菌,肺炎桿菌などを想起してセフトリアキソン(CTRX)1回2g 1日1回投与を開始してみてはどうでしょうか?

新人薬剤師の対応のどこが問題?

本症例は虫垂炎の緊急手術で下部消化管感染症であることから,原因菌は嫌気性菌を考え,ドレーンからの排液(膿汁)の培養は嫌気培養のオーダーを立てなければなりません。今回研修医は,好気培養のオーダーしか立てていませんでした。こ

れでは嫌気性菌は拾えません。新人薬剤師も，下部消化管感染症を考えれば嫌気性菌に有効な抗菌薬を選択しなければなりませんが，培養結果のみに目がいってしまったようです。

(経過)

　抗菌薬をCMZからCTRXへ変更して3日目も発熱の持続，CRP高値は改善しなかった。ドレーンから再度検出されたGNRは，CTRXに感受性のある大腸菌だった。

研修医：排液からの培養結果は大腸菌で，感受性のあるCTRXを十分量投与しても効果がないのはなぜですか？

新人薬剤師：**培養結果は大腸菌でしたが原因菌ではなかったのかもしれませんね⁉**

指導薬剤師ならこう対応！

指導薬剤師：ドレーン排液のグラム染色は，GNRだけだったのでしょうか？　患者は，術後イレウスの可能性はありませんか？

研修医：グラム染色は検査技師に聞かないとわかりません。イレウスはないと思います。X線画像上では，フリーエアはみられませんでした。

指導薬剤師：原因菌が確定し，抗菌薬に対して感受性があるにもかかわらず効果がない場合は，膿瘍形成など何か抗菌作用に抵抗するものがあるからなのではないでしょうか？

研修医：なるほど，わかりました。すぐにCTの予約を入れておきます！

　抗菌薬の効果を予測する方法として感受性を確認することは正しい判断ですが，感受性のある抗菌薬を投与しても効果がない場合は，原因菌ではなかったと簡単に

判断するのは危険です。膿瘍形成など抗菌薬の移行性に抵抗する原因が他にあることに注意しましょう。

その後…

研修医

CTの結果ですが，やはり膿瘍が形成されていました！ 抗菌薬が効かない理由はこれですね。

指導薬剤師

やはり膿瘍がありましたか！ 抗菌薬が効かない理由がはっきりしましたね。

新人薬剤師

どういうことですか？ 抗菌薬の感受性や抗菌薬の臓器移行性だけで効果を予測してはいけなかったのですか？

指導薬剤師

膿瘍やバイオフィルムが形成されている場合は，適切な抗菌薬を投与しても効果が現れないことはよくあります。

研修医

なるほど！ ドレナージが不十分だったかもしれません。すぐにドレーンを入れ替えて排液を培養に提出します！

指導薬剤師

ドレナージがうまくいけば感受性のある抗菌薬で効いてきます。培養結果を確認して抗菌薬を再検討しましょう。

腹腔内感染症でよくならないときに考えなければならない背景因子

①ドレナージ不良部位の存在
②肝膿瘍の存在
③炎症の腹膜への波及による二次性腹膜炎の存在
④炎症の胸膜・肺への波及による膿胸の存在

抗菌薬の効果を適切に評価するためには，感染部位の状況を十分に把握することが重要です[2]。

ケース3 難易度 ★★★

クリンダマイシンは嫌気性菌に万能？

（ケース2のつづき）

研修医

膿瘍を穿刺し，交換したドレーンから混濁した膿汁が排出されました。抗菌薬はCTRX 1回2g 1日1回投与に加えて，念のため抗嫌気性菌活性のあるクリンダマイシン（CLDM）600mg 1日3回を追加して継続投与しているのですが，依然として発熱は改善されません。どうすればよいでしょうか？

新人薬剤師

再度，ドレナージをしても改善しないのであればカルバペネム系薬にescalationするしかないのではないでしょう。やはり困ったときはカルバペネム系薬ですよ！

新人薬剤師の対応のどこが問題？

指導薬剤師ならこう対応！

指導薬剤師

なんでもかんでもカルバペネム系薬を選択してはダメです。術後の腹腔内膿瘍でしたら，原因菌は *Bacteroides fragilis* をはじめとする嫌気性GNBおよび腸球菌の分離頻度が高いと思われます。バクテロイデス属単独感染は考えにくく，大腸菌などの混合感染が考えられます。

新人薬剤師

CTRXにCLDMを追加しても発熱が続いていましたので，TAZ/PIPC 4.5gを1日3回 8時間ごとか，SPACEを考慮してメロペネム（MEPM）1回0.5gを1日4回 6時間ごとに投与されてはいかがでしょうか？ やっぱりカルバペネム系薬ですよ！

研修医

培養結果は，バクテロイデス属と肺炎桿菌が検出されていました。嫌気性菌をカバーするのでしたら，CLDMではないのですか？

指導薬剤師

実は最近，嫌気性菌の耐性化が非常に問題になっています。『外科感染症分離菌感受性調査研究会』の報告でも，クロストリジウム属，バクテロイデス属をはじめ嫌気性菌に対する高度耐性株の存在が指摘されています。特に横隔膜より下部の嫌気性菌には耐性化が認められており注意を要します。ですからCLDMはお勧めできません。

3 腹腔内感染症

研修医: 嫌気性菌といえば，CLDM だと思って処方していました！ では，CLDM に代わる抗菌薬があるのですか？

指導薬剤師: 経口摂取もできない患者さんですので CLDM 以外でしたらメトロニダゾール（MNZ）の注射剤があります。CTRX と併用してはいかがでしょうか？ 第三相試験でも効果が認められており広域スペクトラムの MEPM を温存することも可能ではないでしょうか。CTRX 2g を 1 日 1 回と MNZ 500mg を 1 日 3 回投与はいかがですか？

研修医: MNZ 注射剤を初めて使うのですが，注意すべき点はありませんか。

指導薬剤師: 妊娠 3 カ月以内の方は投与禁忌ですが，今回は問題ないと思います。投与速度は決められているので 20 分以上かけて投与してください。

（経過）

10 日間ドレナージを行いながら抗菌薬を投与することにより症状は改善し，14 日後には抗菌薬の投与を終了することができた。

ピットフォール編

Column

抗菌薬を投与していると PT-INR が延長するって本当？

抗菌薬を投与するといくつもの副作用を経験しますが，特にビタミン K 欠乏による血液凝固障害は一部のセフェム系薬との関係性が指摘されています。

食事から摂取したビタミン K は，胆汁酸や膵液と混合され，小腸で吸収されたのち，カイロミクロンに取り込まれてリンパ管を通り肝臓に運ばれます。その後，肝臓でリポタンパク質に取り込まれて血中を通り，各末梢組織へ運搬されます。胆石や胆管炎で胆管狭窄を起こした場合にビタミン K の吸収は抑制され凝固系が抑制されます。

抗菌薬を投与すると腸内細菌を抑制し内因性のビタミン K 産生低下とセフォペラゾンのような N-methylthiotetrazole（NMTT）基によるビタミン K エ

ポキシド還元酵素の阻害が考えられます。ビタミンK依存性凝固因子にはプロトロンビンのほか，プロテインC，プロテインSがあり，これらはまず肝臓で蛋白前駆体（protein induced in vitamin K absence；PIVKA）として合成され，そのなかのグルタミン酸残基がカルボキシラーゼとビタミンKの補酵素活性により，γ-カルボキシグルタミン酸となり凝固活性をもつようになります。したがって，ビタミンKが不足するとビタミンK依存性凝固因子はγ-カルボキシグルタミン酸をもたないPIVKAの状態にとどまることとなります。一方，経口摂取あるいは薬剤として投与されたキノン型のビタミンKは還元酵素によりヒドロキノン型に還元され酵素活性を獲得します。そして補酵素としてγ-カルボキシル化反応に参画し，ビタミンKエポキシドとなり，その後ビタミンKエポキシド還元酵素により，キノン型に戻り再利用されます。NMTT基はビタミンKエポキシド還元酵素を阻害しビタミンKサイクルを断ち切ることで抗凝固活性を現します。凝固系が抑制されるには，経口摂取困難によるビタミンK摂取の低下，肝障害によるビタミンKの利用低下消化管障害によるビタミンKの吸収障害など複数の要因が存在するとより起こりやすくなります[3]。

　胆管炎などで抗菌薬を投与する際は，ビタミンK欠乏を疑いPT，APTT，トロンボテストなどの血液凝固系の検査を行うようにしてください。

【引用文献】
1) 日本化学療法学会 抗菌化学療法認定医認定制度審議委員会・編：抗菌薬適正使用生涯教育テキスト（改訂版）．日本化学療法学会，2013
2) 岸田直樹：感染症非専門医・薬剤師のための感染症コンサルテーション．じほう，2014
3) 松田重三・編著：この薬のこの副作用2版．医歯薬出版，2000

第2章 ピットフォール編

4 重症皮膚軟部組織感染症のピットフォール

ケース1　難易度 ★☆☆

蜂窩織炎疑いにセファレキシンで効果不十分ならセファゾリン？

患者背景

　患者は40歳頃に右乳がんにて全摘手術，70歳頃に右手関節骨折にて手術歴のある医療施設入所中の80歳，女性。数日前に右下肢に熱感，紅斑，腫脹を認めたため外来を受診。蜂窩織炎疑いにて，経口セフェム系薬のセファレキシン（CEX）500mg 1日3回を処方され内服していたが，38.5℃の発熱および右下肢の疼痛が増強したため再度外来を受診した。患者は入院加療が必要と判断され，同日入院となった。ペット飼育や動物との接触歴はない。右下肢に明らかな傷や創部はなく，淡水や海水との接触歴や生魚の摂取歴もない。内用剤は降圧薬のみで，薬剤アレルギーの既往なし。体重40kg。

　入院時のバイタルは体温38.8℃，血圧100/50mmHg，脈拍92回/分，呼吸数25回/分であった。血液検査を行った結果，WBC 14,000/μLと上昇を認め，S-Cr 1.8mg/dLと腎機能低下を認めている。

研修医：外来の診察カルテでは，蜂窩織炎疑いと記載されCEXの内服で効果を認めていないので，血液培養を提出してからセファゾリン（CEZ）1g 1日3回で点滴治療を開始しようと思っています。看護師からの報告では，右下腿全体に浮腫を認め，水疱が3個見つかったと聞いています。

新人薬剤師：**腎機能が低下しているので，CEZであれば減量したほうが良いかもしれません。クレアチニンクリアランスを計算してから，あとで妥当な投与量をお伝えしますね。状態が悪ければ，もっと広域スペクトラム抗菌薬も検討しましょう。**

新人薬剤師の対応のどこが問題？

蜂窩織炎は，常に「壊死性筋膜炎」との鑑別を意識！

　なぜ，蜂窩織炎と壊死性筋膜炎の鑑別が重要なのでしょうか？　壊死性筋膜炎は，皮下軟部組織全層の感染症であり，時間単位で急速に進行し死亡率が高い極めて重篤な病態だからです。病名のとおり，壊死組織を伴うことから，血行が乏しく抗菌薬の移行性が極めて悪い状態であることが想起されます（＝抗菌薬は血流があるからこそ，組織へ分布できる）。つまり，抗菌薬による治療のみで完治することは困難であり，内科的処置に加えて，緊急の外科的治療（デブリドマン）が必要となります。

　どのようなケースで「壊死性筋膜炎」を疑えばよいのでしょうか。基礎知識編を復習してください。

指導薬剤師ならこう対応！

指導薬剤師：蜂窩織炎の悪化では，抗菌薬の投与量が不十分であるケースが多いのですが，今回のケースではちょっと違う気がします。

研修医：そうですね。内服薬 CEX の投与量は十分だったように思います。

指導薬剤師：白血球の上昇，頻脈，呼吸数の増加があり，蜂窩織炎としては症状や所見が強い印象があります。しかも，腎機能の低下があり，浮腫の増悪や水疱の形成が進んでいることから，より"重症"な皮膚軟部組織感染症である"壊死性筋膜炎"を視野に入れた治療を考えたほうが良いと思います。

研修医：壊死性筋膜炎は急速に進行して，死亡率が極めて高い感染症と指導医から学びました。

指導薬剤師：壊死性筋膜炎の場合，デブリドマンが必要となるので，すぐに外科医や感染症専門医へのコンサルトを検討されてはいかがでしょうか？　ガス壊疽では，X線やCTなどの画像検査で組織内にガスを認めることがあるので，可能であれば併せて確認されてはいかがですか。

4 重症皮膚軟部組織感染症

研修医 ― すぐに指導医と相談して検討します。

(経過)

患者は意識障害が出現し，紫斑および疼痛の増強，浮腫の増悪傾向を認めた．医療施設への入所歴があることから，原因菌にMRSAを含めた壊死性筋膜炎を疑って，バンコマイシン（VCM），メロペネム（MEPM），クリンダマイシン（CLDM）の投与を開始するとともに，緊急手術によるデブリドマンが施行された．術創部より多量の膿汁を認めたため，排膿ドレナージと膿のグラム染色・培養を実施した（壊死性筋膜炎の類似参考例として図1を示す．提示症例とは事例が異なる）．

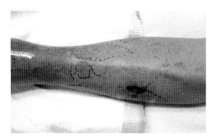
デブリドマン前の所見

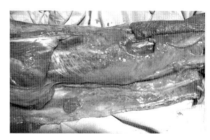
デブリドマン後の所見（多量の膿汁）

図1 壊死性筋膜炎（巻頭 Color Atlas 参照）

〔岸田直樹：皮膚軟部組織感染症．感染症非専門医・薬剤師のための感染症コンサルテーション，じほう，p76，2014 より転載〕

ケース2 難易度 ★★☆

耐性ならクリンダマイシン不要？

（ケース1の続き）

研修医

先日の壊死性筋膜炎の患者さんですが、血液培養と術中に採取された非解放膿の培養結果が出ました。血液培養は陰性で組織培養からは「溶血性レンサ球菌」が検出されました。ここ数日は患者さんの容態も落ち着いていますから、培養結果に基づいて、de-escalationが可能でしょうか？ 培養同定結果は、A群β溶血性レンサ球菌（*Streptococcus pyogenes*）でした。感受性は以下のとおりです。

ペニシリンG	S＜0.12		
アンピシリン	S＜0.06	セフォタキシム	S＜0.12
セフェピム	S＜0.5	セフトリアキソン	S＜0.12
エリスロマイシン	R＞2	クリンダマイシン	R＜0.12
			（誘導耐性あり）
レボフロキサシン	S＜0.5	メロペネム	S＜0.12

培養結果はMRSAではなかったのでVCMは中止しますが、MEPMは広域すぎるしCLDMは感受性がなかったので、他の抗菌薬にスイッチしたほうが良いでしょうか？ そもそもCLDMは、併用しなくても良かったのではないでしょうか？

新人薬剤師

溶血性レンサ球菌に対する第一選択薬はペニシリン系薬です。ペニシリンG（PCG）が採用されているので、PCGにしてはどうでしょうか。CLDMは耐性なので必要ないと思います。PCGの投与量は、患者さんの血清クレアチニン値が改善してきているので、腎機能を再計算して投与量を調整します。

> 新人薬剤師の対応のどこが問題？

CLDM使用の意義

壊死性筋膜炎に対して、CLDMを使用する意義は何でしょうか？ そもそも、当初に開始された「MEPM＋CLDM」の併用は、抗菌スペクトラムが重複しており、

4 重症皮膚軟部組織感染症

MEPMを投与していれば，CLDMは必ずしも必要ではない？ と考えてしまいそうです。

実は，CLDMには，溶血性レンサ球菌やクロストリジウム属などが産生する毒素を抑制する作用があるといわれています。このため，抗菌薬感受性試験の結果とは無関係にCLDMが併用されます[1]。

GAS感染症

一般的に溶血性レンサ球菌はストレプトリジンなど多くの溶血性外毒素を産生し，好中球の貪食を回避する能力をもつといわれます。なかでもA群レンサ球菌（group A Streptococci；GAS）は特に毒性が高く，壊死性筋膜炎を起こす「人食いバクテリア」の異名をもつことで知られています。壊死性筋膜炎では，筋膜に沿って溶血性レンサ球菌が広がり，死亡後の病理解剖では好中球の浸潤がみられず，壊死組織に溶血性レンサ球菌のみ集積する不思議な病理像がみられることがあります。また，GASに比べはるかに弱毒であるC，G群溶血性レンサ球菌も免疫不全患者で，ときにGASと同様の重症感染症を引き起こすことが知られ，妊婦や小児の重症感染症で有名なのがB群レンサ球菌（group B Streptococci；GBS）による侵襲性溶血性レンサ球菌感染症です。近年，溶血性レンサ球菌感染症の再興は「グラム陽性菌の逆襲」とよばれ注目されています。レンサ球菌（*streptococcus*）属は第三世代や第四世代セフェム系薬やカルバペネム系薬などのグラム陰性菌（gram-negative bacteria；GNB）に広いスペクトラムをもつ抗菌薬の使用頻度が高まるにつれクローズアップされてきましたが，これら広域スペクトラムの抗菌薬のレンサ球菌属に対する殺菌力はペニシリン系薬に比べ著しく低いためです。ペニシリン系薬はGASがどんなに毒性が強くてもまったく耐性がありませんので，PCGやアンピシリン（ABPC）で治療可能です。

指導薬剤師ならこう対応！

指導薬剤師

CLDMには，溶血性レンサ球菌やクロストリジウム属の毒素産生を抑制する作用があるといわれているので継続し，MEPMをPCGにde-escalationしてみてはいかがでしょうか。もちろん，腎機能を再計算して投与量補正することはとても重要なことです。

研修医：なるほど，よくわかりました。感受性がなくても使用する抗菌薬があるとは知りませんでした。指導医ともよく相談して治療方針を決定したいと思います。

ケース3　難易度 ★★★

病歴に海水との接触歴や生魚摂取を記載したのはなぜ？

（ケース2の続き）

研修医：先日の患者さんですが，抗菌薬治療を継続しながら数回のデブリドマンを実施した結果，発熱もなく状態もよくなってきました。

新人薬剤師：それはよかったですね。

研修医：それにしても，どうして最初の病歴聴取のところで，外来主治医は海水との接触歴や生魚の摂取を記載していたのでしょうか。ペットは動物による咬傷（こうしょう）を考えるうえで重要だとは思いますが…。

新人薬剤師：**最近は魚や貝を生で食べて食中毒になるニュースも多いですからね。嘔吐した場合の院内感染対策などにも関わってくるためと思います。**

💭 新人薬剤師の対応のどこが問題？

■病歴聴取の重要性

　皮膚軟部組織感染症では，他の感染症と同様に感染経路（侵入門戸）と原因となる微生物が何かを考える必要があります。患者の多くは，現在の症状と病歴や生活習慣が関連しているとは疑わないため，医療者側から具体的な質問をして，関連した情報を聴取する必要があります。咬傷やひっかき傷では，どのような動物（人間も対象になる）かが重要となるため，ペットや周辺環境の情報も必要になる場合があります。

肝硬変などの免疫低下を起こす基礎疾患がある患者においては、淡水との接触でAeromonas hydrophila、海水との接触でVibrio vulnificusが原因菌となり壊死性筋膜炎を発症する可能性があります。病歴から得られた情報より特定の感染症を想定し、培養提出の際に微生物検査室と情報共有することも重要です。

指導薬剤師ならこう対応！

指導薬剤師

肝硬変患者において、Vibrio vulnificusという微生物が原因となって、壊死性筋膜炎が生じることが知られています。重症になってからでは患者本人から病歴や生活習慣などの情報が得られないこともありますから、鑑別疾患となる感染症に関連する情報は、本人や家族から事前に聴取しておくのが重要だと思います。疑っている感染症を微生物検査室に伝えることで、培養検体の保管や提出方法、その後の感受性試験についてもアドバイスをもらえるメリットがあります。

新人薬剤師

なるほど、よくわかりました。これからは気をつけてみます。

Column

ペニシリンG投与の際は、カリウムと点滴時間に注意！

　ペニシリンG（PCG）の正式名称はペニシリンGカリウムです。このため、PCG 100万単位中にカリウムを1.53mEq（59.8mg）含有しています。例えば、1日あたり2,400万単位のPCGが投与される場合では、カリウムが1日あたり36.72mEq投与されることになります。したがって、PCGを点滴静注する場合には患者の腎機能、血清電解質および心電図の変化などを投与前の患者の状態に配慮する必要があります。なお、一般的なカリウム補正液の添付文書では、①カリウムイオン濃度として40mEq/L以下に希釈し、十分に混和した後に投与すること（輸液中のカリウム濃度が40mEq/Lより高いと、投与の際にカリウムの血管刺激による血管痛を生じやすい）、②投与速度はカリウムイオンとして20mEq/時を超えないこと（急速投与により高カリウム血症を起こす）と記載されています。PCG 400万単位を生理食塩液100mLで溶解した場合

では，1回の点滴で61.2mEq/Lと高濃度になるため，点滴時間が短いと血管痛が出現する可能性があります。また，PCGの特徴として時間依存性に効果が期待できることから，臨床上1時間以上かけて点滴するとともに，可能であればメインルートの側管から投与するのが望ましいと考えられます。血管痛や投与回数の問題により点滴速度を遅くする場合などでは，1日2回で12時間点滴としている施設もあります。製薬企業のインタビューフォームでは，PCGの溶解後の安定性で90％以上を担保するデータは9時間までしかありませんが，各種の学会報告において12時間までは残存率90％以上を維持しているとのデータが提示されています。

筆者の経験ですが，PCG点滴中（1日6回）の患者で，血清カリウム値が7.9mEq/Lまで急上昇した例がありました。幸いなことに患者の腎機能に著変がなく状態も安定していたため，まずはPCG点滴中（あるいは直後）の採血を疑い，再検していただいたところカリウム値は正常値範囲であり事なきを得ました。容態が不安定な患者では，突然の高カリウム血症に対して本来は不必要な対応を取ってしまう可能性もあります。PCGを開始する際には，一般検査の採血タイミングがPCG点滴前となるように時間調整を行うなど，病棟スタッフと情報共有することが重要だと感じたケースでした。

【引用文献】
1) JAID/JSC 感染症治療ガイド・ガイドライン作成委員会・編：JAID/JSC 感染症治療ガイド 2014. ライフサイエンス出版，2014

第2章 ピットフォール編

5 尿路感染症のピットフォール

ケース1 難易度 ★☆☆

尿培養で菌が陽性でも尿路感染症とはいえない？

研修医
入院中の65歳の女性が38℃台の発熱があるため，尿を細菌検査室に提出し，培養の結果大腸菌（*Escherichia coli*）が（3＋）で陽性でした。発熱の原因は大腸菌による尿路感染症です。抗菌薬を投与しようと思いますが，セファゾリン（CEZ）でいいですか？

新人薬剤師
感受性結果でCEZはSなので，よいと思います。体重40kgで腎機能も問題ないので1回1g 1日3回1時間点滴でよいと思います。

新人薬剤師の対応のどこが問題？

尿培養で菌が陽性≠尿路感染症

　尿路感染症の診断に使用できる項目として，尿中白血球数，白血球エステラーゼ，尿中亜硝酸塩検査，尿グラム染色，尿培養検査などがありますが，まず症状や検査所見から尿路感染症を疑うことが重要で，そのうえで尿の細菌検査を出した場合に有意な菌量の菌が検出されれば，尿路感染症と診断できます。尿中に菌がいただけでは尿路感染症といえず，治療の対象にはなりません（→ MEMO ①）。培養結果のみに飛びついて感染症の診断をつけることはできず，臨床的な患者情報から特定の臓器の感染症を疑ったうえで，検体を細菌学的検査に出して判断しなければなりません。随伴する症状，所見があり，尿グラム染色で白血球や菌が見えれば尿路感染症を疑います。

MEMO ①

妊婦，膀胱尿管逆流症（VUR），腎移植患者，免疫抑制薬投与中の患者，その他免疫機能を低下させる病態（AIDS，がん化学療法後の白血球減少状態など）では例外として抗菌薬治療を行います。妊婦の無症候性細菌尿を治療する理由は，エストロゲンの影響や大きくなった子宮が尿管を物理的に圧迫することで尿路の拡張や膀胱尿管逆流を起こし，膀胱炎や腎盂腎炎発症のリスクが高くなるためです。

指導薬剤師ならこう対応！

指導薬剤師：尿路の症状はどのような感じですか。膿尿とかはありますか？

研修医：いいえ。尿路症状はまったくなく，膿尿もないですけど何か問題ありますか？ 患者の免疫状態は問題ありませんが，発熱があって尿培養で菌が陽性になっているので，とりあえず抗菌薬を投与しないと！

指導薬剤師：尿路症状（−），膿尿（−）にもかかわらず，正常時にはみられない数の細菌が尿中に認められる状態では無症候性細菌尿を疑います。抗菌薬を投与したとしても尿中の細菌を根絶することは困難な場合が多く，合併症もまれといわれています。患者に免疫不全がないことから，現時点では抗菌薬治療の必要はなさそうです。でも，今後必要になるかもしれませんので，一緒に経過をフォローさせてください。熱の原因は尿路感染症ではなく，他に要因があるかもしれません。感染症臓器を特定しないまま抗菌薬を投与すると体内の常在菌バランスを乱して，選択圧がかかり一部の細菌を異常繁殖させ，排除がさらに困難になることもあるので注意が必要です。

研修医：う〜ん。なるほど。発熱の原因は感染症ではないかもしれないな。もう一度精査してみます。

5 尿路感染症

ケース2 難易度 ★★☆

腎盂腎炎の治療経過を，2日目の発熱，WBC，CRPで判断？

研修医

昨日，60歳の女性患者が急性腎盂腎炎の診断にて入院し，原因菌として大腸菌などの腸内細菌科のグラム陰性菌を想定して，セフメタゾール（CMZ）1g 1日3回1時間点滴で治療を開始しました。今日で治療開始後2日目ですが，入院時に採取した血液培養2セットからは陰性でしたが，尿培養から肺炎桿菌（*Klebsiella pneumoniae*）が陽性でCMZ感受性でした（表1）。

ちなみに抗菌薬投与後2日目の尿検体のグラム染色では菌は認めなかったのですが，いまだ39℃の発熱があり，採血上もWBC，CRPの改善はみられません。カルバペネム系薬を安易に使わないようにしたけどやはり"弱い"CMZではなく，"強い"カルバペネム系薬のメロペネム（MEPM）にすればよかった。抗菌薬がまったく反応していないみたいですし，変更してもよいですよね。

新人薬剤師

確かに発熱，WBC，CRPをみるとCMZが効いていないようですね。抗菌薬をより"強力な"MEPMへ変更するのは妥当と思います。わかりました。体重50kgで腎機能は正常なので十分量の1回0.5g 1日3回1時間点滴で経過をみればよいと思います。

新人薬剤師の対応のどこが問題？

表1 感受性試験

菌名	菌数	薬剤名	判定
肺炎桿菌	3+	セファゾリン	R
		セフメタゾール	S
		セフトリアキソン	S
		メロペネム	S

ピットフォール編

■ "強い"抗菌薬って何?

　抗菌薬に"強い","弱い"はありません！ 狭域スペクトラム抗菌薬は標的が狭いため,原因菌を絞りきれていない状況で使用すると外れて効かないため"弱い"と思い,広域スペクトラム抗菌薬は標的が広いため,とりあえず処方したら偶然に原因菌をとらえて効いて"強い"と思い込んでいるだけ！ 感染症診療は,臓器と原因菌を想定して抗菌薬を選択することが肝要です。

■ 典型的な治癒経過(natural cause)を知っておくこと！

　典型的な経過をたどっていれば,まずは一安心。そうでなければ問題が起こっていると判断できます。腎盂腎炎では,治療開始から解熱までに典型的には3日間かかります。抗菌薬投与で翌日に解熱することはありません。これを知らないと「2日目で解熱していない→抗菌薬のCMZが効いていない→より広域スペクトラムのカルバペネム系薬のMEPMへ変更」ということになってしまいます。腎盂腎炎の治療経過を2日目の発熱,WBC,CRPの状態で判断するのは良い方法ではありません。

■ 抗菌薬が有効か否かを判断する方法の一つとして投与後のグラム染色を活用！

　抗菌薬が効いていれば間違いなく尿中の菌量は激減し,尿検体のグラム染色で菌が消失するか菌数が減ります。この反応は速やかに起こると報告されており,治療開始の翌日に効果判定を行っても差し支えありません。ちなみに喀痰のグラム染色では抗菌薬投与後6時間[1]で真の原因菌は消失し,耐性菌の保菌のみが検出されるようになります。

■ natural causeから外れた場合はどうすればいい?

　4〜5日経過しても解熱しない場合などは,水腎症や腎膿瘍など腎臓の解剖学的な問題を考えなければなりません。このような場合は検出された原因菌に対して有効な抗菌薬を投与しても,すっきりとした治療効果が得られません。感染症の経過が思わしくないとすぐに耐性菌問題が頭をよぎりますが,実際に耐性菌感染症で抗

菌薬が無効ということは少なく，ソースコントロール（→ MEMO ②）など他に問題があることが多いのです。抗菌薬を投与してもなかなか改善しない感染症の代表格に膿瘍があります（尿路感染症では尿路閉塞を伴う腎盂腎炎など）。膿瘍の中の菌量は多く，膿瘍には血管がないので抗菌薬も中心まで到達しないということになります。抗菌薬単独では太刀打ちできず，ドレナージをして溜まった膿を出すことが重要で，これだけで臨床症状が劇的に改善することもあります。抗菌薬の変更のみに固執しても事態は変わらないことに注意しましょう！

　また，併用薬で抗コリン作用や抗ヒスタミン作用のある薬を服用している場合には，尿閉を起こし，尿路感染症を悪化させるおそれがあるため，可能であれば主治医に中止を助言しましょう。感染症治療を実践するうえで，リスクとなる併用薬に気づき主治医へ情報提供することは薬剤師の重要な仕事の一つです。

MEMO ②

ソースコントロールのための 4 つの "D"
① Drainage, ② Debridement, ③ Definitive control, ④ Device removal

指導薬剤師ならこう対応！

指導薬剤師

腎盂腎炎の典型的な治癒経過は，適切な抗菌薬を投与しても解熱まで 72 時間かかることが知られています。CMZ は原因菌と考えられる肺炎桿菌に感受性があり，MEPM へ変更する必要はないと考えます。CMZ 投与 2 日目で 39℃の発熱があり，WBC，CRP もいまだ改善されていませんが，CMZ 投与後の尿のグラム染色で菌が消失していることから有効と考え，継続することを推奨いたします。感受性試験（表 1）からも狭域スペクトラム抗菌薬である CMZ が第一選択薬と考えます。

研修医

なるほど natural cause かぁ。抗菌薬投与後の尿のグラム染色からも判断できるのですね。わかりました。第一選択薬の CMZ で経過をみることにします。

ケース3 難易度 ★★★

感受性の表をみて MIC の一番低い抗菌薬を選択？

患者背景

長期入院患者が，尿道カテーテル留置に起因する複雑性尿路感染症で敗血症になりました。最初は原因菌不明のため，尿のグラム染色で判明したグラム陽性球菌（gram-positive cocci；GPC）をターゲットにエンピリック治療としてバンコマイシン（VCM）を開始した。翌日には血液培養でやはりGPCが陽性であり，やがて培養結果で腸球菌による敗血症であることが判明しました。感受性試験では表2のとおり。

表2 感受性試験

菌 名	菌 数	薬剤名	MIC	判 定
腸球菌	増菌	アンピシリン	< 2	S
		イミペネム/シラスタチン	< 1	S
		シプロフロキサシン	< 0.5	S
		バンコマイシン	< 1	S

研修医：培養結果が出たので抗菌薬を変更しようと思います。標的治療に変更するには感受性試験で最小発育阻止濃度（minimum inhibitory concentration；MIC）が 0.5 以下と一番低いシプロフロキサシン（CPFX）を選べばよいのですね？ ちなみに，グラム陰性桿菌（gram-negative rod；GNR）による重症感染症ならアミノグリコシド系薬を足して治療すればよいと以前，先輩医師よりアドバイスをもらったのですが，今回はGPCの腸球菌なのでCPFX単剤にしようと思います。

新人薬剤師：アミノグリコシド系薬の併用ですか。そうですね。今回の原因菌は腸球菌で，確かに *in vitro* の結果では MIC が一番低い CPFX は有用と思います。でも，感受性があるなかで一番安価なアンピシリン（ABPC）がよいのではないかと思いますが…。

研修医：コストの問題で患者を危険に曝してよいのですか？ ここは，一番効果の良い CPFX にしようと思います。

新人薬剤師

すみません。そうですよね。抗菌薬のスペクトラム表（抗菌薬と細菌が縦と横にリストされていて感受性の有無が記載されている表）（表3）で確認してもCPFXは腸球菌が承認適応となっていますから大丈夫です！

新人薬剤師の対応のどこが問題？

表3 シプロフロキサシンの感受性

薬剤名	黄色ブドウ球菌	レンサ球菌属	肺炎球菌	腸球菌	・・・・・・・・・
シプロフロキサシン	●	●	●	●	・・・・・・・・・

抗菌薬の選択法

　標的治療の抗菌薬選択法は，①患者背景を特定し，②臓器を特定し，③原因菌を特定して，通常はどの抗菌薬が第一選択になるか（サンフォード感染症治療ガイドを参照）を確認することが肝要です。今回の場合は，ABPC 1回2g 1日4回 1時間点滴での治療が推奨されます。理由はコストが安価だからではなく，多くの臨床効果が認められているからです。感受性試験結果だけで選択できるものではなく，感受性の表をみてMICの一番低いものを選ぶという習慣は誤りで，「この薬が効きそうだからこれにしよう」といった曖昧な選択ではなく，何を第一選択薬にすべきかを決めたうえで，実際に使えるかどうかを感受性試験の結果で確認することが適切な選択法なのです。抗菌薬のスペクトラム表には *in vitro* の試験結果が記載されているだけで，必ずしも臨床的な検証結果が記載されているわけではありません。そもそも抗菌薬の選択は，どこの臓器が感染しているかで変わってきますが，抗菌薬スペクトラム表には臓器の記載がないことから，これだけで選択することはできないのです。

■ 急性腎盂腎炎でグラム陰性桿菌による敗血症を起こしている重症感染症の場合に，相乗効果を狙ってβ-ラクタム系薬にアミノグリコシド系薬を併用する意義

　現在の知見からは併用の必要はなく，むしろ併用による腎障害などの副作用に注意する必要が出てくると考えられています。基礎研究の知見（in vitro）で併用に相乗効果があっても臨床では認められないこともあり，逆に in vitro で拮抗作用があるのに臨床では相乗効果を認めることもあります。臨床における抗菌薬の評価は，あくまで臨床的な効果（実臨床試験の結果を総合してメタアナリシスを行った結果など）から判断すべきです[2]。

■ 市中と院内では尿路感染症の原因菌も違う！

　尿路感染症の原因菌は大腸菌がダントツに多いですが，これは市中感染の話。院内発症の尿路感染症の場合は違います。大腸菌のみならず緑膿菌（Pseudomonas aeruginosa）をはじめとする GNR や腸球菌などの GPC などが問題を起こすので，抗菌薬を考えるときにターゲットとして想定しておかなければなりません。感染症のマネジメントの方向性を決めるうえで，患者の背景情報（市中・院内）が極めて重要であるということです。

　具体的には，市中感染では大腸菌を想定して CEZ（基質特異性拡張型β-ラクタマーゼの可能性がある場合は CMZ）の十分量（1回 1～2g 1日3回 1時間点滴）で治療を行い，院内感染では緑膿菌をはじめとした多くの抗菌薬に耐性を示す菌や場合によってはメチシリン耐性黄色ブドウ球菌 (methicillin-resistant Staphylococcus aureus；MRSA) のような多剤耐性の GPC も視野に入れ（一般的に尿路での黄色ブドウ球菌感染症は臓器的には少ないが，MRSA が原因菌の場合は VCM を投与），セフタジジム（CAZ）などの十分量（1回 2g 1日3回 1時間点滴）で治療を行った後，培養結果に基づき感受性のある狭域スペクトラム抗菌薬に変更（de-escalation）して治療を継続します。

抗菌薬の治療期間はどこをみればいい？

　抗菌薬の治療期間は，エビデンスの集積で一般的なコンセンサスとして決まっています。国によってバラツキもありますが，感染症の一般的な治療期間については，サンフォード感染症治療ガイドで確認するとよいとされています。標準的な治療期間が記載されています。腎盂腎炎の治療期間は 14 日間と記載されていますが，長すぎるのではないか？　という意見もあります。しかし，この投与期間は臨床試験の集積の結果で決められており，腎盂腎炎の治療上のゴールとして，①全身的な感染症兆候が落ち着く，②再発を防止するという 2 点がエンドポイントになっており[3),4)]，この 2 点からこれまでの臨床試験の結果では 14 日間がよいとされています。臨床試験のデザイン上，14 日間という治療期間があらかじめ決まっているため，それ以上でもそれ以下でもないのです。

エンピリック治療ではすべて広域の
カルバペネム系薬？

　重症で生命に危機的な状態では，原因菌を外すわけにはいかないので広域スペクトラムのカルバペネム系薬を使用することもやむをえません。しかし，比較的ケロッとしていて重症感がない患者の場合は，自施設のアンチバイオグラムを参考により狭域の標的治療で治療することも十分ありえます。待てる状態なので，万一無効のときには escalation を検討すればよいのです。ただし，原則として抗菌薬投与前に血液培養や尿のグラム染色，培養を提出しておくことを忘れてはなりません。ちなみにエンピリック（経験的）治療とは，患者背景や感染臓器，原因菌の絞り込みがあってこそ成立する治療で，とりあえず広域抗菌薬を投与すればよいというものではありません。

> **指導薬剤師ならこう対応！**

指導薬剤師

エンピリック治療で開始したVCMは，耐性腸球菌やMRSAなどもカバーする目的で投与されましたが，血液培養の結果，原因菌は耐性のない腸球菌でした。腸球菌に対する第一選択薬はABPCです。感受性試験でも感性（S）と確認できました。患者さんの腎機能も問題ないのでABPCの十分量を1回2g 6時間ごとを推奨します。

研修医

でもMICはABPCよりCPFXのほうが低いですが…。

指導薬剤師

MICとSIRの報告は，米国臨床検査標準協議会（CLSI）の定める方法（表4）に基づいて細菌検査室が報告しています。MICは *in vitro* での結果で臨床的に検証されているわけではありませんのであくまで参考値です。大事なことは，サンフォード感染症治療ガイドで第一選択薬を決めて，SIRで確認することです。

研修医

なるほど。知っているつもりでしたが，感受性試験などの見方もよくわかりました。ABPC 1回2gを6時間ごとに変更します！

表4 CLSI判定

S	Susceptible	有効性が期待できる薬剤
I	Intermediate	有効性について評価が定まっていない，高用量で有効，組織移行が極めて良好なら有効，など条件つきで使用できる薬剤
R	Resistant	有効性が保証できない，通常は治療薬として選択できない薬剤

Column

カルバペネム系薬の効果は
アミノ酸含有輸液製剤の側管からの投与によって低下する！

　ドリペネム（DRPM）が投与された97例を点滴ルートにおける投与方法の違いによって，アミノ酸含有輸液製剤の側管から投与した接触群（アミノ酸群）とアミノ酸含有輸液製剤とは別ルートで投与した非接触群（非アミノ酸群）とに分類しレトロスペクティブに調査した研究で，アミノ酸含有輸液製剤への側管投与の有無に対するオッズ比は0.249（95%信頼区間：0.088～0.708）で，アミノ酸群は有効性(解熱)を低下させるリスク因子であることが判明しました。DRPM投与前後における体温，白血球数の低下率も，アミノ酸群では非アミノ酸群に比べいずれも有意に低い（$p < 0.05$）ことがわかりました。カルバペネム系薬とL-システインまたはL-シスチンを含むアミノ酸含有輸液製剤との配合は，著しい力価低下を認める組み合わせですが，側管投与でも臨床効果が減弱することが示されました。

　カルバペネム系薬をアミノ酸含有輸液製剤の側管から投与する場合は，アミノ酸含有輸液製剤の一時的中断または別ルートからの投与を推奨します。

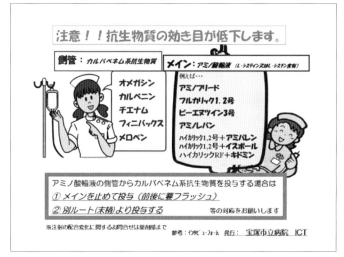

〔吉岡睦展，他：日本化学療法学会雑誌，56：1-6, 2008より〕

ピットフォール編

【引用文献】
1) Musher DM, et al : Diagnostic value of microscopic examination of Gram-stained sputum and sputumcultures in patients with bacteremic pneumococcal pneumonia. Clin Infect Dis, 39 : 165-169, 2004
2) Paul M, et al : Beta lactam antibiotic monotherapy versus beta lactam-aminoglycoside antibioticcombination therapy for sepsis. Cochrane Database Syst Rev, 25 : CD003344, 2006
3) Raad I, et al : Serious complications of vascular catheter-related *Staphylococcus aureus* bacteremia incancer patients. Eur J Clin Microbiol Infect Dis, 11 : 675-682, 1992
4) Ghanem GA, et al : Catheter-related *Staphylococcus aureus* bacteremia in cancer patients : high rate of complications with therapeutic implications. Medicine (Baltimore), 86 : 54-60, 2007

第2章 ピットフォール編

6 細菌性髄膜炎のピットフォール

ケース1 難易度 ★☆☆

髄液糖が正常値でも細菌性髄膜炎？

患者背景

前日より38.5℃の発熱のため，市販の解熱鎮痛薬を服用していたが，夕食後，野球観戦中に突然，痙攣発作が出現し意識障害もみられたため救急車にて救急外来の受診となった49歳，男性。現在，狭心症，糖尿病の治療中であり，副作用歴，アレルギー歴はない。呼吸器感染症で通院している家族あり。

入院時の身体所見と主な検査値は，身長165cm，体重65kg，意識混濁，項部硬直あり，呼吸数28回/分，血圧140/80mmHg，SpO_2 92％，WBC 16,000/μL，CRP 19.0mg/dL，BUN 25mg/dL，S-Cr 0.9mg/dL，随時血糖290mg/dL，頭部CT異常なし，髄液中のWBC 12,000/mm³，Neut 90％，細胞数2,560/mm³，TP 480mg/dL，糖 50mg/dL

主治医（研修医）は，細菌性髄膜炎を強く疑った。グラム染色はできなかったが髄液と血液培養を提出し抗菌薬治療の相談のため薬剤部へ電話をかけた。

研修医

この患者さんは，市中の細菌性髄膜炎を疑っています。抗菌薬はメロペネム（MEPM）でいいですか？

新人薬剤師

髄液検査の結果を確認したのですが，髄液中の糖が50mg/dLでした。たしか髄液中の正常な糖の基準値は50～70mg/dLですよね。この患者さんって本当に細菌性髄膜炎でしょうか？

新人薬剤師の対応のどこが問題？

指導薬剤師ならこう対応！

指導薬剤師

検査値だけをみるのではなく，患者さんの背景をきちんとみてください。髄液糖の値だけみると低いとは思わないですが，この患者さんの血糖は290mg/dLであったことを忘れてはいけません。髄液糖は50mg/dLということで，髄液糖/血糖比は0.4以下となり細菌性髄膜炎が強く疑われます。できる限り早期（1時間以内に治療開始）（→ Memo ①）にエンピリック治療が必要です。また，実際に細菌性髄膜炎患者から採取した髄液をみても予測はできると思います。機会があればみせてもらってください。

MEMO ①　抗菌薬開始まで6時間超で死亡率増加

病院到着から適切な抗菌薬開始までの時間は平均4時間といわれており[1]，6時間を超えると有意に死亡率が高くなる[2]と報告されています。

ケース2　難易度 ★★☆

 メロペネム1回1g 8時間ごとから開始？

ケース1のつづき

新人薬剤師

細菌性髄膜炎の推定原因菌として，肺炎球菌（*Streptococcus pneumoniae*）を中心にインフルエンザ菌（*Haemophilus influenzae*），髄膜炎菌（*Neisseria meningitidis*）が考えられます。投与量はCockcroft-Gaultの計算式から推定Ccrが約91mL/分となり，腎機能低下はなく減量の必要はありません。したがって，MEPM 1回1g 8時間ごとから開始の提案を考えています。

新人薬剤師の対応のどこが問題？

6 細菌性髄膜炎

指導薬剤師ならこう対応！

指導薬剤師

細菌性髄膜炎の治療を考えると『抗菌薬の選択薬と投与量』，『肺炎球菌を想定する場合のデキサメタゾン（DEX）の投与』の2つの情報提供が必要です。『抗菌薬の選択薬と投与量』ですが，GL2014によると，16～50歳の推定原因菌は主に肺炎球菌，髄膜炎菌やインフルエンザ菌，そして肺炎球菌にはペニシリン耐性肺炎球菌（penicillin-resistant *S. pneumoniae*；PRSP）を忘れてはいけないため，セフォタキシム（CTX）1回 2g 4～6時間ごと（保険適用は4g）またはセフトリアキソン（CTRX）1回 2g 12時間ごと＋バンコマイシン（VCM），パニペネム/ベタミプロン（PAPM/BP）1回 1g 6時間ごと（保険適用2g）が第一選択薬として推奨されています。そして，MEPM 1回 2g 8時間ごと＋VCM が第二選択薬としての推奨です。しかし，日本では保険適用を考慮するとMEPMの選択でも問題ないと思います。また，VCMについては，血中濃度15～20µg/mLを目標としたTDMが必要です。そして，『DEX投与の必要性』については，肺炎球菌による髄膜炎の場合，抗菌薬投与前（抗菌薬投与20～30分前または同時投与）の副腎皮質ステロイドの併用は推奨されています（→ Memo ②）。

新人薬剤師

もう一度治療ガイドを確認します。ありがとうございました。

MEMO ② 成人の細菌性髄膜炎における副腎皮質ステロイドの併用

　細菌が髄膜へ播種し増殖すると細菌の細胞壁や膜関連物質が髄液内へ遊離します。抗菌薬の投与により菌の融解がさらに増加し，TNF-α や IL-1β，IL-6，PAF などの炎症性サイトカイン，ケモカイン，活性酸素の産生を惹起させ，これらの物質は細胞障害性脳浮腫などの原因となります。副腎皮質ステロイドを併用することで，炎症性サイトカイン，ケモカイン，活性酸素の産生が抑えられ脳障害が軽減されると考えられています。

　成人の細菌性髄膜炎における副腎皮質ステロイドの併用についての定量的な評価として，肺炎球菌は有意な死亡率や後遺症の軽減が示されましたが，その他の菌では有意差はなかったと報告されています[3]。その後，発展途上国の報告では副腎皮質ステロイドの併用により後遺症の推定頻度が欧州に比較し2倍と有意に高いとの報告[4]もされましたが，日本を含めた先進国では，肺炎球菌による細菌性髄膜炎については抗菌薬投与の直前に DEX 0.15mg/kg 6時間ごとの投与が推奨されています[5]。

ピットフォール編

その後，次の処方で治療が開始された。

> Rp1. MEPM　1回2g　　8時間ごと
>   VCM　 1回1g　　12時間ごと
>   DEX　 1回1mg　 6時間ごと　3日間

ケース3　難易度 ★★★

状態がよくなってきたので抗菌薬を減量？

患者背景

(ケース2のつづき)
　MEPM 1回2g 8時間ごと＋VCM 1回1g 12時間ごと(1回目のみ1.5g)を投与
　DEX 1回1mg 6時間ごとを3日間投与後中止
　VCM血中濃度(トラフ値)：11.8μg/mL(投与4回目終了後)。
　髄液培養よりPRSP

新人薬剤師：先生，先日の細菌性髄膜炎の患者さんの具合はいかがですか？

研修医：そうそう，ちょうど相談しようと思っていました。抗菌薬治療がよく効いて患者さんの状態も良くなったので，de-escalationを考えていたところです。VCMの中止とMEPM 1回1g 8時間ごとに減量しようと思っていますがいいですよね？　それとも，抗菌薬を変更したほうがいいのですか？

新人薬剤師：状態が良くなってきているのでしたら減量してもいいかもしれませんね。

新人薬剤師の対応のどこが問題？

6 細菌性髄膜炎

指導薬剤師ならこう対応！

指導薬剤師

VCM中止とMEPMの減量を検討されているのですね。いつも第一選択薬へのde-escalationを考えていただきありがとうございます。細菌性髄膜炎の治療では，髄膜炎症状の改善とともに抗菌薬の移行性が悪くなることがあるといわれています（**表1**）[6]。できれば，投与量は減量せずに投与終了まで最大用量で治療する必要があります。また，PRSPに対する推奨薬剤への変更も必要だと考えます。

研修医

えっ????

指導薬剤師

PRSPによる細菌性髄膜炎の今後の抗菌薬治療は，JAID/JSC感染症治療ガイド2014ではCTX 1回2g 1日4〜6時間ごとまたはCTRX 1回2g 12時間ごと＋VCM（トラフ値15〜20μg/mL）の併用療法が推奨されています。CTRXの感受性は中間耐性ですが（**表2〜3**），第三世代のセフェム系薬が耐性でもVCMに併用する理由は，VCM単独よりも第三世代セフェム系薬との併用による相乗効果が認められることで，より有効であると報告されています[7]。現在の抗菌薬療法ではVCMのトラフ値は推奨濃度に達していません。したがって，VCM 1回1.5g 12時間ごとの投与に増量することで，トラフ値18μg/mL程度まで上昇すると考えられます。

研修医

カルバペネム系薬での治療はどうですか？

表1 主な抗菌薬の髄液移行率

	髄液移行率	
	非髄膜炎	髄膜炎
アンピシリン	0.01	0.05
セフォタキシム	0.1	0.2
セフェピム	0.1	0.2
メロペネム	0.1	0.3
バンコマイシン	0.01	0.2
シプロフロキサシン	0.3	0.4
レボフロキサシン	0.7	0.8
リネゾリド	0.5	0.7
ダプトマイシン	no data	0.05

抗菌薬の血漿中濃度を1としたときの髄液への移行率
〔van de Beek D, et al：Lancet, 380：1693-1702, 2012 より〕

表2 PRSPによる細菌性髄膜炎に対する感受性とMIC

抗菌薬	判定	MIC (μg/mL)
ペニシリンG	R	2
アンピシリン	R	2
セフォタキシム	I	1
セフトリアキソン	I	1
メロペネム	I	0.5
バンコマイシン	S	0.5

表3 肺炎球菌のブレイクポイント（CLSI）

	MIC μg/mL		
	Susceptible	Intermediate	Resistant
ペニシリン注射剤（髄膜炎）	≦0.06		≧0.12
ペニシリン注射剤（非髄膜炎）	≦2	4	≧8
ペニシリン経口（非髄膜炎）	≦0.06	0.12〜1	≧2
アンピシリン経口（非髄膜炎）	≦2	4	≧8
セフォタキシム/セフトリアキソン（髄膜炎）	≦0.5	1	≧2
セフォタキシム/セフトリアキソン（非髄膜炎）	≦1	2	≧4

〔Clinical and Laboratory Standards Institute：Performance standards for antimicrobial susceptibility testing；23rd informational supplement. CLSI M100-S23. Clinical and Laboratory Standards Institute, 2013 より〕

指導薬剤師

MEPM は感受性から中間耐性です。PRSP に対して，PAPM/BP は，MEPM や VCM に比較して *in vitro* で 2 管程度 MIC は低いとの報告[8]) や髄液への移行性も優れていると報告[9]) されています（特に小児科領域では，感受性が不明な場合は PAPM/BP が第一選択薬）。GL2014 や JAID/JSC 感染症治療ガイド 2014 でも，PAPM/BP 1 回 1g 6 時間ごとの投与（適用外用量）も第一選択薬として推奨されています。しかし，PAPM/BP は，欧米では上市されていないため成人に対するエビデンスは不足しているのも否めません。また，一般にカルバペネム系薬は，基質特異性拡張型βラクタマーゼ（extended-spectrum β-lactamase；ESBL）産生菌や緑膿菌（*Pseudomonas aeruginosa*）に対する治療薬であることやカルバペネム系薬の使用による耐性菌の誘導からも，できるだけ温存すべき抗菌薬であるとの意見もあります。現時点ではカルバペネム系薬以外の抗菌薬治療がある場合は，そちらを優先したほうが賢明かもしれません。何度も繰り返して申し訳ありませんが，いずれの抗菌薬治療についても，投与終了まで減量しないようにお願いします

研修医

よくわかりました。指導医と相談します

　患者は MEPM 1 回 2g 8 時間ごと＋ VCM 1 回 1g 12 時間ごと（1 回目のみ 1.5g 投与）を 4 日間投与後，CTRX 1 回 2g 12 時間ごと＋ VCM 1 回 1.5g 12 時間ごとへ変更となり，さらに 10 日間投与で臨床症状および検査所見の改善がみられ抗菌薬治療は終了した。

▍PAPM/BP はエビデンスの蓄積に期待

　海外では PRSP を想定して，一般的に VCM が選択されます。また，PRSP に効果的な PAPM/BP は海外では発売されていないため欧米の評価がありません。しかし，わが国での PRSP に対する効果は VCM や MEPM に比較して，PAPM/BP の抗菌力は約 8 倍強いことが認められています（表4）。また，PAPM/BP は他のカルバペネム系薬に比べ，抗緑膿菌活性が低いことからも PRSP に対して使用できるのではないかというご意見もあると思います。GL2014 でも海外報告ではありますが，PAPM/BP に関する成人における肺炎球菌性菌血症に関する後方視的研究で

は，他のカルバペネム系薬に比較して死亡率は低かったという記載があります。in vitro で高い評価がある PAPM/BP ですが，クリニカルエビデンスが不足している現時点では，感染症の専門家は第一選択薬としづらいようです。今後の臨床データの蓄積に期待したいところです。

表4 主な薬剤の PRSP に対する MIC とブレイクポイント（BP）

	MIC90（MIC range）(μg/mL)	BP (S) (μg/mL)
ペニシリン G	2（0.5〜2.0）	≦ 0.063
アンピシリン	2（0.5〜2.0）	≦ 0.063
セフォタキシム	1（0.5〜2.0）	≦ 0.5
セフトリアキソン	2（0.5〜4.0）	≦ 0.5
パニペネム/ベタミプロン	0.063（0.031〜0.125）	≦ 0.25
メロペネム	0.5（0.125〜0.5）	≦ 0.25
ドリペネム	0.5（0.063〜0.5）	≦ 0.25
バンコマイシン	0.5（0.25〜0.5）	≦ 1

〔Clinical and Laboratory Standards Institute：Performance standards for antimicrobial susceptibility testing ; 23rd informational supplement. CLSI M100-S23. Clinical and Laboratory Standards Institute, 2013 より〕

Column

肺炎球菌ワクチン

　肺炎球菌ワクチンは WHO が接種を推奨し全世界で普及しつつあり，成人への適応も拡大しました。現在発売されている 2 種類の肺炎球菌ワクチンについて紹介します。

1 結合型ワクチン（pneumococcal conjugate vaccine ; PCV）13 価（プレベナー 13®）

　結合型ワクチンは，小児と高齢者，リスクの高い成人患者に使用されるワクチンです。このワクチンの特徴は，本来 T 細胞非依存性抗原である莢膜多糖体に，担体となるキャリア蛋白を結合させることで T 細胞に認識され，良好

な免疫反応を得やすいワクチンです．「プレベナー13®」は，子どもの肺炎球菌感染症の予防だけでなく，間接的な効果として，高齢者の肺炎球菌感染症予防に効果的なことがわかっています．

2 莢膜多糖体ワクチン (pneumococcal polysaccharide vaccine；PPSV) 23価（ニューモバックス®NP）

主に高齢者とリスクの高い成人患者に使用されるワクチンで，現在高齢者を対象に肺炎球菌ワクチンの定期接種が開始され使用されています（詳細は下記に記載）．特徴は，23の血清型をカバーしており，侵襲性肺炎球菌感染症 (invasive pneumococcal disease；IPD) の原因となる血清型の85～90%をカバーしています．小児はB細胞が未熟であり，T細胞非依存性のこのワクチンでは免疫獲得できないため，適応ではありません．

3 高齢者への肺炎球菌ワクチン接種スケジュール（推奨）[10]

高齢者への肺炎球菌ワクチン定期接種は，2014年10月1日から開始されています．2015～2018年度は，該当する年度に65歳，70歳，75歳，80歳，85歳，90歳，95歳，100歳となる方と，60～65歳未満の方で，心臓，腎臓，呼吸器の機能に自己の身辺の日常生活活動が極度に制限される程度の障害やヒト免疫不全ウイルスによる免疫の機能に日常生活がほとんど不可能な程度の障害がある方は定期接種の対象となっています．ただし，すでに「ニューモバックス®NP」を接種したことがある方は対象とはなりません．

また，現時点では定期の予防接種を受ける機会は，2018年度までの該当する年齢となる年度のみとなりますが，接種対象年齢において長期にわたり療養を必要とする病気にかかっていたために定期接種を受けることができなかったと認められた場合，長期療養特例として定期接種を受けることができます（この場合，接種可能となった日から1年以内に接種を受ける必要があります）．特例に該当するか否かについては，医学的な判断が必要です．

髄膜炎菌性髄膜炎

化膿性髄膜炎のうち,髄膜炎菌を原因菌とするものを髄膜炎菌性髄膜炎とよばれ,大規模な流行性の髄膜炎の原因菌は髄膜炎菌のみであることから,流行性髄膜炎ともよばれています。わが国では,終戦前後に4,000例を超える髄膜炎菌性髄膜炎の報告がありましたが,1970年以降,年間100例に満たない報告数に減少し,感染症法が施行された1999年以降では8～22例の報告となっています[11]。感染症法では5類に分類されていますので,届け出が必要となります。髄膜炎菌は,咳やくしゃみなどによる飛沫感染により人から人へ直接伝播するため感染対策が非常に重要です。本菌はその名のとおり,気道を介して血中に入り,さらには髄液にまで侵入して髄膜炎を引き起こします。治療については,第一選択薬は感受性によりベンジルペニシリン(PCG),アンピシリン(ABPC)とされていますが,一般に髄膜炎の初期治療に用いられるCTX,CTRXは髄膜炎菌にも優れた抗菌力を発揮しますので,髄膜炎菌を想定したエンピリック治療においてガイドラインでも推奨されています。

また,わが国において2015年5月,髄膜炎菌(血清型A, C, Y, W-135)による侵襲性髄膜炎菌感染症(invasive meningococcal disease;IMD)を予防するワクチンが発売されました。基本的には任意接種ですが,希少難病である発作性夜間ヘモグロビン尿症に用いるエクリズマブ(ソリリス®点滴静注)投与対象者は,エクリズマブの投与よって髄膜炎感染症を発症することがあるため保険適用となっています。

【引用文献】

1) van de Beek D, et al:Community-acquired bacterial meningitis in adults. N Engl J Med, 354:44-53, 2006
2) Proulx N, et al:Delays in the administration of antibiotics are associated with mortality from adult acute bacterial meningitis. QJM, 98:291-298, 2005
3) van de Beek D, et al:Adjunctive dexamethasone in bacterial meningitides:a meta-analysis of individual patient data. Lancet Neurol, 9:254-263, 2010
4) Edmond K, et al:Global and regional risk of disabling sequelae from bacterial meningitides:a systematic review and meta-analysis. Lncet Infect Dis, 10:317-328, 2010
5) Borchorst S, et al:The role of dexamethasone in the treatment of bacterial meningitis:a systematic review. Acta Anaesthesiol Scand, 56:1210-1221, 2012
6) van de Beek D, et al:Advances in treatment of bacterial meningitis. Lancet, 380:1693-1702, 2012
7) Kaplan SL, et al:Management of infections due to antibiotic-resistant *Streptococcus pneumoniae*. Clin Microbiol Rev, 11:628-644, 1998

8) 千葉菜穂子,他:肺炎球菌に対するカルバペネム系薬の抗菌作用の比較.日本化学療法学会雑誌,50:161-170, 2002
9) 春田恒和:抗菌薬の髄液移行と治療戦略.化学療法の領域,17:1238-1243, 2001
10) 厚生労働省ホームページ(http://www.mhlw.go.jp/stf/seisakunitsuite/bunya/kenkou_iryou/kenkou-kekkaku-ka　nsenshou/haienkyukin/index_1.html)
11) 国立感染症研究所:髄膜炎菌性髄膜炎 1999〜2004. IASR, 26:33-34, 2005

第2章　ピットフォール編

7　感染性心内膜炎のピットフォール

ケース1　難易度 ★☆☆

不明熱にはとりあえず広域スペクトラム抗菌薬を点滴静注？

患者背景

　近医にて高血圧症でフォロー中の64歳，女性。2週間ほど前に齲歯の治療を行い，数日後37℃台の発熱および全身倦怠感を認めたが，風邪と思いそのまま様子をみていた。1週間前より熱が38℃を超えるようになり，食欲不振，少し呼吸苦も感じたため，近医を受診。気管支炎との診断で，レボフロキサシン（LVFX），カルボシステイン，ツロブテロールテープ，アセトアミノフェンを処方された。しかし，その後も症状がまったく改善しないため，再度近医を受診。血液検査，胸部X線，尿検査なども施行したが原因がはっきりしないとのことで，入院精査加療目的で当院へ紹介となった。入院時の診察では，軽度心雑音はあったが，経胸壁心エコー（transthoracic echocardiography；TTE）では明らかな所見は認めず，また胸腹部CTでも明らかな所見はなく，膠原病や悪性腫瘍を疑うような所見も否定的であった。担当となった研修医から抗菌薬選択の相談の連絡が入った。

研修医：LVFXの経口投与で効果がなかったようなので，高熱もあることだし，とりあえず点滴静注のメロペネム（MEPM）で治療開始してもよいですか？　点滴開始前に血液培養は2セットを採取しておきます！

新人薬剤師：LVFXはバイオアベイラビリティも良好で広域に原因菌をカバーできますが，経口投与より点滴静注のほうがやはりよいと考えます！MEPM投与に関しては，カルバペネム系薬の届出も出していただきましたし，1回0.5g 1日3回で治療開始してもらってもよいと思います！

新人薬剤師の対応のどこが問題？

抗菌薬の投与量の問題か？
膿瘍・人工物感染症・血管内感染症を疑う！

　患者は発熱と軽い呼吸苦が主訴の60歳代の女性です。このような患者のコンサルトを受けた場合，薬剤師もまず発熱の原因が本当に感染症によるものなのか？ 感染症の場合，抗菌薬が効く感染症か？ それはどの臓器で起こっているかなどを再検討することが大切です。今回の場合，紹介医は感染症のフォーカスが呼吸器系にあると判断してすでに抗菌薬を使用していたようですが，検査の結果から明らかなフォーカスは見つかっていないケースです。女性の場合，尿路感染症の可能性も考慮が必要ですが，今回のケースは，臨床症状と尿検査から疾患のフォーカスとは考えにくいとのことでした。通常，発熱から疾患を考える場合，その代表は"感染症・膠原病・悪性腫瘍"の3つを考えます。主治医の診断では後者の2つは考えにくいため感染症が原因と考えると，近医で処方された抗菌薬がどのように影響したかを考える必要があります。投与した抗菌薬が無効であったと考える場合，そもそも抗菌薬が効かないウイルス疾患や真菌なども原因としてあげられます。もし抗菌薬が有効な原因菌だったのに，それでも病状が改善しなかったと考える場合，抗菌薬の投与量が問題だったのかもしれません。また，膿瘍・人工物感染症・血管内感染症（感染性心内膜炎，感染性動脈瘤，血栓性静脈炎など）のような抗菌薬が効きにくい疾患を疑う必要もあります。もしかすると，はじめは普通の感染症で抗菌薬も効果があり，一度炎症所見が改善した後に再び発熱（治療開始3〜4週頃に多い）した場合などは，途中からの発熱が薬剤熱だったのかもしれません[1]。

　このようなことを踏まえたうえで，今回の患者の経過から押さえておきたいことは，"熱などの漠然とした症状だけの患者を診たら，感染性心内膜炎（infectious endocarditis；IE）も疑いましょう"ということです（→ Memo ①）。これはとても重要で，IE は多くの場合何らかの基礎疾患を有する患者が何らかの原因により菌血症を起こした際に発症するといわれています。その多くは"歯科治療"を含めた小手術が原因です。今回の患者も発熱前に歯科受診をしており，その他の所見として心雑音が聴診されています。心雑音はそこにジェット血流が発生していることを示唆し，そのジェット血流により心内膜が傷ついて疣腫を作りやすくしています。主治医が心エコー検査をオーダーしたのは，この"疣腫"探しをしていたというわけです。IE を疑い，「感染性心内膜炎の予防と治療に関するガイドライン」[2] や「サンフォード感染症治療ガイド」[3] などを参考に抗菌薬治療を開始します。患者は入

> **MEMO①　IEのポイント**
> ・感染性心内膜炎には，急性細菌性心内膜炎（初感染から3～10日以内に発症することが多く，高熱，心不全症状などで急激に重症化する）と亜急性細菌性心内膜炎（急性より穏やかに発症，発熱・全身倦怠感・食欲不振・体重減少・関節痛などの非特異的な症状が特徴的）の2つに分けられます。
> ・発現日は通常特定しにくいのですが，抜歯・扁桃摘除などと関連していることが多いので，問診内容が重要です。
> ・感染性心内膜炎は，一般に弁膜症などに由来する左心系に多いイメージがありますが，注射薬物乱用により右心系に疣腫ができる場合もあります。

院歴なし，自己弁であり，口腔内常在菌で頻度の高い緑色レンサ球菌（*Streptococcus viridans*）やブドウ球菌，腸球菌をカバーする選択となるため，MEPM使用の根拠は乏しく，スルバクタム／アンピシリン（SBT/ABPC）＋ゲンタマイシン（GM）などで開始を考えます。さらにグラム陰性菌（gram-negative bacteria；GNB）も考慮するとセフトリアキソン（CTRX）などの第三世代セフェム系薬を，メチシリン耐性菌の可能性が高い場合はバンコマイシン（VCM）を併用します。血液培養で原因菌が判明すれば，標的治療に切り替えることはいうまでもありません。身体に異物が入っているか否かは注意すべき点です。IEでは代表的な異物である人工弁の有無によって原因菌と選択抗菌薬が変わってくるので，この情報はとても大切です。

発熱はIEで最も頻度の高い症状であり，Duke分類（第1章 基礎知識編参照）では38℃以上の発熱となっていますが，亜急性では微熱が長期になることも，また高齢者では発熱がないケースもあります。抗菌薬が投与されている場合には，検査データや臨床症状が不顕著化されることがあるので注意が必要です。

指導薬剤師ならこう対応！

指導薬剤師

すでにLVFXという広域スペクトラムを有する抗菌薬が投与されている現状を踏まえると，抗菌薬が効かない疾患が原因なのかもしれません。また，LVFX耐性の細菌感染症の可能性も否定できませんね。ところで先生は，いま一番何が疾患の原因と疑っていますか？

7 感染性心内膜炎

研修医：経過からは，一応 IE を疑っています。そこで TTE を施行しました。不明熱の鑑別で有名ですから。

指導薬剤師：そうですね，私もその疑いが強いんじゃないかと思っていました。先生はご存知ないかもしれないですが，当院では循環器医にお願いすれば経食道心エコー(transesophageal echocardiography；TEE)も可能です。

研修医：そうなのですね。TEE が可能ならばすぐに施行すべきですね。

ケース2　難易度 ★★☆

抗菌薬投与後の血培結果で標的治療？

（ケース1の続き）

入院時身体所見

体重 60kg，血圧 102/64mmHg，心拍数 98 回/分，体温 38.3℃，呼吸数 26 回/分，呼吸音正常，心音Ⅲ音(－) Ⅳ音(－)，第 3 肋間胸骨左縁から腋窩に放散するⅢ/Ⅵの汎収縮期雑音，呼吸音　清，下腿浮腫なし，皮膚に所見なし

入院時検査所見

WBC 8,900/μL，Hb 12.4g/dL，PLT 29.3 万/μL，CRP 4.7mg/dL，Alb 3.8g/dL，S-Cr 0.82mg/dL，T-Bil 1.0mg/dL，AST 12IU/L，ALT 17IU/L，Na 135mEq/L，K 3.6mEq/L，PT-INR 1.12，APTT 25.6sec，心電図　洞性頻脈，胸腹部 CT　明らかな異常病変なし，TTE 疣腫なし，MR Ⅰ度，尿検査　特記事項なし，血液培養　2 セット済み（結果待ち）

研修医：IE を疑って TEE 検査の依頼をしました。この検査が終わるまでに必要なことは，原因菌検索のために血液培養と考え2セット提出しました。原因菌が判明するまでのエンピリック治療として SBT/ABPC 1回 3g 1日 4回 ＋ GM 1回 60mg 1日 3回で開始しようと思いますが，良いですか？

新人薬剤師：入院時に血液培養を2セットきちんと採取していただいていますし，これで安心して抗菌薬を開始できますね。血液培養の結果を待って標的治療への変更を考えます。

> 新人薬剤師の対応のどこが問題？

> 指導薬剤師ならこう対応！

指導薬剤師：バイタルサイン・検査結果からは，病状はそれほど悪くはないようですね。注意すべき点として，不適切な経口抗菌薬（LVFX）が先に処方されたため診断が遅れることがある点です。細菌性感染症の場合，疾患の特定を難しくする原因が，この不適切な抗菌薬の投与といわれています。十分な疾患検索前に抗菌薬を先に投与すると，血液培養をとっても菌が生えないことが多いのです。患者の病状は落ち着いているので，まずは抗菌薬治療をいったん中止し，血液培養を採取することが肝要と考えます。

研修医：血液培養を採取する場合，何日くらい抗菌薬を中止したらよいですか？

指導薬剤師：現在，患者は症状が落ち着いているので可能であれば2日間抗菌薬をフリーにして，血液培養を再度採取するとよいでしょう。原因菌同定のための労力を惜しまないことが重要と考えます。

研修医：わかりました。LVFXの内服を中止し，2日後血液培養を採取してから抗菌薬のエンピリック治療を開始します。原因菌が不明なまま広域抗菌薬を長期間投与するより，原因菌を詰めて十分量の標的治療薬を行うほうがよいということですね。

■ 感染性心内膜炎の予防と治療に関する ガイドラインのポイント

　IEを疑う場合，24時間以上かけて連続3回の血液培養を行います。持続性の菌血症が特徴であり，血液培養を行うのは発熱時に限る必要はありません。静脈血で十分（動脈血と差はない）です。
　状態の落ち着いているときに抗菌薬を48時間以上中止して血液培養を行います。

患者の状態が悪いとき，病状が急速に進行するときは悠長に間をあけて3セットも血液培養をとっている時間はないので，速やかに場所を変えて複数セットの血液培養を採取してから治療を開始します。

微生物検査室にはIEの可能性があることを知らせておきます（通常48～72時間で陽性に出るが，陰性の場合，2～3週間培養してやっと生えるような菌もあるため）。血液培養ボトルにはある程度抗菌薬を除去できるように吸着剤が入っていますが，これだけでは不十分です。そこで，48時間以上抗菌薬を中止して血液培養を行うことが重要になります。IEの治療は4～8週間と長期にわたるため，微生物学的な確定診断をつけることが治療の大原則です。ただし，万一重症の心不全や繰り返す塞栓症があり，心エコー図にてIEに合致する所見がみられる場合は，抗菌薬を中止せず治療を開始します。主治医と相談して，可能な限り血液培養を採取してもらうよう提案しましょう。

IEの重要な合併症である弁周囲膿瘍の診断において，TTEでの感度・特異度は各々28%，98%に対して，TEE感度・特異度は各々87%，95%です[4]。TEEは食道内にプローブを挿入して行うため半侵襲的ですが，胸壁に妨げられることなく心臓に超音波を投入できるため，可能であればTEEが推奨されます。しかし，TEEができない施設では，IEに特徴的な皮膚所見があれば診断はほぼ確定といってよいでしょう。IEの皮膚所見（→ Memo ②）は重要なポイントです。

> **MEMO ② ポイントとなるIEの皮膚所見**
>
> ・眼瞼結膜の出血斑
> ・眼底 Roth（ロス）斑：眼底の出血性梗塞で中心部が白色
> ・Osler（オスラー）結節：指頭部にみられる紫色または赤色の有痛性皮下結節
> ・Janway（ジェーンウェーン）病変：手掌と足底の無痛性小赤色斑
> ・爪床出血

血液培養陰性またはエンピリック治療は？

1 自己弁のエンピリック治療

メチシリン耐性黄色ブドウ球菌（methicillin-resistant *Staphylococcus aureus*；MRSA）の可能性がある場合，成人（体重50kg以上）で腎機能が正常であれば，VCM点滴注1回1g（または15mg/kg）を1日2回±GM点滴静注1回1mg/kg，

1日3回を投与します。さらにセファゾリン（CEZ）点滴静注1回2g，1日3回を培養・感受性結果判明まで併用してもよいとされています［メチシリン感受性黄色ブドウ球菌（methicillin-susceptible *Staphylococcus aureus*；MSSA）の場合，VCMよりCEZのほうが予後良好なため。β-ラクタム系薬にアレルギーありでは併用不可］。MRSAのリスクが極めて低く，血行動態も安定している場合は，SBT/ABPC点滴静注1回3g 1日4回±GM点滴静注1回1mg/kg 1日3回を投与します（SBT/ABPCはMSSA，腸球菌ともにカバー可。GMは1日1回と1日複数回投与法があるが，IEではシナジー効果を狙って通常1日複数回投与法を選択。原因菌が同定された後は，微生物ごとにGMの投与法の推奨が異なることに留意する）。その他，薬物中毒者では腸内細菌のGNBや緑膿菌（*Pseudomonas aeruginosa*）なども原因菌として知られており，さらに口腔内常在菌のグラム陰性桿菌（gram-negative rod；GNR）（HACEK）も原因菌となりえます。これらが原因菌と考えられる場合は，CTRXなどの第三世代や第四世代セフェム系薬の併用も検討します。

2 人工弁のエンピリック治療

もし，今回の患者に人工弁があれば，黄色ブドウ球菌（*Staphylococcus aureus*）は絶対に外せません。また，頻度の高い緑色レンサ球菌（*Streptococcus viridans*），腸球菌のカバーも必要となります。VCM点滴静注1回1gを1日2回＋GM点滴静注1回1mg/kgを1日3回±リファンピシン（RFP）経口1回450〜600mg，1日1回を投与。RFPは，バイオフィルム破壊作用を目的に併用します。

（経過）

一週間後，血液培養の結果は緑色レンサ球菌（MIC＜0.5μg/mL）が検出され，抗菌薬はペニシリンG（PCG）点滴静注1回400万単位 1日6回＋GM点滴静注1回1mg/kg 1日3mg/kgへde-escalationした。その後2週間が経過し，熱も落ち着いた。カルテを見ると，「抗菌薬は本日で投与中止予定」という記載が目にとまった。

新人薬剤師：もう治ったのですね。よかった。

7 感染性心内膜炎

指導薬剤師

本当にこれで治療は終了でいいのですか？ 治療期間，つまり抗菌薬をいつ中止するかというのは，疾患によってある程度決まっています。特にIEの場合，原因となっている疣腫は血流が乏しく，細菌はこの塊の深部に存在して周囲の環境から保護され，貪食細胞の影響を受けにくいことから，疣腫内の菌を殺菌するには十分な抗菌薬の血中濃度が必要で，かつ投与期間も長期になります。ガイドライン[2)]には，一般に4～6週間投与し，治療終了後再度血液培養をして菌が生えないことを確認すれば治療終了となっています。主治医は投与期間のことを知らないのかもしれないので，情報提供しましょう。

新人薬剤師

はい，わかりました！

(経過)
4週間の治療を継続し，治療後血液培養の陰性を確認のうえ無事退院となった。

ケース3　難易度 ★★★

うっ血症状のあるIE患者の治療は抗菌薬治療だけでOK？

IEの症例を経験し，少々自信がついた新人薬剤師に再び別件のIE患者（60歳，男性，体重65kg，S-Cr 0.7mg/dL）のことで主治医より相談が入った。

研修医

入院後CVカテーテル挿入後の患者で，カテーテル抜去後も発熱と全身倦怠感があり，TEEで疣腫が確認されました。血液培養2セットは提出済みでカテーテル先端部の塗抹検鏡からブドウ球菌様のグラム陽性球菌（gram-positive cocci；GPC）が観察され，現在培養の結果待ちです。自己弁の患者ですが，昨日からうっ血症状も認めています。医療関連感染によるIEと思われるので，VCMを届出して使いたいのですが，投与設計をお願いできますか？

ピットフォール編

新人薬剤師: 届出ありがとうございます。MRSAを含む黄色ブドウ球菌が原因菌として可能性が高いため，VCMの投与は妥当と考えます。腎機能正常者の自己弁のエンピリック治療は，VCM 1回1g（15mg/kg）1日2回12時間ごと＋GM 1回60mg（1mg/kg）1日3回8時間ごとで開始すればよいと思います。投与期間は4〜6週間を目安にご検討ください。

研修医: ありがとう！

> 新人薬剤師の対応のどこが問題？

重要な心臓血管外科へのコンサルト

　ケース1，2のように臨床的に大きな問題がない場合は，抗菌薬治療で問題ないのですが，ケース3では抗菌薬のみの治療では取り返しのつかない危険性を含んでおり注意を要します。本症例の場合，うっ血性心不全の状態が問題となります。MRSAを含む黄色ブドウ球菌が原因である場合やうっ血性心不全が出現している場合，治療開始後に発熱の改善をまったく認めない場合（一般に適切な治療の場合，5〜7日以内に臨床的な改善がみられることが多い），刺激伝道系に異常がある場合，疣腫が原因と思われる脳梗塞が発生した場合などは，すぐに心臓血管外科にコンサルトする必要があります。緊急手術が必要になることが多いためで，抗菌薬投与のみで加療を続けると大変なことになります。もし自施設に心臓血管外科があれば，IEが判明した時点で万一コントロールがつかない場合に備えて，すぐにコンサルトする旨を先に伝えておくことが大切です。もし手術適応のIEで，自施設に心臓血管外科がなければ，直ちに転院を考慮する必要があります。IEには，積極的に外科的治療を行わねばならない病態（第1章 基礎知識編参照）があることも知っておくべきです。

7 感染性心内膜炎

> **指導薬剤師ならこう対応！**

指導薬剤師: IEで発熱がメインなら抗菌薬治療だけで問題ないことが多いですが，その他の症状を伴うときは注意が必要です。特にIEの影響で心不全症状が出てきたり，不整脈が起こったり，手足が動かないなどの脳梗塞症状を疑った場合は緊急事態です。

研修医: そういえば，忘れていました。IEはなぜ治療が必要なのかってことを。発熱することが問題なんじゃなく，疣腫が大きくなるにつれて身体に悪さをするってことを。特に黄色ブドウ球菌の場合，成長とともに刺激伝導系に浸潤して不整脈が起こったり，大きくなった疣腫がちぎれて飛んでいって脳梗塞になったり，また疣腫が心臓の弁機能を妨げて心不全になったり。

新人薬剤師: **つい抗菌薬治療でIEがなくなることだけを考えて，抗菌薬のことばかりにとらわれていました。本当に怖い疾患なんですね。**

指導薬剤師: 木を見て森を見ずになってはいけない，感染症診療の教訓にいい疾患です。このような症状を疑ったらすぐに心臓血管外科にコンサルトが必要ですね。

ピットフォール編

Column

右心系の感染性心内膜炎に注意

　感染性心内膜炎は多くの場合，大動脈弁疾患（大動脈弁閉鎖不全症や大動脈弁狭窄症）や僧帽弁疾患（僧帽弁閉鎖不全症や僧帽弁狭窄症），あるいは動脈管開存症のような「血流ジェット」（＝血流の乱れ）を生じる場所が素地となることが多く，疣腫が飛び散ると脳塞栓を起こすことが多いため左心系の疾患と思われがちです。しかし，ときに右心系にもみられることがあり注意が必要です（感染性心内膜炎中の10％）。

　一般に右心系の感染性心内膜炎は，日本では先天性心奇形合併例，特に心室中隔欠損の症例報告が多く，一方欧米では麻薬・アルコール常用者の発症が多く報告されています。理由は，薬物を注射するのは普通静脈からであり，静脈から入った細菌から疣腫が形成され，右心系を伝わって肺塞栓などを起こす

と考えられています。

アミノグリコシド系薬のシナジー効果

　GNB治療に際し，アミノグリコシド系薬の臨床効果および細菌学的効果は，ピーク濃度（Cpeak）／最小発育阻止濃度（MIC）と相関し，腎機能障害はその投与方法に関わらずトラフ値と相関します。したがって，アミノグリコシド系薬の投与方法はCpeakを高め，トラフ値を下げるために1日単回で，または投与間隔を延長して投与する方法が理論的には優れています。これはPAE*が関連しています。

　しかし，日本ではGNB治療において，β-ラクタム系薬との併用で相乗効果を期待し，低用量でアミノグリコシド系薬が使用されてきました。また，腸球菌やレンサ球菌（Streptococcus）属が原因の感染性心内膜炎ではβ-ラクタム系薬との併用で相乗効果を期待しアミノグリコシド系薬の低用量，1日複数回分割投与が行われ，臨床的に有効性が明らかになっています。

＊：PAE（post antibiotic effect）
　投与から時間が経過して抗菌薬の血中濃度がMIC以下になっても細菌の増殖を抑える効果のことをPAEといいます。β-ラクタム系薬はグラム陽性菌（gram positive bacteria；GPB）に対してはある程度のPAEはありますがGNBに対してはほとんどありません。しかし，アミノグリコシド系薬は長いPAEがあります。

【引用文献】
1) Olaison L, et al：Fever, C-reactive protein, and other acute-phase reactants during treatment of infective endocarditis. Arch Intern Med, 157：885-892, 1997
2) 日本循環器学会，他：感染性心内膜炎の予防と治療に関するガイドライン（2008年改訂版），2008
3) 菊池　賢・監：日本語版 サンフォード感染症治療ガイド2017（第47版）．ライフサイエンス出版，2017
4) Daniel WG, et al：Improvement in the diagnosis of abscesses associated with endocarditis by transesophageal echocardiography. N Eng J Med, 324：795-800, 1991

第2章 ピットフォール編

8 カテーテル関連血流感染症のピットフォール

ケース1　難易度 ★☆☆

カテーテル抜去で解熱すれば
カテーテル関連血流感染症？

患者背景

　入院中の67歳，男性，体重60kg，S-Cr 0.7mg/dL。腸閉塞で絶飲食管理のため，右内頸静脈に中心静脈カテーテル（central venous catheter；CVC）が挿入され，高カロリー輸液を施行。昨日，悪寒戦慄とともに39℃の発熱が出現。WBC 9,700/μL，CRP 9.8mg/dLと高値を認め，CVCの刺入部に圧痛，発赤，膿の付着がみられたためCVCを抜去しCVC先端と膿の塗抹鏡検と培養を提出。そのほかの身体所見，血液検査は特に問題がなく，CVC抜去後は解熱傾向がみられた。

研修医：CVC刺入部に炎症所見があり，CVC抜去後は解熱しているのでカテーテル関連血流感染症（catheter-related blood stream infection；CRBSI）と考えています！　念のため抗菌薬を使おうと思いますが，何をいけばいいですか？

新人薬剤師：CVCの抜去は済んでいるので，あとは念のためにCVC先端の塗抹鏡検のグラム染色の形状を参考に抗菌薬を検討しようと思います。検査室に確認してまた連絡致します…。

研修医：なるほどグラム染色ですか。こちらでも検査室に確認します！

新人薬剤師の対応のどこが問題？

■ CRBSIの診断はカテーテル抜去で解熱？

　今回のようにカテーテルを抜いて解熱すればCRBSIと判断される場合が散見されますが，血流感染症ですからCRBSIの診断には血液培養陽性が必須となります。具体的には「末梢静脈血の血液培養と抜去したカテーテル先端の培養結果で同一菌が検出される」あるいは「カテーテルのハブから採取した血液の培養と末梢静脈血の血液培養で同一菌が発育し，カテーテル血のほうが2時間以上早く検出される」などが診断基準になります[1]。後者はカテーテルを抜く代わりにカテーテル血の血液培養のほうが末梢静脈血の血液培養より菌が多くいることを示す方法で，その時間差でCRBSIを判断できる場合があるので用いることがあります。臨床ではカテーテルを抜くか否か悩ましい場合も多いと思います。本来問題のないカテーテルはなるべく救いたいものですが，そのために使える方法です。

　抗菌薬の投与は"念のため"ではなく，"根拠に基づいた投与"（原因菌の同定，適切な抗菌薬の選択，適切な投与方法）をしなければなりません（詳細は後述）。

■ 血液培養は末梢静脈血を2セットが原則！

　血液培養を1セットしか採取しないと，本当はコンタミネーション（汚染菌）なのに，真の敗血症とコンタミネーションが区別できずに無駄に治療してしまうということが起きかねません。血液培養を1セット採取したらコアグラーゼ陰性ブドウ球菌（coagulase-negative Staphylococci；CNS）が陽性になったなどの場合がそうですが，血液培養2セット採取でこの問題は防げます[2]。次に，「カテーテル血の血液培養は末梢静脈血の血液培養よりもコンタミネーションの率が高くなるため，CVCからの血液培養のみを提出することはやめましょう」ということです。これに関してはいくつか研究がありますが，カテーテル血での血液培養はいずれも陽性適中率が低かったという結論になっており，陽性に出ても真の血流感染症とはいいにくいということです[3]。また，カテーテル血と末梢静脈血が同時に採取され，片方のみが陽性になった場合，どう解釈すればよいかということになりますが，複数の研究で末梢静脈血陽性のほうがやや偽陽性が少なく，カテーテル血のほうで偽陽性が多いという結論[4]になっていて納得できます。原則としてCRBSIを疑ったら，まずは末梢静脈血液で血液培養2セットの提出をお願いしましょう。

CRBSIでは原則カテーテル抜去！

今回はCRBSIを疑う所見として，カテーテル刺入部の炎症所見（発赤，熱感，腫脹，疼痛，膿など）がありましたが，実はこのような局所の炎症所見を呈さないことのほうが圧倒的に多いことを知っておきましょう。CVC刺入部の炎症所見は，特異度は高いが感度は低く，CRBSI全体の3％程度といわれています[5]。一方，末梢静脈カテーテルによる敗血症ではほとんどの症例で刺入部に発赤・腫脹がみられます。CRBSIの兆候がある場合，カテーテル抜去に迷いはありませんが，局所の症状所見が明らかでなく，末梢ルートが取りにくい患者でCVCから必要な薬剤が投与中の場合などは，主治医はカテーテルを抜きたくないものです。身体の他部位に感染症のフォーカスがないかを再度確認し，見当たらなければCRBSIを疑っていったん交換してもらう必要があります。カテーテル刺入部局所の炎症所見が明らかでなく，他に感染症のフォーカスが見当たらない場合にこそ，あえてCRBSIを疑うという姿勢が必要です。また，人工物感染症ではバイオフィルムを形成して抗菌薬が届きにくい点などを丁寧に情報提供し，CVCをなぜ抜去しなければならないかを主治医と協議しましょう。末梢静脈血培養と抜去したカテーテル先端培養から同一の菌が検出されれば，CRBSIと考えてよいでしょう（→MEMO①）。

MEMO① CRBSI

CRBSIには感染症の生じる部位によって，①出口部感染，②トンネル感染（皮下埋め込み型カテーテルの皮下部分が感染），③ポケット感染（infuser portのポート部位の埋め込んであるポケットが感染），④輸注液の細菌による感染——の4つがあります。

指導薬剤師ならこう対応！

研修医

指導医から敗血症かもしれないときは血液培養を採るようにいわれました。熱があるときに採取するというのはわかるのですが，もう解熱しているし，いつ採取してもいいのでしょうか？

指導薬剤師：確かに発熱がある場合は血液培養を採るよいタイミングです。今回のように悪寒戦慄を伴う場合は敗血症のリスクが高くなるといわれていますが，発熱がなくても血圧低下や意識障害など患者さんの状態から敗血症が鑑別にあがれば血液培養の適応と考えて，抗菌薬投与前に末梢静脈血の血液培養を2セット採取してください。

研修医：わかりました。すぐに血液培養を2セット採取しておきます。そうそう，CVC先端と膿の鏡検でブドウ房状のグラム陽性球菌（gram positive cocci；GPC）が観察されました。メチシリン耐性黄色ブドウ球菌（methicillin-resistant *Staphylococcus aureus*；MRSA）による敗血症を疑い，バンコマイシン（VCM）1回1g 1日2回，12時間ごとで治療しようと思いますがよいですよね？

新人薬剤師：eGFR 93mL/1.73m^{2}と腎機能は正常で，抗菌薬TDMガイドライン2016[6]から初回のみ1.5g（25mg/kg：実測体重）を負荷投与し，2回目以降は維持量として1回1g（15mg/kg）を12時間ごとでよいと思います。5ドーズ目（3日目の朝）の投与直前にVCMの血中濃度トラフ値測定用の採血をお願いします。VCMの血中濃度結果をみて再度投与設計を立てます。

研修医：ありがとう。最近，ICTが板に付いてきたね。

新人薬剤師：そうですか？　ありがとうございます！　がんばります！

血液培養はいつ採取すべきか？

　発熱がある場合は血液培養のよい適応であることはいうまでもありません。なかでも悪寒戦慄を伴う場合は敗血症のリスクが高くなることはよく知られており，その程度が激しいほどリスクが高くなることが示唆されています[7]。体温以外のバイタルサインでは，血圧低下時や原因不明の頻脈・意識障害時も血液培養が適応となります。血圧低下の原因の一つに敗血症があり，敗血症時には意識障害が起こることからも納得できます。

翌日の血液培養の結果で GPC 陽性，3 日目の血液培養 2 セットとカテーテル先端の培養からはメチシリン感受性黄色ブドウ球菌（methicillin-susceptible *Staphylococcus aureus*；MSSA）が検出されました。

研修医：血液培養の結果は MSSA でした！ カテーテル抜去後 VCM の投与で，解熱傾向ですので，このまま 1 週間ほど継続投与しようと思います。

新人薬剤師：**ちょっと待ってください！ 原因菌が MRSA ではなく MSSA による敗血症なので，VCM ではなくセファゾリン（CEZ）への変更をお勧めします。**

研修医：なるほど，de-escalation ってやつですね。投与量はどうしましょう？

新人薬剤師：**投与量ですか？ えっと…（慌てて添付文書を手にしながら）通常，成人には 1g を 2 回に分けて静脈内へ注射する…，1 回 0.5g 1 日 2 回でお願いします!? カテーテルも抜去していますし，1 週間程度でよいと思います!?**

> 新人薬剤師の対応のどこが問題？

▌抗菌薬の投与量は十分量で！

多くの病院で用いられている米国臨床検査標準協議会(CLSI)法で S(susceptive) 判定というのは，米国の投与量，投与回数に基づく設定基準で示されており，CRBSI における CEZ の投与量は，腎機能正常の場合，1 回 2g 1 日 3 回，8 時間ごと，1 時間点滴となります。JAID/JSC 感染症治療ガイド 2014 においても，MSSA を標的とした場合，1 回 2g 1 日 3 回の計 6g/日で記載されています。一方，日本の添付文書では，CEZ は 1 日 1g を 2 回に分割して投与（効果不十分の場合 1.5～3g を 3 回に分割投与）となっており，適正投与量の 1/6～1/2 と極端に少ないことになります。以前のわが国における抗菌薬の用法・用量の設定では PK-PD 理論の観点がなかったため，海外の投与量と大きな差が生じたものと思われます。欧米人と日本人の間には体格に違いがあるから，欧米の使用量は日本には持ち込めないという

根強い意見もあります。確かに体重によって1回投与量を少なめにするといった考慮はされてもよいと思いますが、日本人は欧米人と違うから、欧米で発達したPK-PD理論を日本人に当てはめることができないとはいえないはずです。抗菌薬の選択が適切でも投与量が少ない場合、症状が改善しない理由として、投与量が少な過ぎて十分に効果が発揮されていないという悩ましい鑑別診断が一つ加わってしまうことになります。その点、最初から許容範囲の最大量を使っていれば、そうしたことは考えずに済みます。「十分量の抗菌薬を投与した、それでも効かなかった。そこには抗菌薬以外の問題が何かあるはずだ！」と考えることができるのです。原則として、抗菌薬は十分量でメリハリのある投与が重要で、『High dose, Short duration！』を意識したいものです。

ケース2　難易度 ★★☆

エンピリック治療で効果があればそのまま維持？

（ケース1のつづき）
　VCM 1回1g 1日2回　12時間ごと、1時間点滴を3日間投与後、原因菌がMSSAの敗血症と判明したため、新人薬剤師の提案でCEZ 1回0.5g 1日2回、12時間ごと、1時間点滴へ切り替えました。変更後翌日より再度38℃の発熱が出現し、WBC 10,500/μL、CRP 5.1mg/dLと高値を認めたが、腎機能・肝機能は正常で、その他の身体・血液検査所見にも問題はみられなかった。

指導薬剤師ならこう対応！

研修医：CEZ 1回0.5g 1日2回で1週間オーダーしましたが、CEZへ変更後から発熱しています。やはり最初のVCMを継続したほうがよかったのでは？？

指導薬剤師

先生すみません!! 抗菌薬の選択は新人薬剤師のいうとおりCEZで正しく第一選択薬でよいのですが，CEZの投与量が十分ではありませんでした．確かに添付文書には1gを2回に分けて投与するよう記載されていますが，敗血症の投与量は1回2g 1日3回で治療します．適切な抗菌薬を選択しても，投与量，投与方法，投与期間が適切でなければ，治療の失敗を招きかねません．人体・起炎微生物・抗菌薬の3つの要素の関係を一体でとらえたPK-PD理論に基づき投与方法が決められています．カテーテル抜去後に解熱など経過が良好であっても，黄色ブドウ球菌が原因菌の場合，投与期間は2週間となります．

研修医

投与量が全然足りていなかったし，投与期間も1週間では短く不適切ということですね！ 添付文書は落とし穴ですね！ すぐに1回2gを8時間ごとに増量して14日間投与します!! きちんとエビデンスを確認すべきでした….

（経過）

その後，患者はCEZ 1回2g 1日3回，8時間ごと，1時間点滴によって翌日に解熱，合計14日間投与にて血液検査所見，臨床症状も改善した．

■ エンピリック治療で開始したVCM。 培養の結果，MSSAと判明したが，感受性があるのでVCMをそのまま継続してもよい？

「VCMを継続してはいけない」が，正しい答えです．MSSAに対する抗菌活性や治療効果が高いのはグリコペプチド系薬ではなくβ-ラクタム系薬です．MSSA敗血症をVCMで治療した場合，ペニシリン耐性黄色ブドウ球菌用のoxacillin（MPIPC），nafcillin（NFPC）または，第一世代セフェム系薬のCEZで治療した場合に比べて，病態悪化のリスクや死亡のリスクが2〜3倍になるといわれています[8)-10)]．日本ではMPIPCやNFPCがないため，原因菌がMSSAと判明した場合は，第一世代セフェム系薬のCEZに変更する必要性があります．初期にエンピリック治療としてVCMを選択する理由は，MRSAやメチシリン耐性コアグラーゼ陰性ブドウ球菌（methicillin-resistant coagulase-negative Staphylococci；MRCNS）などが原因菌の場合を想起して"外さない"ためで，確かに効果は示しているけれどもその効果は第一選択薬に比べて落ちることになります（→ MEMO ②）．患者に対しては第一

選択薬のベストな治療を提供しなければなりません。ちなみに，原因菌が判明するまでの初期エンピリック治療に VCM + CEZ とする考え方[11]もありますが，現時点で全例対象に実施することは各種ガイドラインを鑑みても推奨されていないようです。例えば，当該施設で MSSA の検出率が MRSA よりも多く，かつ重篤な場合などは併用されてもよいと考えます。併用による副作用の問題，耐性菌の問題，経済的な問題などデメリットも考えたうえでケースバイケースということになります。

> **MEMO ②　効いている抗菌薬を変更する理由！**
> ①エンピリック治療は標的となる臓器・微生物の感染症に対して必ずしも第一選択薬ではなく，他に第一選択薬があり使用可能であれば，効果を考慮して第一選択薬に切り替える。
> ②エンピリック治療に副作用のリスクがある場合（多剤併用など），可能な限りリスクを減らす努力をする（単剤治療で腎毒性，肝毒性，アレルギーのリスク軽減など）。
> ③耐性菌が増えるのを防ぐ目的で広域スペクトラムのエンピリック治療から標的治療へ変更する。

CRBSI に対する抗菌薬投与期間は合併症・原因菌によって異なる!?

一般的に抗菌薬の投与期間は，全身的な感染症の兆候が落ち着くまでということになりますが，感染症によっては長期間必要なものも多くあります。例えば，カテーテルを抜去し，適切な抗菌薬を十分量投与しているにもかかわらず 72 時間以上経っても解熱せず敗血症が持続する場合は，感染性心内膜炎，骨髄炎，血栓性静脈炎などを考慮し，6～8 週間の抗菌薬治療を行わねばなりません。また，CRBSI の治療では，原因菌により投与期間が異なります。真菌性眼内炎で原因菌がカンジダ (*Candida*) 属の場合は，抗真菌薬を血液培養陰性確認後から（最後の血液培養陰性の検体を提出した日から）14 日間，CNS であれば 5～7 日間，黄色ブドウ球菌 (*Staphylococcus aureus*) では 14 日間，グラム陰性桿菌 (gram-negative rod；GNR) では 10～14 日間の投与が必要となります[12]。軽症の場合にはカテーテルを抜去するだけで改善することも多い CNS の場合と異なり，合併症がある場合や黄色ブドウ球菌やカンジダ属などの原因菌の場合は，中途半端な治療では治癒せず，再発・再燃するおそれがあるため抗菌薬の投与期間も長くなるというわけです（→ MEMO ③)。

> **MEMO ③** コアグラーゼ産生の有無が病態・治療を決める！
>
> ブドウ球菌属は，コアグラーゼ産生の有無でコアグラーゼ陽性ブドウ球菌（coagulase-positive Staphylococci；CPS）と CNS に分けられます。CPS の代表菌種は黄色ブドウ球菌（MSSA や MRSA）で，産生するコアグラーゼは血漿凝固作用により，全身に血栓性の化膿性病態を引き起こします。CRBSI の原因菌が CNS でなく黄色ブドウ球菌の場合，抗菌薬投与期間が長くなる所以です。

院内血流感染症の原因菌と予後

グラム染色により GPC でブドウ球菌様という情報が得られた場合，黄色ブドウ球菌（MSSA または MRSA）か CNS のどちらかとなります。血液培養 1 セットのみが陽性で CNS の場合はコンタミネーションの可能性がありますが，2 セットともに陽性の場合はコンタミネーションではなく，原因菌としての対応が必要となります。CRBSI では発熱（ステロイドなど免疫抑制薬が投与されている患者や高齢患者では反応が弱い場合もある）と血液検査で WBC や CRP の上昇がみられるくらいで，これといった特徴はありません。院内血流感染症の原因菌の頻度順・死亡率は表 1 のようになっており，抗菌薬選択の際に参考になるので覚えておきましょう。

表1 院内血流感染症の原因菌の頻度と死亡率

	原因菌	BSI 罹患率（％）	死亡率（％）
1	CNS	31.3	20.7
2	黄色ブドウ球菌	20.2	25.4
3	エンテロコッカス属	9.3	33.9
4	カンジダ属	9.0	39.2
5	大腸菌	5.6	22.4

〔Wisplinghoff H, et al：Clin Infect Dis, 39：309-317, 2004 より〕

ケース3 難易度 ★★★

MSSAにセファゾリンを十分量投与しても効果がなければ？

患者背景

76歳，女性，体重50kg，S-Cr 0.5mg/dL。が悪寒，39.5℃の発熱を認めたため，救急外来受診。病歴として5年前に大腸がんにて手術施行，1年前より術後の合併症でCVポートを留置され，在宅中心静脈栄養（total parenteral nutrition；TPN）が開始されていた。発熱以外は意識状態，呼吸・循環動態は落ち着いていたが，敗血症として緊急入院。血液検査でWBC 13,700/μL，CRP 21.8mg/dLと高値を認め，CVポート以外の身体診察と画像検査では感染症フォーカスの所見を認めなかったため，CVポートを抜去し，ポート先端の培養と末梢静脈血液の血液培養2セットを採取し，メロペネム（MEPM）1回1g 1日3回8時間ごと＋VCM 1回1g 1日2回12時間ごとで投与を開始した。

研修医

CVポート先端の鏡検でブドウ房状のGPCが観察され，3日目の血液培養2セットとCVポート先端の培養からはMSSAが検出されました。CRBSIと診断し，抗菌薬を感受性のある第一選択薬のCEZの十分量，1回2g 1日3回8時間ごと，1時間点滴に変更しましたが，変更後4日目になっても39℃のスパイクフィーバーで解熱しません！　幸いバイタルは安定していますが，CEZへ変更時に再度採取した血液培養2セットからいまだMSSAが検出されています。原因菌はMSSAですが抗菌薬を変更したほうがよいのでしょうか？　CVポートは抜去済みで，血液検査ではWBC，CRPが依然として高値である以外，特に問題がないように思うのですが…，他に熱源があるのかなぁ…？

新人薬剤師

そうですね…，CEZのMSSAに対する感受性はSで問題ないと思います。MSSAが原因菌の場合の投与期間は14日間と長めですから…。CEZでもう少し様子をみてもよいと思いますが…!?

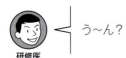
研修医

う～ん？

新人薬剤師の対応のどこが問題？

血液培養から黄色ブドウ球菌が検出したら考えること！

　黄色ブドウ球菌は極めて血管親和性が高く，血流が大好きな菌です．血行性に感染巣を作り全身の至る所に膿瘍を形成します（→ MEMO ④）．よって，必死になって感染巣を探す必要があるのです．カテーテルを抜去して問題が解決するわけではないことを肝に銘じましょう．

> **MEMO ④** 黄色ブドウ球菌が敗血症を来す感染症
> ・感染性心内膜炎（合併症として髄膜炎）　・化膿性脊椎炎　・化膿性関節炎　・骨髄炎
> ・血栓性静脈炎　・腸腰筋膿瘍　・脾膿瘍　・感染性大動脈瘤　・敗血症性肺塞栓症
> 　　など

抗菌薬が効かないと思ったときに考えられる5大要因

①投与量・投与方法の問題（PK-PDに基づいた十分量か？）
②抗菌薬が原因菌をカバーしていない（耐性菌・真菌・抗酸菌・ウイルスなど）
③抗菌薬が移行しにくい部位や転移病巣に感染がある（膿瘍や壊死臓器などへの感染症）
④自然経過（実は効かないと思っているだけで回復パターンを知る）
⑤感染症以外の疾患（薬剤熱，腫瘍熱，吸収熱，血栓症など）

　今回の症例は，原因菌が明らかなCRBSIに対して，感受性のある適切な抗菌薬を十分量投与しているにもかかわらず改善していないので①，②，⑤は除外できます．新人薬剤師の対応は，根拠が曖昧なままCEZの継続を提案しています．確かに感染性血栓性静脈炎など解熱しにくい合併症の可能性もあり，④の経過過程とも考えられます．しかし，抗菌薬投与後も血液培養が陰性化していないことから，③の抗菌薬が移行しにくい膿瘍などがあり，そこから持続的に菌が供給されている状態であると考えるべきでしょう．

黄色ブドウ球菌敗血症では感染性心内膜炎，腸腰筋膿瘍など，カンジダ血症では眼内炎の合併症に注意を！

　カテーテルを抜去し，適切な抗菌薬を十分量投与しているにもかかわらず72時間以上経っても解熱せず敗血症が持続する場合には，感染性心内膜炎，骨髄炎，感染性血栓性静脈炎，腸腰筋膿瘍，真菌性眼内炎などの重篤な合併症の存在を考えなければなりません[1]。今回は，MSSAが原因菌なので，コアグラーゼ産生による血栓性の膿瘍を体のどこかに形成している可能性があり，治療は抗菌薬だけでなくドレナージなどの外科的処置が必要になるかもしれません。抜去したCVポート先端からも血管親和性の高いMSSAが検出されていることから，まずはCVポート刺入部の感染性血栓性静脈炎の有無を確認したいところです。血管エコー検査は非侵襲的で簡便なので，まずは主治医に提案してみましょう。また，患者の訴えから前述の合併症の兆候がないかを確認することも重要です。例えば，腰が痛い（腸腰筋膿瘍・骨髄炎），指先や足の裏に発疹がある（感染性心内膜炎のOsler結節やJaneway斑），目が見えにくい（カンジダ属が起因の真菌性眼内炎）なども丁寧に聞き取ることで症状をとらえることが可能です。薬剤師が身体所見から判断することはなかなか難しいですが，日常のコンサルテーション業務や薬剤管理指導業務のなかで特徴的な兆候を意識してみていくことで症状を早期に発見できるかもしれません。腸腰筋膿瘍や骨髄炎の検索には疼痛部位の造影CT検査を実施し，感染性心内膜炎の検索には感度，特異度ともに高い経食道心エコー（transesophageal echocardiography；TEE）を実施します。ただし，TEEを迅速に行えない施設などでは，経胸壁心エコー（transthoracic echocardiography；TTE）での確認を行います。TTEはTEEに比べて非侵襲的で，感度は低いものの特異度は高いため，実施しやすい検査です。今回，カンジダ属は検出されませんでしたが，真菌性眼内炎はカンジダ血症でよくみられる合併症です。カンジダ属による眼内炎は無症状であることが多く，突然にして視力低下や失明などの問題を起こします。見逃さないためにもカンジダ属が血液培養で陽性化した場合は，症状の有無によらず全例眼科医による眼底検査を必ず受けるよう推奨しましょう。なお，初回の眼科対診で所見を認めない症例でも，その後の眼底検査のフォローアップで病変が指摘されることもまれではなく，1～2週間後の追加検査の重要性を示す報告もあり[13]，あわせて主治医に情報提供しましょう。とにかく，眼科対診せずに失明に至った場合は訴訟になりかねないので要注意です。わが国にはカンジダ血症の診断・治療のチェック

リストとして有用な"ACTIONs Bundle 2014"があります。バンドル（Bundle）とは束のことですが，カンジダ血症に対するチェック項目を束でまとめて実施すると治療成績や予後が良くなるというものです。ちなみに"眼科的精査"はバンドルの重要なKey項目になっています。

指導薬剤師ならこう対応！

研修医

ICTからの助言で，MSSAが血液培養から生えたということで，感染巣探し，病歴，身体所見を隈なくチェックしました。CVポート刺入部周辺の血管エコーを行いましたが，幸い血栓は認めませんでした。聴診で，はっきりしませんが心雑音が確認できたので，TTEを実施しました。明らかな疣腫は確認できませんでしたが，僧帽弁に逆流を認めたためTEEをやって感染性心内膜炎の有無を確認しようと思います。あわせて造影CTも全身に膿瘍を見つけるために実施する予定です！

指導薬剤師

なるほど積極的な検索でよいと思います。こちらも担当看護師に確認し，患者にも聞きましたが，体に痛いところや目が見えにくいなどの症状はなく，他に気になる症状もないとのことでしたが，感染巣がはっきりするまでは，抗菌薬治療は感染性心内膜炎に準じた投与がよいと考えます。自己弁でMSSAが原因菌ですから，現行のCEZ 1回2g 1日3回 8時間ごと，1時間点滴でよいと思います。感染性心内膜炎の診断がつけば6週間の投与が必要となりますが，長期投与による副作用の注意も重要です。薬物アレルギーや肝機能障害，腎機能障害などをモニタリングして，減量や変更など迅速に対応できるようにサポートします。発熱が持続するようでしたら，血液培養の再提出を72時間程度で繰り返しお願いします。MSSAが原因菌ですから，治療開始後に血液培養陰性化の確認が必要です。血液培養陽性が持続する場合は感染性心内膜炎のほか，膿瘍性病変の合併症を積極的に検索するのがよいでしょう。

研修医

わかりました！　ありがとうございます！

（経過）

患者は，感染性心内膜炎のチェックとしてTEEまでしたが疣腫は認めなかった。

造影CTを施行したところ，腸腰筋膿瘍が見つかり，CTガイド下でドレナージを施行し軽快した。抗菌薬はCEZ 1回2g 1日3回8時間ごと，1時間点滴で，血液培養陰性化確認後，さらに14日間投与されて終了となった。

　今回のように抗菌薬投与後も持続的敗血症が続いている場合は，感染性心内膜炎以外にも腸腰筋膿瘍のような膿瘍性病変がある可能性が高いと考えられます。再提出したフォローの血液培養も陽性になるようでしたら，二次的に感染性心内膜炎を合併していないかをチェックすることも重要です。感染性心内膜炎の場合は抗菌薬の投与量が通常の感染症と比べ高用量になりますが，はっきりとするまでは感染性心内膜炎に準じた治療をしながら，検索していくことになります。

　CRBSIは，医療関連感染のなかでも頻度が高い疾患です。患者を重篤な状態に陥れ，重篤な合併症を来します。適切な診断・治療を行うことが極めて重要になります。合併症には，失明のリスクがある眼内炎や肺塞栓のリスクがある敗血症性血栓性静脈炎，椎体に起これば麻痺のリスクもある骨髄炎など，いずれも発見が遅れれば重篤化する疾患があるので，治癒のためには適切な治療期間を十分に取ることが必要です。合併症の有無によって治療方針がまったく異なってきますので，慎重にチェックする必要があるのです。

Column

敗血症性ショックにはドパミン？ それともノルエピネフリン？

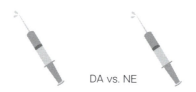

DA vs. NE

Dopamine versus norepinephrine in the treatment of septic shock : a meta-analysis De Backer D, et al : Crit Care Med, 40 : 725-730, 2012

　敗血症患者において，ドパミン（dopamine；DA）投与群はノルエピネフリン（norepinephrine；NE）（＝ノルアドレナリン）投与群に比べて，死亡リスクと不整脈の発生リスクを増大させるため，敗血症性ショックの昇圧薬にDAを使用すべきではないと結論づけている論文の紹介です。本研究は，敗血

症性ショックに NE と DA のいずれかを使用し，28 日予後を評価。5 つの観察研究：1,360 人と 6 つの介入研究〔ランダム化比較試験（randomized control trial；RCT）〕：1,408 人の計 2,768 人を調査した結果，1,474 人が NE を，1,294 人が DA を投与され，統計学的手法を用いて，異質性（heterogeneity）のある研究を除き解析したところ，DA 使用群で有意な死亡率の増加がみられ（RR：1.23, 95%CI：1.05-1.43, p＜0.01），また RCT のみでは異質性や出版バイアスは存在せず，DA 投与群で明らかな死亡率の増加がみられました（RR：1.12, 95%CI：1.01-1.20, p＝0.035）。2 つの RCT をさらに掘り下げてみますと，DA 投与群は NE 投与群に比べて，不整脈が増加することが明らかとなりました。(RR：2.34, 95%CI：1.46-3.77, p＝0.001)。薬理学的特徴では，DA, NE ともに α 受容体を刺激し血圧を上昇させるものの，この作用は NE＞DA です。一方，β 受容体刺激作用は DA＞NE で，DA は心拍出量を増大させますが，頻脈など不整脈の誘発，細胞代謝の亢進，免疫抑制といった可能性が指摘されています。DA は DA 受容体刺激によって，内臓血流や腎血流を増やすと考えられていましたが，重症患者ではこの作用は臓器不全の予防にはつながらないことが示されました。他のコクランレビューでも DA より NE が良いという結論になっており，集中治療医の間では「敗血症性ショック時の第一選択薬は NE」というのが常識のようです。ただし，それはあくまでも急性期ショック時に DA か NE かという選択をするときの一つの判断基準に過ぎません。敗血症性ショック時に DA を使用しても末梢血管は決して締まらず，心臓に負荷をかけて心係数（cardiac index；CI）を上げるだけです。DA のこの強心作用は高齢者では心負荷をかけて，致死的な不整脈を誘発するかもしれないということです。しかしながら，DA の強心作用によって尿量確保が期待できるのもまた事実です。

　要するに「"薬は使いよう"で, 必ずその薬効と副作用を熟知して使用しましょう！」ということです。

【引用文献】

1) Mermel LA, et al：Clinical practice guidelines for the diagnosis and management of intravascular catheter-related infection: 2009 Update by the Infectious Diseases Society of America. Clin Infect Dis, 49：1-45, 2009

2) Souvenir D, et al：Blood cultures positive for coagulase-negative staphylococci: antisepsis, psedobacteremia, and therapy of patients. J Clin Microbiol, 36：1923-1926, 1998
3) DesJardin JA, et al：Clinical utility of blood cultures drawn from indwelling central venous catheters in hospitalized patients with cancer. Ann Intern Med, 131：641-647, 1999
4) Martinez JA, et al：Clinical utility of blood cultures drawn from central venous or arterial catheters in critically ill surgical patients. Crit Care Med, 30：7-13, 2002
5) Safdar N, et al：Inflammation at the insertion site is not predictive of catheter-related bloodstream infection with short-team, noncuffed central venous catheters. Crit Care Med, 30：2632-2635, 2002
6) 日本化学療法学会／日本 TDM 学会 抗菌薬 TDM ガイドライン作成委員会・編：抗菌薬 TDM ガイドライン 2016. 日本化学療法学会雑誌, 64：387-477, 2016
7) Tokuda Y, et al：The degree of chills for risk of bacteremia in acute febrile illness. Am J Med, 118：1417, 2005
8) McConeghy KW, et al：The empirical combination of vancomycin and a β-lactam for Staphylococcal bacteremia. Clin Infect Dis, 57：1760-1765, 2013
9) Stryjewski ME, et al：Use of vancomycin or first-generation cephalosporins for the treatment of hemodialysis-dependent patients with methicillin-susceptible *Staphylococcus aureus* bacteremia. Clin Infect Dis, 44：190-196, 2007
10) Schweizer ML, et al：Comparative effectiveness of nafcillin or cefazolin versus vancomycin in methicillin-susceptible *Staphylococcus aureus* bacteremia. BMC Infect Dis, 11：279, 2011.
11) Lodise TP Jr, et al：Impact of empirical-therapy selection on outcomes of intravenous drug users with infective endocarditis caused by methicillin-susceptible *Staphylococcus aureus*. Antimicrob Agents Chemother, 51：3731-3733, 2007
12) Mermel LA, et al：Guidelines for the management of intravascular catheter-related infections. Clin Infect Dis, 32：1249-1272, 2001
13) Oude Lashof AM, et al：Ocular manifestations of candidemia. Clin Infect Dis, 53：262-268, 2011

第 2 章　ピットフォール編

9 カンジダ血症のピットフォール

ケース1　難易度 ★☆☆

早期に抗菌薬を投与すれば中心静脈カテーテルを抜去しなくても大丈夫？

患者背景

　54歳，男性，肺炎症状があるため入院。脊髄小脳変性症の進行に伴う誤嚥性肺炎と診断された。38℃台の発熱がみられセフトリアキソン（CTRX），補液の投与をしていた。末梢ルートの確保が困難になり中心静脈カテーテルを挿入し点滴を施行，発熱と解熱を繰り返していた。その後，39℃台の発熱が出現し2セットの血液培養が行われた。中心静脈カテーテル（central venous catheter；CVC）は留置したままであった。
　血圧 75/45mmHg，脈拍 110/分，体温 39.4℃，WBC 11,000/μL，Hb 11.0g/dL，PLT $13.6×10^4$/μL，Alb 1.7g/dL，CRP 1.41mg/dL，β-D-グルカン＞300pg/mL，血液培養：*Candida parapsilosis* 検出

研修医

患者は遺伝性脊髄小脳変性症のため寝たきりでした。過去にも誤嚥性肺炎を発症した経緯があります。抗菌薬を投与すれば改善するのですが，誤嚥を繰り返し発熱しているのが現状です。今回，血液培養からカンジダ（*Candida*）属が検出されました。真菌血症として抗真菌薬を投与したいと思います。ただ，末梢ルートがとりにくく，抗菌薬や補液も投与したいのでCVCを残しておきたいのですが，抗真菌薬を投与しておけば大丈夫ですよね？

新人薬剤師

カンジダ属ですか？　血液培養にて検出されたのならば，真菌感染症の可能性が高いですね。早めに抗菌薬を投与すれば，CVCを残しても大丈夫じゃないですか。

新人薬剤師の対応のどこが問題？

カンジダ血症とは？

カンジダ属は，ヒトの皮膚や口腔，腸，膀胱，腟などの粘膜に常在し，皮膚・粘膜バリアによってその侵入を防いでいます。しかし，皮膚・粘膜バリアの破綻が起こると血液中に流入しカンジダ血症を発症します。厚生労働省院内感染対策サーベイランス（Japan Nosocomial Infections Surveillance；JANIS）の検査部門データによれば，血液培養により検出される病原体のうち，カンジダ属は1～2％程度で推移しています。しかし，米国では院内敗血症の原因菌の4位となるなど，臨床上重要な病原体の一つです。

CVCの取り扱い

カンジダ血症の大半は院内感染です。大きく内因性発症と外因性発症の2つに分けられます。内因性は，化学療法，放射線療法，腸炎，手術などにより腸管粘膜の防御力の破綻，全身や局所における免疫力の低下，腸管運動障害による腸管細菌の異常増殖などを引き起こします。そして腸管に存在する*Candida albicans*，*Candida glabrata*などが粘膜上皮のバリアを超えて血中に侵入し，カンジダ血症を発症します。外因性は，外傷や脳神経外科手術，脳室ドレナージ，シャント，カテーテルなどの人工物の挿入に関連し，皮膚に常在する*Candida parapsilosis*などが血中に侵入し発症します。非好中球減少患者におけるカンジダ血症発症時には，CVCが挿入されている場合はできるだけ早期に抜去することが推奨されています[1]。

指導薬剤師ならこう対応！

指導薬剤師

今回のケースでは，外因性発症のカンジダ血症であることが考えられますね。カテーテル感染では，腸管からの感染と違って，他の臓器にトラップされることなく直接血管内にカンジダ属が侵入するため，血液中に入る菌量は多いと考えます。ただ，内因性でも外因性でもCVCを早期に抜去することを推奨します。その理由の一つとして，バイオフィルムの形成があります。人工物である中心静脈カテーテルの挿入は，バイオフィルムを形成する可能性が上がります。

確かに，今回の場合は外因性のカンジダ血症の可能性が高いですね。バイオフィルムが形成される前にCVCを抜く方向で検討します。

バイオフィルム

カンジダ属は，バイオフィルムを形成する真菌として知られています。バイオフィルムを形成することにより抗微生物薬に抵抗性を示すので，カテーテルに形成されるバイオフィルムが難治化の要因となっています。カンジダ属のなかでも，*Candida albicans*，*Candida glabrata*，*Candida parapsilosis*，*Candida tropicalis* はバイオフィルムを形成します。*Candida parapsilosis* は高濃度のグルコースと脂質環境を好む特性があり，中心静脈輸液製剤投与例の血流感染症を起こしやすいとされています[2]。CVCを挿入している場合，内因性発症・外因性発症のいずれにおいてもバイオフィルムを形成する可能性があるため，抜去することが推奨されます。

ケース2 難易度 ★★☆

カンジダ血症にはキャンディン系薬が万能？

（ケース1のつづき）

カンジダ属にはキャンディン系薬ですよね。広域スペクトラムのミカファンギン（MCFG）かカスポファンギン（CPFG）のどちらかを投与しようと思います。

そうですね，キャンディン系薬はエンピリック治療にもよく使用されるのでいいのではないでしょうか。

新人薬剤師の対応のどこが問題？

キャンディン系薬

わが国では，キャンディン系薬はMCFGとCPFGの2剤が使用できます。キャ

ンディン系薬は，(1→3)-β-D グルカン合成を阻害し，カンジダ属はもとよりアスペルギルス（*Aspergillus*）属にも高い抗真菌活性を発揮します。また，侵襲性カンジダ症に対する予防投与，エンピリック治療，標準的治療など多くの場面で第一選択薬として推奨されています。ただし，*Candida albicans*，*Candida glabrata*，*Candida tropicalis* に対しては高い効果を示しますが，*Candida parapsilosis*，*Candida guilliermondii* に対しては低感受性です。MCFG はアスペルギルス症，カンジダ症，造血幹細胞移植患者におけるアスペルギルス症およびカンジダ症の予防，CPFG は真菌感染症が疑われる発熱性好中球減少症，カンジダ属またはアスペルギルス属による真菌感染症（食道カンジダ症，侵襲性カンジダ症，アスペルギルス症）が保険適用になっています[3), 4)]。なお，キャンディン系薬の MCFG，CPFG は，真菌細胞壁の (1→3)-β-D グルカン合成酵素阻害薬であるため，(1→6)-β-D グルカン合成酵素をもつクリプトコッカス（*Cryptococcus*）属やトリコスポロン属（*Trichosporon*）には抗真菌活性を有しません。

指導薬剤師ならこう対応！

指導薬剤師

カンジダ血症の治療では，キャンディン系薬が主軸に使用されています。アムホテリシン B リポソーム製剤（L-AMB）はキャンディン系薬と同等の有効性が期待できますが副作用の問題から第一選択としての使用は制限されているのが現状です。キャンディン系薬の使用時には肝障害の副作用に注意が必要です。ただ，今回の血液培養では *Candida parapsilosis* が検出されていますよね。*Candida parapsilosis* が分離されている場合，積極的にキャンディン系薬を使用する根拠が乏しいです。*Candida parapsilosis* に対する感受性が低いため，ブレイクスルー感染症を発症したとの報告もあります[5)]。カンジダ血症で *Candida parapsilosis* が検出されているため，フルコナゾール（FLCZ）の十分量を推奨します。用法・用量は，ホスフルコナゾール（F-FLCZ）を loading dose として 800mg/日，1 日 1 回点滴静注を 2 日間，3 日目から 400mg/日，1 日 1 回点滴静注を行います。

研修医

なるほどキャンディン系薬は万能ではないのですね。また，カンジダ血症といっても菌種によって効果に差があるのですね。今回の菌種にあわせた治療として F-FLCZ を十分量使用します。

各菌種の特徴

　一般に*Candida albicans*はカンジダ血症の原因真菌として約半数を占めますが，アゾール系薬，ポリエン系薬，キャンディン系薬のすべてに良好な感受性を示します。一方，non-*albicans Candida*は菌種によって感受性が異なります。*Candida glabrata*はFLCZだけでなくイトラコナゾール（ITCZ），ボリコナゾール（VRCZ）にも低感受性であり，アゾール系薬を第一選択薬として使用することは推奨されません。*Candida krusei*はFLCZ耐性ですが，VRCZには感受性を示すことが多いです。*Candida tropicalis*は3系統すべての抗真菌薬に感受性を示すことが多いです。また，*Candida guilliermondii*についてはFLCZ，ITCZ，キャンディン系薬に低感受性です。

キャンディン系薬の有害事象

　キャンディン系薬の有害事象において，代表的なものとして中等度の肝障害があります。MCFGの副作用として，肝トランスアミナーゼ（AST，ALT）の上昇が約5%，アルカリホスファターゼの上昇，嘔気・嘔吐，白血球減少，低マグネシウム血症などが3%以上で認められています[3]。また，CPFGではAST，ALTの上昇が約7%，アルカリホスファターゼの上昇，血清カリウムの低下，悪寒・発熱が5%以上で認められています[4]。これより，両薬剤とも肝機能検査値を定期的にモニタリングすることが推奨されます。また，CPFGではシクロスポリンやリファンピシンとの相互作用において，肝取り込みトランスポーター（OATP1B1）を介した輸送過程で，CPFGのAUCが増加することが報告されていて注意が必要です[3]。

肝障害時の投与方法

　CPFGでは肝障害時に減量の規定があります（表1）[4]。
　MCFGもCPFGと同様，主に肝臓で代謝を受けるため，腎障害患者には常用量（100〜150mg/日）を使用できますが，肝障害患者では症状を悪化させるおそれがあるため注意が必要です。また，体重が50kg以下の患者に対しては，体重換算で6mg/kg/日を超えないようにします[3]。

表1 肝機能障害時のCPFG減量規定

肝機能正常患者	肝機能障害患者
食道カンジダ症 　1日1回 50mg 侵襲性カンジダ症，アスペルギルス症 　投与初日，1日1回 70mg 　2日目以降，1日1回 50mg	Child-Pughスコア：5〜6（軽度） 　通常量投与 Child-Pughスコア：7〜9（中等度） 　食道カンジダ症 　　1日1回 35mg 　発熱性好中球減少症，侵襲性カンジダ症， 　アスペルギルス症 　　投与初日，1日1回 70mg 　　2日目以降，1日1回 35mg

ケース3　難易度 ★★★

カンジダ血症患者が眼に症状を訴えたら精密検査？

（ケース2のつづき）

研修医

カンジダ血症を調べていたら合併症にカンジダ性眼病変があるみたいですね。ですから，患者に問診をしたときは特に眼の症状は何も出ていないとのことでした。本人へは眼の痛み，違和感，視力低下などあれば言うように伝えています。何か症状が出てから検査しようと考えています。

新人薬剤師

カンジダ性眼病変？ 今回，血液培養でカンジダ属が検出されましたが，眼の病変と何か関連があるのですね。本人にも説明していますし，何か症状があれば，検査する方向でいいのではないでしょうか？

▶ 新人薬剤師の対応のどこが問題？

カンジダ性眼病変

　カンジダ血症の代表的な合併症にカンジダ性眼病変があります。カンジダ属は血流感染症を起こすと血管に富む脈絡膜に播種し，網脈絡膜炎という病態をとります。さらに進行すると炎症が硝子体に波及して硝子体混濁が出現し，眼内炎となります。脈絡膜感染症の多くは無痛性ですが，眼内炎まで進行すると視力低下を引き起こし

網膜剥離へと進展します。初期病変の脈絡網膜炎では，早期の診断および適切な抗真菌薬の投与により失明を防止することが可能です。しかし，視力低下，眼痛，結膜充血などを生じた症例の多くは進行例であり，硝子体手術を要します。

指導薬剤師ならこう対応！

指導薬剤師

米国感染症学会（IDSA）のガイドラインでは，すべてのカンジダ血症患者に対し，治療開始後早期に眼科医による精密眼底検査を実施すべきとしています[1]。硝子体まで病変が進展すると視力低下，飛蚊症などの症状を訴えたり，さらに感染症が進展すると痛みが出現することがあります。しかし網脈絡膜炎の多くは無症候性です。重症化してからの治療は困難ですので，無症状であっても精密眼底検査をすべきかと思います。今回の患者は自分で症状を訴えることができますが，カンジダ血症の患者は全身状態が悪く眼の症状を訴えることができない場合もありますので注意が必要です。カンジダ血症の初期治療にはキャンディン系薬を使用することが多くありますが，このキャンディン系薬の眼内移行はアゾール系薬に比べ劣ります。そのため，眼病変に対する治療としては推奨されません。

研修医

なるほど，初期の眼病変では症状が出にくいのですね。患者の症状が出てからでは手遅れになるかもしれないので，早急に眼科受診させます。また，キャンディン系薬はオールマイティのイメージがありますが，使用するときには眼病変には特に要注意ですね。

指導薬剤師

キャンディン系薬は初期治療から重症例の治療まで使用でき副作用も少ないため非常によい薬剤かと思います。ただし，カンジダ属におけるキャンディン系薬の耐性化，眼内移行性の問題，副作用としての肝障害などいくつかの弱点があるのも事実です。ですので，キャンディン系薬一辺倒の使用ではなく，アゾール系薬やL-AMBなどもうまく使用することで，より良い抗真菌薬治療ができるかと思います。

カンジダ性眼病変の治療

IDSAのガイドラインでは，眼内炎の病変が拡大したり黄斑部に及ぶおそれがある場合，アムホテリシンB（AMPH-B）とフルシトシン（5-FC）の併用が推奨されています。また，重症度が低い場合，FLCZを推奨しています。またこれら薬剤が

表2 IDSAガイドラインにおけるカンジダ性眼病変の推奨例

	薬剤名	適 応	推奨度
第一選択薬	AMPH-B（0.7〜1mg/kg/日）+5-FC（25mg/kg 1日4回）	カンジダ眼内炎の病変が拡大したり黄斑部に及ぶおそれがある場合	A
	FLCZ（1日目12mg/kgのローディング用量，以降6〜12mg/kg/日）	重症度が低い場合	B
代替薬	L-AMB（3〜5mg/kg/日）	上記治療に失敗または忍容性がない場合	B
	VRCZ（1日目は1日2回まで各6mg/kg，以降1日2回各3〜4mg/kg）		

〔Kabbara N, et al：Haematologica, 93：639-640, 2008 より〕

使用できない，あるいは治療失敗例には，L-AMBやVRCZなどを代替薬として使用してもよいとされています（表2）。

Column

血清 β-D-グルカン

　カンジダ属を含め真菌の検出には一般細菌に比べ長い時間が必要であり，さらには血液培養の感度は悪く，治療が遅れる原因となっています。そのため，真菌症の診断をより鋭敏で迅速に行うための補助診断の一つとして，β-D-グルカンの測定が用いられます。本検査は真菌の細胞壁の主な構成成分の一つである（1→3)-β-D-グルカン（β-D-グルカン）を測定する検査です。β-D-グルカンはカンジダ属だけでなく，アスペルギルス属，フサリウム（*Fusarium*）属，*Pneumocystis jirovecii*，トリコスポロン属などでも陽性となります。クリプトコッカス属は(1→3)-α-D-グルカンを多く含み，(1→3)-β-D-グルカンの割合が少ないクリプトコッカス症では通常陰性を示します。また，真菌のcolonization（菌の定着），皮膚真菌症，食道カンジダ症，慢性肺アスペルギルス症など非侵襲性の真菌症でも陰性を示します。

　一方，β-D-グルカンの測定はしばしば偽陽性を示すことが知られています。セルロース素材の透析膜を用いた透析，グロブリン製剤やアルブミン製剤などの血液製剤の使用，クレスチンなどのβ-D-グルカンを含有する製剤，多発性骨髄腫や肝硬変に伴う高γグロブリン血症，創部被覆へのβ-D-グルカンを含有

するガーゼ繊維の使用などさまざまな原因により高値を示します。侵襲性深在性真菌症の診断精度は，カンジダ症，アスペルギルス症をあわせたメタアナリシスでは感度77%，特異度85%です[6]。治療効果判定の利用についてβ-D-グルカンの変化が治療効果と関連し，値の推移が負の傾きであれば治療の成功と関連しています[7]。しかし，治療が有効であってもβ-D-グルカンは陰性化しないこともあります。このことからβ-D-グルカンを抗真菌薬の中止の指標としては用いるべきではありません。β-D-グルカンの推移と臨床症状，その他の検査所見，培養検査，画像診断をあわせて抗真菌薬の投与・中止を決定してください。

【引用文献】
1) Pappas PG, et al：Clinical practice guidelines for the management of candidiasis: 2009 update by the Infectious Diseases Society of America. Clin Infect Dis, 48：503-535, 2009
2) Silva S, et al：*Candida glabrata, Candida parapsilosis* and *Candida tropicalis*：biology, epidemiology, pathogenicity and antifungal resistance. FEMS Microbiol Rev, 36：288-305, 2012
3) アステラス製薬株式会社：ファンガード点滴用25/50/75mg，インタビューフォーム（2015年3月改訂，第19版）
4) MSD株式会社：カンサイダス点滴静注用50/70mg，インタビューフォーム（2014年12月改訂，第7版）
5) Kabbara N, et al：Breakthrough *C.parapsilosis* and *C.guilliermondii* blood stream infections in allogeneic hematopoietic stem cell transplant recipients receiving long-term caspofungin therapy. Haematologica, 93：639-640, 2008
6) Karageorgopoulos DE, et al：β-D-glucan assay for the diagnosis of invasive fungal infections：a meta-analysis. Clin Infect Dis, 15：52, 750-770, 2011
7) Jaijakul S, et al：(1,3)-β-D-glucan as a prognostic marker of treatment response in invasive candidiasis. Clin Infect Dis, 55：521-526, 2012

第2章 ピットフォール編

10 発熱性好中球減少症のピットフォール

> **ケース1** 難易度 ★☆☆
>
> 外来フォローなら1日1回投与のセフトリアキソンかレボフロキサシン点滴静注？
>
> **患者背景**
>
> 乳がん T1N1M0，Stage ⅡA の診断で，乳房切除術，腋窩リンパ節郭清術を施行した 45 歳の女性。術後 TC（ドセタキセル 75mg/m^2 ＋シクロホスファミド 600mg/m^2）療法を開始。10 日目に 38.5℃の発熱があり来院。発熱以外特に症状はなし。WBC 800/μL，Neut 190/μL。

研修医

患者は食事も摂れているし，自宅で様子をみてもらおうかな。好中球数が少ないから G-CSF（granulocyte colony-stimulating factor：顆粒球コロニー刺激因子）製剤と…，熱があるから抗菌薬も使ったほうがいいかな。薬剤師さん！ 外来だし，点滴注射はセフトリアキソン（CTRX）でいいですか。内服抗菌薬はどうしたらいいでしょうか？

新人薬剤師

えっ？（入院して，カルバペネム系薬とか使わないのかな…。好中球減少時に発熱すると急速に重症化して死に至る危険性があるって習ったような気がするけど…）。外来でのフォローなら，1日1回投与ができる CTRX かレボフロキサシン（LVFX）の点滴静注くらいですかね？

新人薬剤師の対応のどこが問題？

発熱性好中球減少症（FN）でしょうか？

発熱性好中球減少症（febrile neutropenia；FN）の定義やリスク分類について第1章 基礎知識編を復習しましょう。本症例は，好中球数が 500/μL 未満で，かつ腋窩温 37.5℃以上の発熱を生じており，FN の定義[1] にあてはまります。

入院か外来か

まず高リスクと低リスクに分類します。MASCC（Multinational Association of Supportive Care in Cancer）スコアは 26 点で，高リスクとなるような病態は呈しておらず低リスクと分類できます。経口投与が可能で緊急時の通院体制に問題がなければ外来で内服の抗菌薬による治療が可能かと思われます。

FN の初期検査と診断・エンピリック治療薬

全血球血算，血清生化学検査以外に，抗菌薬投与前に 2 セット以上の静脈血液培養検査［中心静脈カテーテル（central venous catheter；CVC）が留置されている場合はカテーテル内腔からと末梢静脈から各 1 セット］，呼吸器症状・徴候を伴い感染症が疑われる場合は胸部 X 線写真，感染症が疑われる症状・徴候を示す身体部位での培養検査（喀痰・尿・皮膚分泌液・髄液など）を行ったうえで，迅速に抗菌薬投与を開始しましょう。抗菌薬は抗緑膿菌（*Pseudomonas aeruginosa*）作用のある抗菌薬を選択します。

低リスク患者で経口抗菌薬による外来治療が可能ですから，シプロフロキサシン（CPFX）200mg 2 錠を 8 時間ごと＋クラブラン酸／アモキシシリン（CVA/AMPC）1 錠とアモキシシリン（AMPC）1Cap を 8 時間ごと，が推奨となります。

> 指導薬剤師ならこう対応！

指導薬剤師
問診上，熱以外に何の症状もないのであれば抗菌薬投与前に血液培養と尿培養をお願いします。抗菌薬は CTRX だと緑膿菌のカバーができていません。この方は低リスク群だと思いますので，内服抗菌薬で症状の改善があれば外来治療が可能かと思います。処方はCPFX，CVA/AMPC，AMPC で，症状の改善がなければすぐに受診していただくことをお勧めします。そのときは入院して，抗緑膿菌活性のあるセフェピム（CFPM）2g を 8 時間ごと，などが必要になります。今回の場合は G-CSF は不要かと思います。

研修医
ありがとう。確かに患者さんは低リスクなので，内服抗菌薬として CPFX 200mg 2 錠を 8 時間ごと ＋ CVA/AMPC 1 錠 ＋ AMPC 1Cap を 8 時間ごとで，3 日間処方して様子をみることにします。

（経過）

翌日，解熱したと患者より連絡があった。血液培養と尿培養の結果は陰性であった。

ケース2　難易度 ★★☆

低リスクでもキノロン系薬を予防投与？

（ケース1のつづき）

研修医
この患者さん，次のコースは抗がん薬を減量したくないから予防で LVFX を内服してもらおうと思うのですがどうでしょうか？　それと G-CSF は好中球数が下がり始めたらすぐに投与しようと思っています。

新人薬剤師
（まずは次のコースの抗がん薬を1段階減量すべきなんじゃないのかな…。）

> 新人薬剤師の対応のどこが問題？

10 発熱性好中球減少症

G-CSF の使い方

　G-CSF の使い方には，好中球が減る前から使用する予防投与と減ってから使用する治療的投与があります。また予防投与には，初回のがん薬物療法時から使用する一次予防と，前コースで FN を生じたり，遷延性の好中球減少症で投与スケジュールの延期が必要となったりした場合に，次コースで予防的に G-CSF を使用する二次予防があります。

　一次予防での G-CSF の使用は FN の発症率が 20％以上のがん薬物療法を受ける患者，FN の発症率が 10～20％でも不良な PS (Performance Status：パフォーマンスステータス) などリスクがある場合は推奨されます（図1）。二次予防での G-CSF は，治癒率の向上が期待できる悪性リンパ腫や早期乳がん，胚細胞腫瘍のように抗がん薬の減量やスケジュール変更を行うことが望ましくない患者において前コースで FN を認めた場合には使用を考慮します。緩和的化学療法で，前コースで FN を認めた場合は，次コースの投与量減量もしくはスケジュール変更を検討するのが原則です[2]。治療的投与は，FN 患者へルーチンに使用すべきではありませんが，G-CSF の予防投与を受けていた FN 患者では継続投与が勧められます。なお，がん化学療法による好中球減少症患者に対して，抗がん薬の投与前 24 時間以内お

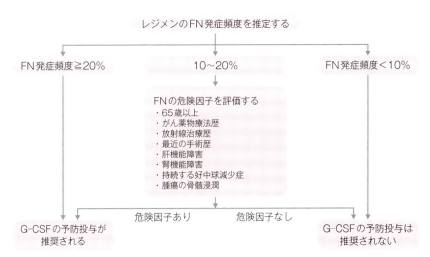

図1　がん薬物療法での G-CSF 予防投与

〔日本臨床腫瘍学会・編：発熱性好中球減少症 (FN) 診療ガイドライン 改訂第 2 版. 南江堂, 2017〕

よび投与終了後24時間のG-CSF投与は，化学療法に対する感受性が高まり，著明な好中球減少が出現する危険性があるため，添付文書上避けることとなっています。したがって，予防投与の場合，抗がん薬投与終了後24〜72時間経過してから投与することがガイドラインでも推奨されています。また，予防投与を受けていないFN患者では，好中球減少の程度が強い場合，高齢者，肺炎，臓器障害などの危険因子を有する患者において投与を検討します。また，好中球減少を生じても無熱の場合は治療的投与を実施する根拠に乏しいと考えます。

抗菌薬の予防投与はFNの発症予防になるのか？

高リスク患者（好中球数100/μL以下が7日を超えて続くことが予想される患者）へのキノロン系薬の予防投与は発熱イベント，死亡イベント，菌血症の頻度を減少させますが，低リスク患者（好中球減少期間が7日未満）では抗菌薬の予防投与が有効であるという根拠はありません[1]。

指導薬剤師ならこう対応！

指導薬剤師

この患者さんは低リスクなのでキノロン系薬の予防投与は必要ないかと思います。この方は早期乳がんの術後補助化学療法ですよね。減量せずに化学療法を行って，G-CSFは二次予防として，化学療法の翌日来院していただきG-CSF皮下注を開始することを提案します。

ケース3 難易度 ★★★

 原因菌がわかるまでCVCは抜去しない？

患者背景

急性リンパ性白血病で13日前より化学療法を開始した47歳，男性。4日前より好中球減少ありG-CSFの投与を開始。本日38.0℃の発熱あり。血液培養を提出し，肛門痛もあることからタゾバクタム・ピペラシリン（TAZ/PIPC）4.5g 1日4回が開始となっていた。

10 発熱性好中球減少症

研修医

熱が下がらないなと思っていたら，細菌検査室から血液培養でグラム陽性球菌（gram positive cocci；GPC）が出たって電話連絡がありました．肛門痛もあるし内因性の腸球菌かと思っています．培養結果で原因菌が同定されるまで待ってみようと思います．

新人薬剤師

お部屋に伺ったら CVC の刺入部が赤く，腫脹もあって圧痛もあるとのことです．カテーテル関連血流感染症の疑いがありますが，原因菌がわかるまで様子をみましょう．

研修医

たぶん腸球菌だと思うんだけど，培養結果が出ないと抗菌薬も選べないし…．

新人薬剤師の対応のどこが問題？

CVC が挿入されている患者に FN が発症した場合

挿入部の感染症，血栓性静脈炎，心内膜炎，血行動態が不安定な敗血症を合併している，または適切な抗菌薬治療を 72 時間以上行っても改善しない場合はカテーテルの抜去が推奨されます．カテーテル血と末梢血から血液培養を行い，両者の陽性化に 120 分以上の時間差がある(カテーテル血のほうが早く陽性化する)場合はカテーテル関連感染症と考えます．

黄色ブドウ球菌（*Staphylococcus aureus*），緑膿菌（*Pseudomonas aeruginosa*），バシラス（*Bacillus*）属，真菌，抗酸菌による感染症ではカテーテル抜去し，培養結果に基づいた適切な抗菌薬投与を行います[1]．

ちなみに，IDSA のガイドライン[3]では培養でコアグラーゼ陰性ブドウ球菌（coagulase-negative Staphylococci；CNS）が検出された場合は，カテーテルは抜去せず抗菌薬投与のみでよいとされています．実際には塗抹鏡検で GCP の cluster が観察されると黄色ブドウ球菌か CNS を区別することはできず，また CNS であってもカテーテルを抜去しないと再燃することもあり状況をみて可能であれば抜去します．さらにカテーテル関連血流感染症では，上記症例のように刺入部に発赤疼痛を伴わない場合もあり要注意です．

好中球減少時には病理学的な炎症所見が生じにくく，FN では発熱が唯一の理学的

所見となることも多いです。原因菌同定には血液培養が唯一の診療材料となることも少なくありません。"血液培養はどうせ陰性でわからないからとりあえず広域スペクトラム抗菌薬で良い"という考えではなく、"FNにおいても可能な限り原因菌を明らかにする努力を続けることが患者に対する適切な抗菌薬選択につながる"という考えが必要です。FNの際の原因菌検索は極めて重要なことなのです。

指導薬剤師

> 連鎖状（chain）かブドウの房状（cluster）か，細菌検査室へ確認してみましょう。ある程度原因菌を推定できますから，使用する抗菌薬も選択できますよ。(細菌検査室へ電話確認後)
> ブドウ球菌（*Staphylococcus*）様だそうです。しかもカテーテル血のほうがかなり早く陽性反応が出たそうなのでカテーテル関連血流感染症と考えて間違いないと思います。カテーテルはすぐに抜去したほうがよいと思います。抗菌薬はTAZ/PIPCとは別にバンコマイシン（VCM）かダプトマイシン（DAP）を開始すべきでしょう。VCMを使用の場合，腎機能は正常（Ccr 86mL/分）ですから1回1gを12時間ごとの1時間点滴，DAP使用の場合は体重58kg（6mg/kg）ですから350mgを1日1回の30分点滴でいいと思いますよ。

Column

免疫不全の違いによる原因菌の違い

どのタイプの免疫不全なのかによって原因として考えられる微生物も変わってきます（表1）。今回は好中球減少ですので特に注意するのは細菌ですが，固形がんでも副作用軽減や緩和治療目的としたステロイド使用が増えてきていて細胞性免疫の低下も注意する必要があります。プレドニゾロン換算量で1日投与量10mg以上かつ総投与量700mg以上になると感染症の合併が増加するという報告があります[4]。

10 発熱性好中球減少症

表1 免疫不全の違いによる原因菌の違い

免疫不全の種類と原因	細菌	真菌	ウイルス	原虫・寄生虫など
好中球減少症と貪食能低下 血液疾患, 薬剤, 化学療法, 放射線	ブドウ球菌(CNS, *S.aureus*) レンサ球菌属 腸内細菌 緑膿菌	カンジダ属(全身性) アスペルギルス属 ムーコル属		
細胞性免疫不全 急性リンパ性白血病・悪性リンパ腫・HIV感染症・移植・ステロイド投与・免疫抑制薬投与・インフリキシマブ投与	リステリア属 サルモネラ属 ノカルジア属 結核菌, 非結核性抗酸菌 レジオネラ属	カンジダ属(皮膚粘膜) アスペルギルス属 クリプトコッカス属 ニューモシスチス・カリニ Endemic mycoses	単純ヘルペスウイルス 水痘・帯状疱疹ウイルス サイトメガロウイルス EBウイルス アデノウイルス インフルエンザウイルス	トキソプラズマ クリプトスポリジウム 糞線虫
液性免疫不全 多発性骨髄腫・HIV感染症・造血幹細胞移植後・脾臓摘出後・リツキシマブ投与	肺炎球菌 インフルエンザ菌 髄膜炎菌 カプノサイトファーガ属	クリプトコッカス属	水痘・帯状疱疹ウイルス	バベシア マラリア ジアルジア

〔DeVita VT, J, et al : Cnancer : Principles and Practice of Oncology 6th edition. Lippincott Williams & Wilkins, pp 2815-2868, 2001/大曲貴夫・監:がん患者の感染症診療マニュアル 改訂2版. 南山堂, 2012/岸田直樹:感染症非専門医・薬剤師のための感染症コンサルテーション. じほう, 2014 より作成〕

ピットフォール編

【引用文献】
1) 日本臨床腫瘍学会・編:発熱性好中球減少症(FN)診療ガイドライン 改訂第2版. 南江堂, 2017
2) 一般社団法人日本癌治療学会・編:G-CSF適正使用ガイドライン. 金原出版, 2013
3) Freifeld AG, et al : Clinical practice guideline for the use of antimicrobial agents in neutropenic patients with cancer : 2010 update by the infectious diseases society of America. Clin Infect Dis, 52 : 56-93, 2011
4) Stuck AE, et al : Risk of infectious complications in patients taking glucocorticosteroids. Rev Infect Dis, 11 : 954-963, 1989

第2章 ピットフォール編

11 人工関節感染症のピットフォール

ケース1 難易度 ★☆☆

術後10カ月経過して発症した創感染！
手術に起因？

患者背景

67歳，女性，体重50kg，身長152cm，既往歴：60歳 関節リウマチ（rheumatoid arthritis；RA）

201X年12月17日，人工右膝関節置換術を施行，入院中は術後感染症などの感染症は特になく，翌年1月28日に退院。同年10月20日，1週間ほど前から発熱38℃，右膝の腫脹，疼痛，歩行困難を認めたため整形外科を受診

受診時検査データ

発熱37.8℃，血圧158/85mmHg，SpO_2 96%，HbA1c 5.7%，空腹時血糖150mg/dL，WBC 14,900/μL，CRP 20.2mg/dL，AST 18IU/L，ALT 20IU/L，S-Cr 0.57mg/dL，eGFR 79.3 mL/分/1.73m^2，Plt 26.9万個/μL

研修医：去年の暮れに人工膝関節置換術を施行した患者ですが，もう手術から半年以上も経っているし，今回の症状は手術とは関係ないですよね？ 他に感染症のフォーカスを検索しないといけないですよね。

新人薬剤師：そうですね。手術から半年以上も時間が経っているのであれば，どこか違うところに感染症のフォーカスがあるのかもしれません。

新人薬剤師の対応のどこが問題？

■ 人工関節感染症の発症時期

　人工関節感染症（prosthetic joint infection；PJI）は発症時期により早期型，遅延型，晩期型の3つに分けられます。発症時期の違いで発症頻度をみると約1/3ずつの割合となっており，どの時期に発症しても珍しくありません。したがって，術後半年以上経過しているからといって，手術に伴う感染症は否定できないことになります。この患者の場合，手術を施行してから10カ月後に発症していることから，遅延型のPJIとなります。遅延型に発症するPJIの原因は手術に関連しているとされ，人工物に細菌がバイオフィルムを形成している可能性があり難治性感染症となる場合もあります。

指導薬剤師ならこう対応！

指導薬剤師

PJIは術後1年以上経過しても起こることが報告されていますので，いつもと異なる疼痛がある場合には感染症を疑うことが重要です。血液培養2セットと膝の穿刺液が採れるようであれば，穿刺液の培養の提出もお願いします。患者はどのような薬剤を服用していますか？　生物学的製剤の使用は最近ありましたか？

研修医

RAに対しては，メトトレキサート，プレドニゾロン5mg，ロキソプロフェン，アレンドロン酸を服用されています。退院後は特に生物学的製剤の使用はないようです。膝だと触診で水が溜まっているかわかるので，あれば培養を提出してみます。

(経過)

　膝関節穿刺を実施したところ，排液の性状は血性でやや混濁していた。穿刺液をグラム染色したところ，ブドウ球菌様のグラム陽性球菌（gram-positive cocci；GPC）が1+，好中球3+で，好中球に貪食される像もみられた。血液培養は2セットとも陰性だった。

- PJIを疑い，緊急入院後，緊急の洗浄，ドレナージ，デブリドマンを施行
- ブドウ球菌による感染症を疑い，バンコマイシン（VCM）1回1g 1日2回（初回のみ1.5g）とセファゾリン（CEZ）1回1g 1日3回で治療開始
- 入院から2日後，入院時に穿刺した関節液からはメチシリン耐性黄色ブドウ球菌（methicillin resistant *Staphylococcus aureus*；MRSA）が検出されたため，CEZ

は中止となった。VCMに対するMICが1μg/mLであったが，人工関節を温存することとなり，ダプトマイシン（DAP）1回400mg 1日1回（8mg/kg）に変更

ケース2　難易度 ★★☆

抗菌薬を3週間投与して臨床症状が改善！抗菌薬を中止？

（ケース1のつづき）

研修医
> この間の患者さん，ドレナージと抗菌薬が効いたのか臨床症状も落ち着いてデータも良くなったので，そろそろ抗菌薬を中止して退院させようかと思います。

新人薬剤師
> 3週間も抗菌薬を投与したし，もう十分ですよね。WBCやCRPも下がっているので，中止にしても良いと思います。

新人薬剤師の対応のどこが問題？

人工関節を温存DAIRする場合の治療期間

インプラント温存の条件としては，感染症発症から期間が短い（3週間以内）こと，原因菌が感受性のあるGPCであること，術後の滲出液の遷延や瘻孔形成がないこと，インプラントのゆるみやレントゲン上の感染所見がないこととされ，人工股関節の場合，ステム（本項のコラム参照）にゆるみがなければ温存できるチャンスがありますが，時期を逃すと感染症が進行して骨破壊が起こり，ゆるみが生じてしまうと入れ替えなければなりません。DAIRの場合，抗菌薬治療に加えてデブリドマンでポリエチレンインサート（本項のコラム参照）を抜去し，後方までできる限り洗浄，ドレナージを併せて行う必要があります。抗菌薬治療は，2～6週間の注射用抗菌薬による治療後，経口抗菌薬による治療を行います。股関節の場合，注射用抗菌薬による治療期間を含めて経口抗菌薬による治療期間はトータルで6カ月間とされており，原因菌に抗菌活性があり，バイオアベイラビリティの高い経口抗菌薬を継続する必要があります。しかし，炎症データの改善が認められない，また注射

用抗菌薬を中止すると炎症データが再燃する場合には感染巣のデブリドマンが十分でないことも考えられますが，人工関節を温存しようとしても感染症のコントロールが付かず人工関節の抜去をせざるを得ない場合もあります。特に MRSA による PJI は，温存が難しい典型例とされています。

指導薬剤師ならこう対応！

指導薬剤師：人工関節を温存するのであれば，注射用抗菌薬は 2〜6 週間投与することが推奨されています。その後も，経口抗菌薬による治療を継続し，トータル 6 カ月間は抗菌薬治療を行うことが推奨されていますので，退院されるのであれば，原因菌に感受性のあるスルファメトキサゾール・トリメトプリム（ST）合剤とリファンピシン（RFP）を併用で投与されてはどうでしょうか。患者さんの腎機能，肝機能ともに正常ですし，投与量は ST 合剤は 1 回 2 錠 1 日 2 回，RFP は 1 回 3cap 1 日 2 回で処方されてはいかがでしょうか。

研修医：わかりました。臨床データが良くなったからといって抗菌薬を早々に中止してはいけないのですね。再燃したら困るので，経口抗菌薬で治療を続けます。

ケース 3　難易度 ★★★

耐性菌を考慮してリファンピシンは中止？

（ケース 2 のつづき）

研修医：経口抗菌薬として感受性のある ST 合剤と RFP を投与しようと思いますが，RFP の併用はどうして必要なのかな？

新人薬剤師：**確かに RFP は肝代謝酵素を誘導するし，耐性のことを考えれば併用しなくても良いように思います。**

新人薬剤師の対応のどこが問題？

DAIRにおけるRFPの併用

　DAIRにおいて，デブリドマン＋注射用抗菌薬（ペニシリナーゼ安定ペニシリンまたはVCM）を2週間投与し，その後経口抗菌薬［シプロフロキサシン（CPFX）］による長期治療を行った群と，注射用抗菌薬，経口抗菌薬ともにRFPを併用した群で無病期間を比較したところ，RFPを併用した群で有意に無病期間が長く，再発しにくいことが報告されています[1]。また，MRSAによるPJIの温存時の抗菌薬選択としては，VCMまたはDAP 6mg/kg 1日1回の点滴治療終了後に，経口抗菌薬としてRFP 1回600mgを1日1回または1回300〜450mgを1日2回とST合剤（トリメトプリム量で1回4mg/kg 1日2回）の併用を継続，あるいはその他の経口抗菌薬としてリネゾリド（LZD）1回600mgを1日2回，またはクリンダマイシン（CLDM）1回600mgを1日3回の継続治療を推奨しています。最適な治療期間については定まっておらず，最低でも8週間投与しデブリドマンを行っていない場合や慢性感染症に対しては可能な限りさらに1〜3カ月間追加して投与することが推奨されています[2]。

指導薬剤師ならこう対応！

抗菌薬にRFPを併用したほうが，無病期間が長いという報告があります。また，バイオフィルム感染症に対してもRFPの併用がよく行われています。現在服用されている内服薬との相互作用，肝機能に問題がないようでしたら，RFPの併用をお勧めします。

わかりました。ST合剤にRFPを併用して退院してもらいましょう。

では，RFP服用により尿や涙が赤くなりますので，患者さんにあらかじめ説明しておきますね。

Column

人工関節とは？

人工膝関節置換術（total knee arthroplasty；TKA）

　変形性膝関節症やRAなどで変形した関節の表面を取り除き，金属やセラミック，ポリエチレンなどの人工膝関節に入れ替えます．インプラントを固定する方法には，直接固定法（セメントレス固定）と間接固定法（セメント固定）があり，患者の年齢や骨の形状，質によって異なります．インプラントの表面は無数の小さな孔が開いた構造で細かい凹凸になっており，大腿骨の内部でしっかり骨とかみ合うように設計されています．表面に開いた無数の小さな孔から，骨の組織がインプラントの内部に向かって浸透するように成長し，最終的に固定の強度が高まり，インプラントを適切な位置と向きで維持します（図1）．

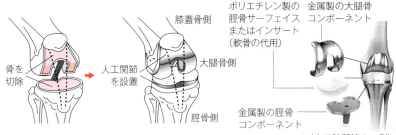

図1 人工膝関節置換術（巻頭 Color Atlas 参照）

人工股関節置換術（total hip arthroplasty；THA）

　変形性股関節症，RAでは大腿骨側と骨盤側の軟骨が消耗するため，両方を人工物（ステム，カップ）に入れ替えます．ステムは大腿骨に打ち込むため，簡単に抜くことができなくなりますが，感染するとゆるみが生じ抜去せざるをえなくなります．カップも骨盤側を削ってスクリューで固定します．インプラントを固定する方法は膝関節と同様です（図2）（cf. 人工骨頭置換術：大腿骨頸部骨折，大腿骨頭壊死の場合，大腿骨頭を切除し，骨頭を置換します．THAと異なり，臼蓋側は置換せず大腿骨側のみを人工物に入れ替えます）．

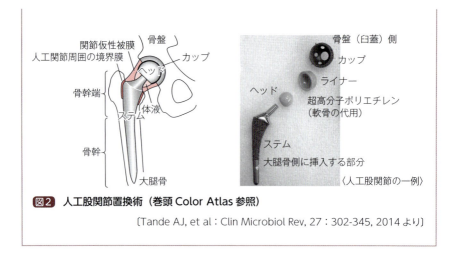

図2 人工股関節置換術（巻頭 Color Atlas 参照）

〔Tande AJ, et al：Clin Microbiol Rev, 27：302-345, 2014 より〕

【引用文献】

1) Zimmerli W, et al：Role of rifampin for treatment of orthopedic implant-related staphylococcal infections：a randomized controlled trial. Foreign-Body Infection（FBI）Study Group. JAMA, 279：1537-1541, 1998
2) Liu C, et al：Clinical practice guidelines by the infectious diseases society of america for the treatment of methicillin-resistant *Staphylococcus aureus* infections in adults and children. Clin Infect Dis, 52：e18-e55, 2011

12 術後発熱のピットフォール

ケース1 難易度 ★☆☆

術後48時間以内の発熱に対して抗菌薬を使用？

患者背景

58歳，男性，体重65kg，身長175cm，既往歴：高血圧症があるもコントロール良好．両側膝変形性関節症で受診，外科的適応と判断され，人工膝関節置換術を実施．術後第1病日（術翌日），患者状態は良好で中等度の膝の痛みはあるものの，鎮痛薬でコントロールされていた．周術期に使用された予防抗菌薬はセファゾリン（CEZ）で，術後24時間で投与終了．

術後第1病日の検査データ：発熱38.7℃，血圧130/72mmHg，WBC 11,000/μL，CRP 4.3mg/dL

理学的所見：右膝のドレナージ排液は少量の淡血性である以外は特記すべきことはなし．

研修医：昨日手術した患者で，熱もあるし，白血球も高いままだから，何か抗菌薬を再開したほうがいいのかな？ それとも他に何か問題があるのかな？

新人薬剤師：他に何か問題があるのであれば，血液培養，尿培養を提出されますか？ 肺炎を疑うのであれば，胸写も撮りますか？ 抗菌薬は…バンコマイシン（VCM）でしょうか？

新人薬剤師の対応のどこが問題？

ほとんどの術後早期(24 〜 48 時間)の発熱は，感染症によるものは稀，治療しなくても自然寛解

　発熱は感染症を疑うきっかけとなる重要な徴候ですが，感染症以外にも発熱を来す疾患や病態は数多く存在します。逆に発熱が存在しなくても，感染症の存在は否定できません。非感染性の要因のうち，術後早期の発熱，輸血や血液製剤投与後の反応性発熱，医学的処置に伴う発熱などは，1 〜 2 日以内に改善する場合が多いとされています。

　今回のような術後早期の発熱例の 37％が手術後 2 日間で発生し，そのうち 73％は感染症が原因ではなかったとされており，通常術後 48 時間以内の発熱は，全身状態の評価，理学的所見の確認，必要であれば手術創の観察のみを行い，ルーチンの検査以外は特別に行わず，経過観察を行います[1]。48 時間以降の術後の早期発熱に対しては，検査を実施して感染症の評価を行います。もし原因がみつからない場合でも，治療介入なしでも消退するといわれており，エンピリックに抗菌薬治療を開始したり予防抗菌薬の投与を延長したりするべきではありません[1]。しかし，5 日目以降の発熱の意義はまったく異なり，90％の患者で創感染，尿路感染症，肺炎などの感染症が証明されており，抗菌薬による治療を開始する必要があります[1]。このように，手術直後の発熱に関しては，図 1 に示すように 3 段階で考えます[2]。

　液性免疫を制御する炎症性サイトカインの 1 つであるインターロイキン(IL)-6 は，

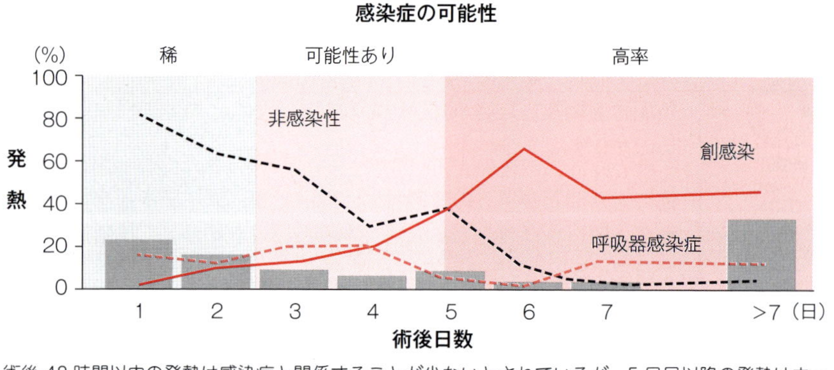

術後 48 時間以内の発熱は感染症と関係することが少ないとされているが，5 日目以降の発熱はまったく異なり，90％の患者で感染症が証明されている。

図1 術後発熱時期と感染症診断

〔Dellinger EP：Infectious diseases 3rd ed (ed. by Gorbach S, et al), Lippincott. Williams & Wilkins, pp817-823, 2004 より〕

種々の生理現象や炎症，免疫疾患の発症メカニズムに関与していますが，手術侵襲とIL-6，最高体温の関係を示した報告では，最高体温に到達するまでの平均時間は術後11時間で，末梢血IL-6のレベルは最高体温と相関していたとし[3]，術後もしばらくは体温の上昇，炎症が継続することが示唆されます。

しかし，術後48時間以内の発熱は感染症と関係することが少ないとされていても，術後の発熱患者に対して，容易に予防抗菌薬を延長したり治療抗菌薬を早期に開始したりする傾向があります。持続的な抗菌薬の投与は耐性菌獲得のリスクになり，またこれらは逆に急性感染症の診断を遅らせる原因にもなり注意が必要です。

生命を脅かす病態が原因となる術後早期の発熱

術後48時間以内の発熱のほとんどは問題となることは少なく，治療しなくても自然に改善するため，生化学検査や画像検査は控え，通常培養検査も不要とされています。しかし，頻度は少ないものの迅速な対応が必要となる重篤な病態があることも忘れてはなりません。術後早期の発熱として可能性の高い原因には，表1に示すような，*Clostridium perfringens*による創感染，肺塞栓，急性副腎不全，悪性高熱などがあります。特に術後早期に全身状態の悪化，低血圧を呈する発熱には*Clostridium perfringens*による壊死性筋膜炎，ガス壊疽を疑い，創をよく観察し，可能性があれば排液をグラム染色し，すぐにペニシリン，クリンダマイシン（CLDM）などの抗菌薬の開始，創のデブリドマンを行う必要があります。

表1 生命を脅かす病態が原因となる術後早期の発熱

病態	解説
壊死性筋膜炎，ガス壊疽	クロストリジウム属やA群レンサ球菌は例外的に術後早期に発症する創感染である。緊急の処置を要し，抗菌薬治療と広範なデブリドマンを行う。
肺塞栓症	脚の静脈などでできた血栓が肺動脈に詰まる。主な症状は呼吸困難，胸痛で，発熱は主症状ではないが，発熱を来す場合がある。エコノミークラス症候群とは肺塞栓症のことである。
副腎不全（副腎クリーゼ）	発熱や治療抵抗性の低血圧が原因となる。長期ステロイド治療により視床下部，下垂体，副腎系が抑制されている患者では，手術時よりステロイドカバーが必要となる。行われていない場合でも，ステロイド投与による救命が可能である。
悪性高熱	通常術中に起こるが，麻酔導入10時間までは起こる可能性がある。筋硬直，頻脈，予後不良な高熱が特徴で，早期のダントロレン投与が必要である。

指導薬剤師ならこう対応！

指導薬剤師：術後早期の発熱のほとんどは，感染症によるものは稀です。治療なしで経過観察されてはいかがでしょうか。

研修医：ちょっと不安な気もするけど，もう少し様子をみてみることにします。

（経過）

翌日，患者は問題なく解熱し，データも改善傾向がみられた。

ケース2　難易度 ★★☆

術後抗菌薬を使用しても発熱，炎症データが再上昇，抗菌薬を変更しても効果がみられない!?

患者背景

49歳，男性，体重75kg，身長173cm，既往歴：閉塞性動脈硬化症，高脂血症，痛風，高血圧症，左脚の壊疽（創は乾燥している）で血管外科を受診，MRIにて左脚に骨髄炎を指摘され手術にて中足骨より切断。術中術後はタゾバクタム/ピペラシリン（TAZ/PIPC）を使用。第2病日までは経過良好であったが，第3病日に38.5℃の発熱を認め，右膝は熱をもち痛みも出現。
服用薬：ヒドロクロロチアチド，バルサルタン，アトルバスタチン，アロプリノール
第2病日より内服薬は再開

研修医：術後特に問題がなかったのに，発熱と疼痛があり，炎症データが再上昇してきました。術後の抗菌薬の効果がないのかな？

新人薬剤師

膝が腫れているのであれば、穿刺してみてはいかがでしょうか。抗菌薬をカルバペネム系薬に変更されますか？ 念のため、pan-culture（血液，尿，喀痰など色々な箇所の培養）と胸写も…？

新人薬剤師の対応のどこが問題？

発熱の原因は痛風など非感染性の場合もある

痛風の既往を有する患者において，術後早期の痛風発作は15％に認められており，ほぼ全例で発熱を伴ったという報告があります[4]。この場合，膝の関節が最も高率に侵されるとされています。他にも非感染性が原因の一般的な術後発熱を表2に示します。

指導薬剤師ならこう対応！

指導薬剤師

今回腫れて痛みのある肢は，手術した肢とは逆の肢ですよね。既往に痛風があり，痛風発作の可能性もあると思います。まずはNSAIDsなどの鎮痛薬を投与されてはいかがでしょうか。抗菌薬の変更や血液，尿，喀痰培養の必要性に関する根拠は，現時点ではないように思います。

表2 非感染性が原因の術後発熱

病　態	解　説
痛風発作	痛風の既往がある患者において，膝に特に発症しやすい。
薬剤熱（drug fever）	皮膚皮疹や好酸球増加を伴うが，所見がないことも多い（原因薬剤は表3を参照）。
血　腫	発熱や白血球増多の原因となる。
輸血による反応	輸血時に発熱を伴うため，明らかなことも多いが，時間的関連性がない場合もある。
深部静脈血栓塞栓症	術後，特に疑わなければならない。軽度の発熱は肺塞栓症では稀ではなく，ときに高熱も認める。
膵　炎	腹腔内手術，特に上腹部の手術では膵炎を発症することがあり，しばしば発熱を呈する。
アルコール離脱症候群	精神状態の変化やadrenergic hyperactivityとともにしばしば軽度の発熱を伴う。

研修医

なるほど，そうですね。では，痛風発作に対して適応があるインドメタシンを開始してみようと思います。

(経過)

その後，症状は急速に改善し，全身状態も良好となった。しかし，第7病日に再度 38.8℃ の発熱を認めた。この時点での理学的所見は正常，末梢血管内留置カテーテル挿入部や切断創部には感染症は認めていない。

検査所見 CRP 8.5mg/dL，WBC 8,500/μL，プロカルシトニン 0.2ng/mL，好酸球 18%

研修医

痛風発作は改善したのに，また発熱と炎症データが上昇してきました。念のため検査したプロカルシトニンは低いので，感染症ではないように思うけど，今度は何が原因なのかな？

新人薬剤師

熱がある割には元気そうですけど…。TAZ/PIPC を他の抗菌薬に変更するほうが良いかもしれません。創感染を疑えば，耐性グラム陽性菌カバー目的で今度こそ VCM が必要かもしれません！

> 新人薬剤師の対応のどこが問題？

■ 薬剤を投与している場合，常に可能性がある薬剤熱

薬剤熱とは，薬剤により引き起こされる発熱のことで（表3），入院患者の約1割は，少なくとも1度は薬剤熱のエピソードがあるとされています[5]。今回新たに開始したインドメタシンと以前から投与されていた TAZ/PIPC は，薬剤熱の原因となりえます。新たに開始した薬が一番怪しいと考えられますが，一般的には薬を投与後，1～2週間で発症するとされています。一方で，数カ月，数年前から使用している薬でも，hypersensitive reaction を起こせば薬剤熱となり得ます。

原因不明の発熱が3週間以上続く場合は，不明熱とよばれます。不明熱の原因のカテゴリーで考える際，多くの医学書では①感染症，②膠原病，③腫瘍，④薬剤熱の順番でリストアップされています。全身におよぶ蕁麻疹，紅斑がある場合には，薬剤性の発熱である可能性が高いとされています。

表3　薬剤熱に関係する薬剤の一覧

一般的な薬剤	あまり一般的でない薬剤	稀な薬剤
アトロピン アムホテリシンB アスパラギナーゼ バルビツール酸 ブレオマイシン メチルドパ ペニシリン系薬 セフェム系薬 フェニトイン プロカインアミド キニジン サリチル酸 サルファ剤 インターフェロン	アロプリノール アザチオプリン シメチジン ヒドララジン ヨード剤 イソニアジド リファンピシン ストレプトキナーゼ イミペネム バンコマイシン カルシウム拮抗薬（ニフェジピン） NSAIDs β遮断薬（メトクロプラミド）	サリチル酸（治療量） 副腎皮質ステロイド アミノグリコシド系薬 マクロライド系薬 テトラサイクリン系薬 クリンダマイシン クロラムフェニコール ビタミン剤

薬剤熱を起こしやすい薬剤として，抗がん薬，インターフェロン，β-ラクタム系薬（ペニシリン系薬，セフェム系薬），利尿薬（サイアザイド系，ループ系）があげられる。
〔Johnson DH, et al：Drug fever. Infect Dis Clin North Am, 10：85-91, 1996 より〕

特徴としては，発熱がある割には元気（inappropriately well）にされている，原因薬剤の投与中止により 48〜72 時間で解熱する，いつも同じ時刻（薬剤の投与に合わせて）に発熱がある，などがあげられます。症状としては，発熱の他には悪寒，筋肉痛，皮疹，頭痛などが報告されています。皮疹があれば比較的診断がスムーズになることもありますが，皮疹を伴わない場合も多く注意が必要です。薬剤熱の特徴的な所見として，比較的徐脈（体温上昇と比べて不適切に徐脈であること。ただし，房室ブロック，ペースメーカー装着，β遮断薬やカルシウム拮抗薬を服用中の患者にはあてはまらない）は，薬剤熱の患者にみられる重要な徴候です。肝機能異常，好酸球増多が認められる場合には，可能性が高いとされていますが，これらは稀とされています。しかし，これらの所見がなくても薬剤熱を否定することはできません。また，白血球や CRP の上昇を伴うことがあるため，感染症との鑑別が重要となります。原因薬剤を中止することにより，48〜72 時間以内に解熱すれば診断となりますが，抗てんかん薬など半減期が長いものではこの限りではなく，7〜10 日経って解熱する場合もあります。

薬剤熱の発現機序はいくつか報告されていますが，薬剤を抗原とした免疫反応により発熱する機序のものを薬剤熱といい，他の機序による発熱は薬剤関連性発熱といいます（表4）[6), 7)]。薬剤熱を起こしやすい薬剤として，抗菌薬，抗てんかん薬，利尿薬などがあげられます。今回の症例で薬剤熱の原因の1つとして考えられる抗

表4 薬剤性高体温の原因と主な薬剤

	発現機序	原因薬剤または要因
体温調節機能の異常（体温中枢障害）	代謝亢進	甲状腺ホルモン薬
	交感神経作用物質（熱生産の促進，血管収縮作用による熱放散阻害）	交感神経作動薬（エピネフリン，コカイン，アンフェタミン）
	発汗障害による熱消失の減少（熱放散障害）	抗コリン薬，抗ヒスタミン薬，抗精神病薬（三環系抗うつ薬，フェノチアジン系，ブチロフェノン系精神安定薬）
	視床下部の H_2 受容体の阻害	シメチジン
薬剤投与に伴うもの	エンドトキシンなど発熱性物質の混入	ワクチン，アレルゲンエキス
	内部に発熱を惹起する構造をもち，投与部位での炎症反応	アムホテリシンB，ブレオマイシン
	インターロイキン-6産生増大	インターフェロン，抗CD3抗体
薬理学的作用に関連	Jarisch-Herxheimer反応：菌の死滅による細菌内部の毒素が原因（発熱，悪寒，筋肉痛，血圧低下）	梅毒，レプトスピラ症，回帰熱などの治療にペニシリン系薬を投与した際に起こる
	障害を受けた腫瘍細胞が発熱物質を放出し視床下部に働く	抗がん薬（6-メルカプトプリン，シスプラチン，L-アスパラギナーゼ，ビンクリスチンなど）
	レッドマン症候群：ヒスタミン遊離作用によるもの	バンコマイシン
特異体質な反応	筋活動亢進（筋細胞への遺伝的カルシウム調節不良による高熱，筋緊張，頻脈，不整脈，血圧低下）	吸入麻酔薬（ハロタン，イソフルラン，エンフルランなど）による悪性発熱症
	ドパミン作動レセプターの阻害による高熱，筋固縮，頻脈，血圧不安定	ドパミン-2受容体拮抗薬（抗精神病薬のブチロフェノン系：ハロペリドールなど，フェノチアジン系：クロルプロマジンなど）による悪性症候群，抗うつ薬によるセロトニン症候群
	グルコース-6-リン酸脱水素酵素欠損症（溶血による内因性発熱物質の放出）	スルホンアミド，抗マラリア薬，キニジン，クロラムフェニコール
過敏性反応	薬剤自身とその代謝物がハプテンとなる（薬剤の多くは低分子であり，それ自身が抗原となることはない）	ほとんどの薬剤はハプテンとして内因性タンパクと結合し抗原性を発揮
	免疫複合体形成	内因性発熱物質の放出を刺激し，組織と薬剤の間の直接的な反応
	細胞性免疫反応	活性化T細胞がリンホカイン産生を誘導しマクロファージに働くことで発熱が惹起

薬剤への免疫学的応答や過敏性反応が最も一般的な薬剤熱の原因である。過敏性反応を起こす代表的な薬剤として，アロプリノール，抗菌薬（β-ラクタム系薬，スルホンアミドなど），抗てんかん薬（カルバマゼピン，フェニトイン），ヘパリン，メチルドパ，プロカインアミド，キニジン，キニーネ，抗結核薬，利尿薬，NSAIDsがある。

〔Johnson DH, et al：Infect Dis Clin North Am, 10：85-91, 1996／Patel RA, et al：Pharmacotherapy, 30：57-69, 2010 より〕

菌薬については，β-ラクタム系薬で多く報告されており，Pleasantsら[8]の報告では，嚢胞性線維症患者においてβ-ラクタム系薬を投与したところ，28.9％にアレルギー反応が認められ，薬剤別ではピペラシリン（PIPC）（35.5％），イミペネム/シラスタチン（IPM/CS）（25％），mezlocillin（16.7％）の順でペニシリン系薬で高率で，発症までの期間は 10.1 ± 5.4 日であったとしています。過敏性反応では，免疫複合体によるⅢ型アレルギー反応によるものが最も頻度が高いとされ，組織に沈着した免疫複合体が化学伝達物質を放出させたり，補体を刺激して組織を攻撃させたりします。すべての薬剤でこの機序による薬剤熱を引き起こす可能性があり，薬を投与している患者の発熱をみた場合，常に薬剤熱を疑うことが重要となります。

また，プロカルシトニンによる非感染性の証明と抗菌薬中止の判断には，表5に示すような報告があります[9]。この症例の場合，プロカルシトニンは 0.2ng/mL であったため，中等度リスクの＜ 0.25ng/mL にカテゴリーされ，感染症は否定的となり，抗菌薬は中止しても良いと判断できます。

指導薬剤師ならこう対応！

指導薬剤師

インドメタシンと TAZ/PIPC は，薬剤熱の原因となりえます。お聞きした情報によると，手術部位感染症（surgical site infection；SSI）の可能性は低そうですので，VCM を併用する根拠はなさそうですね。

研修医

被疑薬として，最近開始したインドメタシンも怪しいけど，ペニシリン系薬の TAZ/PIPC も怪しいな。感染症が増悪したようではないので，両方を中止してみます。

（経過）

インドメタシン，TAZ/PIPC を中止した 2 日後，患者は解熱し症状は落ち着いた。

表5 プロカルシトニン-ガイドによる非感染性の証明と抗菌薬中止の判断

中等度リスク：救急，一般病棟

< 0.10 ng/mL	< 0.25 ng/mL	≧ 0.25 ng/mL	> 0.50 ng/mL
抗菌薬中止を強く推奨	中止を推奨	継続を推奨	継続を強く推奨

高リスク：ICU患者

< 0.25 ng/mL 90%以上減少	< 0.50 ng/mL 80%以上減少	≧ 0.50 ng/mL	> 1.0 ng/mL
抗菌薬中止を強く推奨	中止を推奨	継続を推奨	継続を強く推奨

〔Schuetz P, et al：Arch Intern Med, 171：1322-1331, 2011 より〕

ケース3　難易度 ★★★

術後6日目の炎症データが再上昇！まだ経過観察？

患者背景

65歳，男性，体重67kg，身長178cm，既往歴：特になし，結腸がんにて右半結腸切除術を施行。周術期に使用された予防抗菌薬はフロモキセフ（FMOX）で，術後24時間で終了。

検査データ

第1病日：発熱 38.1℃，WBC 10,300/μL，CRP 3.8mg/dL
第2病日：発熱 37.1℃，WBC 7,800/μL，CRP 7.2mg/dL，尿道カテーテル抜去，歩行許可，経口開始
第3病日：発熱 36.8℃，WBC 6,200/μL，CRP 4.2mg/dL
第4病日：発熱 37.2℃，血液検査実施なし
第5病日：発熱 37.5℃，WBC 10,000/μL，CRP 5.2mg/dL
第6病日：発熱 38.5℃，WBC 18,500/μL，CRP 10.2mg/dL

研修医：術後，炎症データの改善を認めていたのに，炎症データの再上昇と発熱を認めています。術後第6病日ですが，これってSSI？　それとも遠隔部位感染症（remote infection；RI）でしょうか？

新人薬剤師: 術後早期の発熱は，感染症以外が原因となることが多いと教わりましたが，第6病日なので微妙ですね。もう少し様子をみても良いのではないでしょうか？

研修医: うーん。そうかなぁ…？

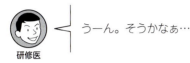
新人薬剤師の対応のどこが問題？

必要な検査や情報は？

　先ほどまでの症例は，術後早期の発熱であったため，感染症以外の発熱の可能性について解説してきましたが，48時間以降の発熱は感染症の可能性があり，特に今回の症例のように術後5日以上経過してからの発熱，炎症データの上昇は感染症である確率が高率となります（図1）。必要な検査を実施し，抗菌薬の適応を検討する必要がありますが，感染源が不明な場合，非感染性の発熱の可能性も考慮しなければなりません。

　この症例は腹部の手術をされているため，術後の縫合不全による腹腔内感染症の可能性があります。特に抗菌薬を開始しても炎症所見が改善しない場合には，早期にCT検査を実施し，膿瘍があればドレナージを行う必要があります。他に感染症による一般的な術後発熱の原因として，尿路感染症（特に尿道カテーテル留置例），肺炎（慢性閉塞性肺疾患例，人工呼吸器管理例で高率），血管内留置カテーテル感染症（中心静脈であると血流感染症，末梢血管であると蜂窩織炎や血栓性静脈炎），などのRI，SSI，*Clostridium difficile*関連下痢症（予防抗菌薬を数回使用でも可能性あり）があります。比較的稀な感染症による術後発熱としては，副鼻腔炎（長期経鼻胃管挿管例，経鼻挿管例），無石性胆嚢炎（重症の衰弱例で経腸栄養を実施していない場合），人工物感染症〔遅発性感染症が多い，黄色ブドウ球菌（*Staphylococcus aureus*）が原因の場合は術後数日に発症する場合もある〕があります。

　発熱の原因が明らかでない場合でも，バイタルサインの変動，すなわち重症感のある敗血症のような患者では，速やかにエンピリックに抗菌薬治療を開始する必要がありますが，投与開始前には必ず血液培養2セットと疑わしい箇所の培養検査を

行う必要があります。

　NSAIDs やステロイドの投与，持続的血液濾過透析（continuous hemodiafiltration；CHDF）施行，敗血症による低体温などは，発熱がないからといって感染症がないということにはなりません。発熱が感染症の指標とならない場合には，必要な検査を行い，より慎重な判断が必要となります。

指導薬剤師ならこう対応！

感染症の可能性が高いと思います。必要な検査をされてはいかがでしょうか。感染症のフォーカスとして疑わしいのは SSI，腹腔内感染症…患者の状態はどうですか？

幸いバイタルは安定しています。ドレーンや血管内留置カテーテルはないので，まずは創部の確認をしてみます。ドレーンがあれば排液の性状や培養を確認できますが，すでに抜去しているので，至急 CT を撮って縫合不全がないか確認してみます。

〈経過〉

　緊急の CT で確認したところ，腹腔内に膿瘍が認められたため，ドレーンを挿入しドレナージを行うとともに，TAZ/PIPC が開始された。

Column

術後の「良い熱」吸収熱，侵襲熱とは？

　吸収熱とは，手術によってダメージを受けた体が元に戻ろうとする際に起きる発熱のことです。手術により組織破壊が起こり壊死組織や出血，滲出液がある場合，体は修復させるためにそれらを吸収しようとしますが，その際に発生する発熱です。吸収熱は，特に全身麻酔で行った手術に高率に起こるとされ，術後 48 時間以内にピークを迎え，その後解熱するとされています。

　また，侵襲熱（治癒熱ともいう）は，手術などにより侵襲を受けた体がそのダメージから回復する際に発生する発熱で，プロスタグランジン E_2 などのサイトカインが主に関与しています。傷を治そうとして白血球が集まりサイトカインの働きを活発にしますが，白血球は高温のほうが働きやすく，調節機能が働いて体温を上昇させます。侵襲の程度が大きな手術の後ほど発熱因子（パイ

ロジェン）の放出が多くなり高温になるとされていますが，術後 2 ～ 3 日で解熱するとされています．

　吸収熱と侵襲熱は正常な状態に戻すための生体防御反応で，体の回復に必要な発熱，細胞が活性化して起こる発熱であることから，非感染性で術後の「良い熱」ということになります．一方で，術後 3 ～ 4 日後に発生する発熱は感染性であることが多く，この「悪い熱」との鑑別が重要となります．

【引用文献】

1) Garibaldi RA, et al：Evidence for the non-infectious etiology of early postoperative fever. Infect Control, 6：273-277, 1985
2) Dellinger EP：Infectious diseases 3rd ed（ed. by Gorbach S, et al）, Lippincott. Williams & Wilkins, pp817-823, 2004
3) Wortel CH, et al：Interleukin-6 mediates host defense responses induced by abdominal surgery. Surgery, 114：564-570, 1993
4) Craig MH, et al：Postsurgical gout. Am Surg, 61：56-59, 1995
5) Rizoli SB, et al：Saturday night fever：finding and controlling the source of sepsis in critical illness. Lancet Infect Dis, 2：137-144, 2002
6) Johnson DH, et al：Drug fever. Infect Dis Clin North Am, 10：85-91, 1996
7) Patel RA, et al：Drug fever. Pharmacotherapy, 30：57-69, 2010
8) Pleasants RA, et al：Allergic reactions to parenteral beta-lactam antibiotics in patients with cystic fibrosis. Chest, 106：1124-1128, 1994
9) Schuetz P, et al：Procalcitonin algorithms for antibiotic therapy decisions：a systematic review of randomized controlled trials and recommendations for clinical algorithms. Arch Intern Med, 171：1322-1331, 2011

第2章 ピットフォール編

13 透析患者のピットフォール

ケース1　難易度 ★☆☆

 透析患者の発熱には念のため抗菌薬投与？

患者背景

58歳，男性。体重62kg（DW），身長165cm，既往歴：糖尿病性腎不全により2年前に内シャント作成され現在維持透析中である。1週間前から37℃台の微熱がでるようになった。風邪かもしれないと様子をみていたが，本日透析開始後に37.5℃の熱発あり。元気なときの体温は35.5℃とのことで，研修医から抗菌薬の投与に関して相談があった。

身体所見

心拍数98回/分，呼吸数24回/分，血圧106/52mmHg，心音：S1→S2→S3なし S4なし，軽度心雑音あり，呼吸音：清，腹部：平坦で軟，圧痛・反跳痛なし，肝・脾腫なし，四肢：左前腕に内シャントおよび静脈の怒張あり，その他特記なし，内シャント部：発赤なし，圧痛なし

検査所見（透析開始後）

WBC 10,100/μL，RBC 210万/μL，Hb 11.8g/dL，Ht 35.2％，PLT 15万/μL，CRP 4.5mg/dL，Na 140mmol/L，K 5.2mmol/L，Cl 106mmol/L，AST 35U/L，ALT 40U/L，BUN 45mg/dL，S-Cr 6.7mg/dL
透析後の胸部X線：明らかな浸潤影なし，尿：分泌物様のものがあるが，いつもと性状は変わらない，ベッドサイド心エコー：明らかな疣腫なし

研修医

糖尿病がベースにあり，2年前に透析導入された患者です。1週間前から微熱があるようで，今回も確かに37.5℃と軽度熱発があります。肺炎や尿路感染症なども疑い検査はしたのですが，はっきりしたフォーカスがわかりません。透析患者は低免疫なので，悪くなる前に，先に何か抗菌薬を投与しておこうと思うのですが。

新人薬剤師

そうですね。念のため抗菌薬を投与しておくほうが安心かもしれないですね。

> 新人薬剤師の対応のどこが問題？

透析患者の発熱パターン

　透析専門病院でない限り、透析患者に抗菌薬を投与する経験は意外と少ないのではないでしょうか。透析患者の場合、透析日、非透析日があり、また薬によってほぼ除去されるもの、あまり除去されないものなどさまざまです。また、抗菌薬を投与する場合でもいつどのタイミングにするかなどさまざまな問題があり、実際エビデンスが少ないため、どの施設も試行錯誤しながら治療にあたっているようです。透析患者に関係なく、一般に発熱があれば、感染症以外に悪性腫瘍や膠原病も疑えといわれますが、透析患者の発熱はよく観察すると、特有なパターンがあることがわかります。ケース1の症例以外で、発熱を起こした患者のケースをみてみましょう。

患者背景

　42歳、女性、体重48kg（DW）、身長156cm

既往歴

　先天性腎嚢胞症により、30歳頃より透析導入されている。過去に腎嚢胞に感染症を起こしたことがあるが、それ以外特に問題はなかった。本日透析開始時に38℃台の発熱あり。その後いったん熱は下がり、透析中熱はなかった。しかし、透析終了後再び発熱したため看護師から主治医に連絡があった。

> **患者背景**
> 72歳，女性，体重42kg（DW），身長150cm
>
> **既往歴**
> 高血圧性腎症により，50歳頃より透析導入になっている。長男も同疾患で維持透析中。今朝から人工血管にそって痛みと軽度熱感があったが，発赤はなかった。透析開始後も熱が続き，その後人工血管に沿って明らかな発赤が出現しているのに気づき担当看護師から医師に連絡があった。

■ パターンは，大きく分けて3つ！

これら3つの症例は以下のような観察ポイントがあります[1]。

① 透析中の持続的発熱，終了後は自然に解熱
② 透析開始時，透析終了直後の発熱。透析中は解熱
③ 透析とは無関係に発熱（弛張熱）

これらの3つのパターンは，以下の理由により発熱するものと考えられその対応は自ずと違ったものになります。①の場合，発熱の原因は血液透析時の発熱物質が原因である可能性が高いため，抗菌薬は不要です。②の場合，透析時におけるカテーテル操作に関連した一過性の菌血症と考えられ，清潔操作の見直しが必要となります。③の場合，ブラッドアクセスなどのカテーテル関連血流感染症と考えられます。抗菌薬治療が不可欠です。

指導薬剤師ならこう対応！

指導薬剤師
透析患者の発熱では，透析患者特有の発熱パターンがあるので，薬剤師としても本当に抗菌薬投与が必要な疾患なのか，薬の専門家として自らも考えることが必要ですね。

新人薬剤師
今回のケースはどの発熱パターンに当たるか，もう一度しっかり患者さんから話を聴いてみる必要がありますね。

13 透析患者

(経過)

研修医と一緒に透析室に行き，熱経表および患者から詳細に話を聴くと，発熱は透析日に，それも透析直後に起こり翌日は平熱であるとのこと。透析記録から熱発のあった1週間前からダイアライザーの種類が変更されていたことがわかった。その後ダイアライザーを別のものに変更した結果，発熱はなくなった。

ケース2　難易度 ★★☆

透析患者でも正常人と同じ用量から開始？

患者背景

糖尿病性壊疽で右足を切断している55歳，男性。3日前から下痢および腹痛があった。整腸薬を処方して様子をみていたが，本日透析中に39℃の発熱あり。その日の透析係（医師）が診察したところ，右季肋部にマーフィーサイン陽性を認め，胆のう炎を疑い，CT撮影。消化器内科にコンサルト後，そのまま入院となった。

研修医：透析患者が入院になったのですが，どの抗菌薬をどのくらい使えばよいか経験がないので教えてもらえませんか？　腎機能正常な患者の場合，私はいつもファーストチョイスでスルバクタム/アンピシリン（SBT/ABPC）を使うのですが，量やタイミングがわかりません。

新人薬剤師：まずは正常人と同じ量を投与でよいと思うのですが…（汗）。

> 新人薬剤師の対応のどこが問題？

血液透析患者の抗菌薬投与の基本

指導薬剤師ならこう対応！

指導薬剤師

透析導入患者では，本来の代謝ではない代謝が亢進したり，透析膜，血液流量，除水量など，薬物動態が変動する要素が多く，血中濃度測定による治療計画が必要です（→ Memo）が実臨床では困難です。よって，サンフォード感染症治療ガイドなどを参考に投与設計せざるをえない状況です。

新人薬剤師

私のようにまだまだ知識がない場合で，指導薬剤師が不在の場合はどうすればいいでしょうか？

指導薬剤師

透析患者の抗菌薬投与設計では，腎排泄型の抗菌薬を選択する場合，個々に投与量を調節する必要があります。しかし，実際には投与量に関する症例報告はあっても，明らかなエビデンスが少ない場合がほとんどです。このように情報がない場合は投与設計の必要がない代表的な抗菌薬（表1）を使用するのが一つの方法です。また透析患者の感染症は，もともと免疫力が低下している場合が多く，当初から広域スペクトラムの抗菌薬を使うことが多いため，主要な抗菌薬の投与量を記憶しておくとよいでしょう。表2に示すものは必ず覚えておきましょう！

MEMO　透析による除去率に影響する薬物側の因子

①小さい体内分布容積〔Volume of distribution（Vd）< 0.7L/kg〕
②低いタンパク結合率（透析膜の通過性がよい）
③小さい分子量（小分子 < 300Da，中分子 300～12,000Da，大分子 > 12,000Da）
④水溶性
　ほとんどの薬剤は < 500Da以下で透過性は良好。バンコマイシンは1,500Da，ダプトマイシンは1,620Daと大きいため，除去率は比較的低い。肝排泄の薬物は一般にタンパク結合率が高いため，透析では抜けにくい傾向がある。

表1 透析時に通常量使用可能な代表的抗菌薬

β-ラクタム系薬：セフォペラゾン，セフトリアキソン
リンコマイシン系薬：クリンダマイシン
テトラサイクリン系薬：ドキシサイクリン，ミノサイクリン
マクロライド系薬：エリスロマイシン
ニューキノロン系薬：モキシフロキサシン
ニトロイミダゾール系薬：メトロニダゾール
リファマイシン系薬：リファンピシン
オキサゾリジノン系薬：リネゾリド，など

〔IDATENセミナーテキスト編集委員会・編：
病院内/免疫不全関連感染症診療の考え方と進め方.
医学書院, pp.144-162, 2011より〕

表2 投与量を覚えておきたい抗菌薬

1. メロペネム
   24時間ごとに0.5～1.0g。透析日には透析後投与
2. タゾバクタム/ピペラシリン
   8時間ごとに2.25g。透析前後に投与時間が当たる場合は透析後に投与。タイミングが合わないとき（透析前や透析中に投与してしまった場合）は透析後に0.75gを追加

〔Gilbert DN, 他・編：日本語版 サンフォード感染症治療ガイド2015（第45版）.
ライフサイエンス出版, 2015より〕

ケース3 難易度 ★★★

透析患者の発熱にはまずメロペネム？

患者背景

ここ1年の間に肺炎や尿路感染症で3回もの入院歴がある66歳，男性。半年前に人工血管によるシャントを作成。現在，週3回のペースで透析を行っている。前回透析より翌日夜に熱感あり。その後，透析に無関係に38.5℃の発熱および悪寒・戦慄があったため，精査加療目的で入院となった。

研修医：今回は明らかな肺炎や尿路感染症などフォーカスがわかりませんが，発熱パターンから感染症が否定できません。まずはメロペネム（MEPM）を投与開始したいのですがいいですか？

> 透析患者さんですよね。わかりました。MEPM を 24 時間ごとに 1 回 1g，透析日は透析終了後に 1 回 1g 投与してください。

新人薬剤師の対応のどこが問題？

　今回の透析患者の場合，発熱のパターンから感染症が考えられますが，本当にとりあえずメロペネムの投与でも問題ないのでしょうか？　統計的に血液透析患者における敗血症のフォーカスは，多い順番に①ブラッドアクセス（またはカテーテル・バスキュラーアクセス）関連血流感染症，②肺炎，③腹腔内敗血症，④皮膚・軟部組織感染症，⑤尿路感染症といわれています。よって，もし透析患者が熱発したら医療関連感染として上記感染症を念頭に置きながら感染源をチェックします。感染源が不明の場合は，確率から考えて最も頻度の高いブラッドアクセス関連血流感染症を考えます。抗菌薬投与前には，いつもの感染症診療のときと同様に，必ず血液培養 2 セット，胸部 X 線，尿培養などを行います。また，どんな微生物が原因菌として考えやすいかも知っておく必要があります。特にブラッドアクセス関連血流感染症では，グラム陽性球菌（gram-positive cocci；GPC）ではメチシリン感受性黄色ブドウ球菌（methicillin-susceptible *Staphylococcus aureus*；MSSA），メチシリン耐性黄色ブドウ球菌（methicillin-resistant *Staphylococcus aureus*；MRSA），コアグラーゼ陰性ブドウ球菌（coagulase-negative Staphylococci；CNS）や腸球菌が，グラム陰性桿菌（gram-negative rod；GNR）では緑膿菌（*Pseudomonas aeruginosa*）や大腸菌（*Escherichia coli*），また真菌ではカンジダ（*Candida*）属なども原因菌になることを押さえておきましょう。

指導薬剤師ならこう対応！

> MEPM だけの投与では，すべての抗菌スペクトラムをカバーできているとはいえません。透析患者では，明らかなフォーカスがわからない場合は常にブラッドアクセス関連血流感染症を考える必要があります。

新人薬剤師：つまり，培養結果が出るまでは，MRSAも考慮する必要があるということですね．担当医に連絡してきます！

（研修医との協議）

新人薬剤師：先生，この患者さんの場合，ブラッドアクセス関連血流感染症も考慮して，MRSAも原因菌として想定しておく必要があると思います．

研修医：そうですね，MRSAを忘れていました．そうしたら，バンコマイシン（VCM）を使おうと思うので投与設計してもらえますか？

新人薬剤師：わかりました！

TDMが必要な抗MRSA薬

現在，MRSAに対して用いられる以下の薬剤はいずれも腎排泄型薬剤であり，副作用として聴覚毒性や腎毒性があることから血中濃度モニタリングが必要です．そのなかで今回は比較的経験することが多い間歇的血液透析（hemodialysis；HD）施行時のTDMによる投与設計を解説します．持続的血液濾過透析（continuous hemodiafiltration；CHDF）に関しては，「第3章 One more lecture」を参照してください．

1 HDにおけるVCMのTDM，投与設計[2]

①初日は20〜25mg/kg（実測体重）を1回投与する（負荷投与）．
②透析で除去されるため，初回以降は透析日のみに透析後に通常の半量（7.5〜10mg/kg）の投与を行う（維持投与）．
③透析患者では，定常状態に達する時期は遅延する．通常投与開始後2回目の透析日にあわせてTDMを実施する．
④投与量の変更のない場合，2回目以降のルーチンに行われるTDMは推奨しない．
⑤TDMはHD前に行う．HD後はリバウンド現象があるため，HD終了直後の血

中濃度は正確に体内薬物濃度を反映しない。
⑥トラフ値は 20μg/mL 以下が望ましい（ただし，透析患者において有害事象を予防する目標血中濃度は示されていない）。

　日本の場合，多くの施設で TDM が最も確立されている VCM を使用することが多いです。抗菌薬 TDM ガイドライン 2016[2]で述べられているように，ダイアライザーの種類によって VCM の除去率に違いがあるので，施設ごとで投与間隔など微調整が必要です[3]。

2 HD における TEIC の TDM，投与設計

①初日より 3 日間は腎機能正常者と同じ投与設計を行う（ローディングドーズを含む）。
②維持透析は透析日のみ投与する。投与量は透析除去率が他の抗菌薬と比較し低いことを考慮し，透析後に 3.3〜6.7 mg/kg を目安として 1 回投与し，TDM で調節する。
③初回の TDM 実施時期に関して，通常 4 日目以降の HD にあわせて実施し，HD 前に採血する。
④維持投与の評価を行う目的で，2 回目以降の TDM は 1 週間以内に実施する（具体的には表 3 に示すように，維持投与開始後 2 回目以降の透析前に実施する。

3 HD におけるアミノグリコシド系薬の TDM，投与設計 [2), 4), 5)]

①ゲンタマイシン／トブラマイシン（GM/TOB）は，初回ローディングドーズ

表3 TEIC の HD 時の投与設計

eGFR* (mL/分/1.73m^2)	初期投与設計			維持投与設計						
	初日	2日目	3日目	4日目	5日目	6日目	7日目	8日目	9日目	10日目
レジメン	6.7mg/kg ×2回	6.7mg/kg ×2回	6.7mg/kg ×1回	HD 実施日に HD 後に 3.3〜6.7mg/kg						
TDM				4 日目以降に実施される HD 前				維持投与開始後 3 回目の HD 前		

＊：表に示す体重換算でなく固定用量（400mg/日など）を用いる場合，eGFR（mL/分/1.73m^2）は適さず，標準体表面積から患者体表面積に変換した eGFR（mL/分）を用いる。
eGFR（mL/分）= eGFR（mL/分/1.73m^2）×[患者体表面積/1.73m^2]

〔日本化学療法学会／日本 TDM 学会 抗菌薬 TDM ガイドライン作成委員会・編：抗菌薬 TDM ガイドライン 2016. 日本化学療法学会雑誌, 64：387-477, 2016 より〕

2mg/kg，その後の維持量は透析日のみ透析後に1.7mg/kgを投与する。アミカシン（AMK）では，初回，維持投与とも5～7.5mg/kgを投与する。
② TDMは2回目の維持量投与が予定された透析前に行う。その際の血中濃度目標値はGM/TOBでは＜3～5μg/mL，アミカシン（AMK）では＜10μg/mLとし，これを透析後における2回目の維持投与の指標とする

Column

欧米との血流量の違いに注意

アミノグリコシド系薬はタンパク結合率が低く分布容積も小さいため，HDで容易に除去されます。ここで注意が必要なのは，クリアランスは透析条件に依存し特にHDでは血流量に注意が必要です。実はHDにおける血流量は日本では180～200mL/分であるのに対し，欧米では350～500mL/分なのです[6]。よって欧米から発表された論文やガイドラインなどで推奨されている投与量をそのまま日本で臨床に使用すると過量投与になってしまう危険です。

薬剤の透析性と投与のタイミングの関係は？
透析で抜ける薬剤は腎排泄型！透析で抜けない薬剤は肝排泄型！

薬が抜ける割合は透析条件によって異なりますが，腎排泄の割合が多い薬は基本的に透析後に投与します。一方，肝排泄型薬剤［例えばPPIやステロイド，クリンダマイシン（CLDM）など］は透析で抜けないため，いつ投与してもよいことになります。

【引用文献】
1) 大八木秀和：透析患者の抗菌薬の使い方，薬剤師抗菌化学療法実践教育プログラム配布資料，2013
2) 日本化学療法学会/日本TDM学会 抗菌薬TDMガイドライン作成委員会・編：抗菌薬TDMガイドライン2016. 日本化学療法学会雑誌，64：387-477, 2016
3) 副島一晃：血液透析：バスキュラーアクセス感染．臨牀透析，25：105-110, 2009
4) Gilbert DN, 他・編：日本語版 サンフォード感染症治療ガイド2015（第45版）．ライフサイエンス出版，2015より
5) 日本化学療法学会・日本感染症学会 MRSA感染症の治療ガイドライン作成委員会・編：MRSA感染症の治療ガイドライン2013, 2013
6) Heintz BH, et al: Antimicrobial dosing concepts and recommendations for critically ill adult patients receiving continuous renal replacement therapy or intermittent hemodialysis. Pharmacotherapy, 29：562-577, 2009

第2章 ピットフォール編

14 *Clostridium difficile* 感染症のピットフォール

> **ケース1** 難易度 ★☆☆
>
>
> ### *Clostridium difficile* 感染症対策でアルコール手指消毒？
>
> **患者背景**
>
> 脂質異常症にてロスバスタチンを服用中の58歳，女性。脳腫瘍摘出術のため入院し手術日より術後感染症予防抗菌薬としてセファゾリン（CEZ）が投与された。CEZ投与3日目に下痢を来したため，*Clostridium difficile*＊トキシン検査および抗原検査を行った。結果はトキシン陽性，抗原陽性であった。

＊2016年に *Clostridioides difficile* に名称が変更

研修医

患者はCEZを投与していて，ひどい下痢をしていました。指導医の指示で念のため *Clostridium difficile* のトキシン検査を調べてみたら陽性でした。*Clostridium difficile* はメチシリン耐性黄色ブドウ球菌（methicillin-resistant *Staphylococcus aureus*；MRSA）と同じように接触予防策で対応したらいいですよね。

新人薬剤師

Clostridium difficile ですか？ 院内感染で重要な菌だったかと思いますが…。そうですね，接触予防策が必要な菌みたいなのでMRSAと同じでアルコール消毒でいいのではないでしょうか？

> 新人薬剤師の対応のどこが問題？

Clostridium difficile とは？

Clostridium difficile は偏性嫌気性のグラム陽性桿菌（gram-positive rod；GPR）であり，接触により伝播する重要な菌の1つです。偏性嫌気性菌ですので酸素の存在下では生存できないはずですが，院内感染の原因菌になります。それは自

14 *Clostridium difficile* 感染症

らの菌体内に芽胞を形成するからです。*Clostridium difficile* の栄養型は空気に触れると容易に死滅しますが，この芽胞形成によって長期間，酸素の存在下でも生育することができます。また，この芽胞はアルコールをはじめとしたさまざまな消毒薬に抵抗性を示します。病院内で汎用されている擦式消毒用アルコールはまったく無効です[1]。また，*Clostridium difficile* 感染症（CDI）は，抗菌薬関連下痢症の原因の一つで，15〜25％を占めます[2]。抗菌薬投与開始後4〜9日目での発症が多いですが，手術部位感染症（surgical site infection；SSI）予防に用いる単回使用でも発症します。抗菌薬終了後8週間も経って発症した事例もあります。典型的な症状として下痢，腹痛，発熱，血便がみられます。また，無症候性の保菌者の場合もあるため，感染対策上注意が必要です。重篤な疾患のある人や高齢者，全般的に健康状態がよくない人はCDIを発症するリスクが高くなります。重症の場合はイレウス，中毒性巨大結腸症，腸管穿孔を来します。

指導薬剤師ならこう対応！

指導薬剤師

Clostridium difficile はアルコールがまったく効かない菌です。普段は速乾性アルコールを使っていると思いますが，"石鹸を使用した，流水による手洗い"が必須になります。関係スタッフ全員に周知徹底させる必要がありますね。下痢が治まるまで個室へ隔離し，部屋に入る際はガウンと手袋を着用しなければなりません。手袋を外したら毎回手洗いです。それと水道栓は手を拭いた紙タオルで締めてください。一般的なことですが，長袖白衣で入院患者を診察することは避けてください。袖などが周辺環境に接触するため，院内伝播の原因になりかねません！ ケーシーにガウンを着用して診察・処置をお願いします。*Clostridium difficile* のような芽胞形成菌は白衣に付着して約1カ月生き延びるといわれています。

研修医

Clostridium difficile はやっかいな菌ですね。"石鹸を使用した，流水による手洗い"をしっかりやっていきます。明日，患者家族へ説明をする際にも感染対策について周知しておきます。確かに白衣がベッド柵などの周辺環境に接する可能性があるので，診察するとき手袋はもちろんのこと，長袖の白衣は脱いでガウンを着用しますね。

ケース2 難易度 ★★☆

Clostridium difficile トキシン陰性なら CDI は否定？

（ケース1のつづき）

研修医：この症例では，抗菌薬が投与された後，下痢の症状がみられたため，*Clostridium difficile* のトキシン検査および抗原検査を行いました。その結果，トキシン陽性，抗原陽性であったので，CDI という診断になるかと思います。もしトキシン陰性，抗原陽性だった場合はどのように考えたらいいでしょうか？

新人薬剤師：抗原陽性なので腸管内に *Clostridium difficile* は存在していますね。ただトキシン陰性なので毒素を発生していないと考えると，*Clostridium difficile* は悪さをしていないと思いますが…。CDI は否定できるのではないでしょうか？

> 新人薬剤師の対応のどこが問題？

CDI の鑑別診断と検査

入院患者が下痢症状を発現したとき，その原因を鑑別することが重要です。下痢の原因としては，細菌毒素，腸管病原性ウイルス，薬剤（緩下薬，経管栄養など）の投与，食事（カフェイン：コーヒー，紅茶，乳糖：牛乳，アイスクリーム），炎症性腸疾患（クローン病，潰瘍性大腸炎）などさまざまです。

下痢の原因を鑑別するとき抗菌薬の投与歴があれば抗菌薬関連下痢症を疑う必要があります（抗がん薬などを投与した患者でも発症します）。CDI の診断は一般的に糞便（下痢便）中の毒素検出により行われます。*Clostridium difficile* によるトキシン A（エンテロトキシン）やトキシン B（サイトトキシン）が病原性に大きく関与しており，これらの検査を行います（→ Memo ①）。しかしトキシンの陽性率は 60% 前後となっており，トキシン検査のみでは CDI を見落とす可能性があります[3]。そのため *Clostridium difficile* の抗原であるグルタミン酸デヒドロゲナーゼ（glutamate dehydrogenase；GDH）もあわせて検査を行います（図1）[4]。GDH 抗原の感度は非常に高い（100%に近い）ため，*Clostridium difficile* の存在証明となります[5]。

14 *Clostridium difficile* 感染症

> **MEMO ①** *Clostridium difficile* 迅速検査結果報告による確定診断
>
> ①抗原陽性,トキシン陽性→CDI
> ②抗原陰性,トキシン陰性→CDIでない
> ③抗原陽性,トキシン陰性→CDI疑い
> 　確定診断に便培養を行うこともある(*Clostridium difficile* 特殊培地で生育させ,培養コロニーからトキシン産生試験などの精査を行う。培養コロニーのトキシンが陽性となればCDIと最終診断できる)
> ④抗原陰性,トキシン陽性→検査特性からこのような検体は存在しない

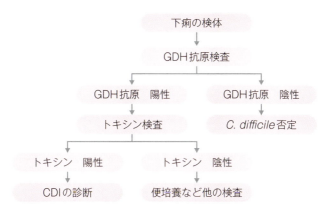

図1 ガイドラインに従った *Clostridium difficile* 検査の流れ
〔Swindells J, et al:J Clin Microbiol, 48:606-608, 2010 より一部改変〕

指導薬剤師ならこう対応!

トキシン検査が陰性でCDIを否定してもいいのでしょうか? もし,抗原陰性なら *Clostridium difficile* がいない可能性が高いです。抗原陽性,トキシン陰性だった場合,トキシンの検査の感度を考慮するとCDIを否定するのは危険です。すなわち抗原陽性でトキシン陰性なら *Clostridium difficile* のトキシン非産生株かまたは偽陰性なのかの判断ができないかと思います。臨床症状をみてCDIの可能性があればエンピリック治療を行う必要があります。また抗原検査は治療効果の指標にはなりません。先生は患者の症状を治療することを考えてください。

研修医：なるほど、よくわかりました。抗原陽性、トキシン陰性のときは、下痢・発熱症状をCDIとして治療します！

ケース3　難易度 ★★★

Clostridium difficile 感染症にバンコマイシンを点滴静注？

（ケース2のつづき）

研修医：そうだ、早くこの症例の治療を開始しないと。たしかCDIに対する治療はメトロニダゾール（MNZ）かバンコマイシン（VCM）を使用するのですね。用法・用量は添付文書どおりでいいですか？

新人薬剤師：**そうですね、添付文書にはMNZ 1回250mgを1日4回または1回500mgを1日3回、10〜14日間経口投与、VCM 1回0.125〜0.5g（力価）を1日4回経口投与となっています。**

研修医：そうですか、それではよく効きそうなVCMで1回0.5g（力価）を1日4回経口投与しましょう。薬の準備をお願いできますか？　それとVCMは点滴もありますよね。点滴のほうが早く血中濃度が立ち上がるので点滴での投与でもいいですか？

新人薬剤師：**わかりました。VCM散を準備しますが、VCMの点滴のほうが早く血中濃度が立ち上がりそうですね。VCMの点滴であれば、基本TDMを推奨するように指導薬剤師から言われています。もしVCMの点滴を使用する場合、採血オーダーもあわせてお願いします。**

💭 新人薬剤師の対応のどこが問題？

■ 抗菌薬の使用を中止

　CDIでは、可能な限りまず抗菌薬の使用を中止します。10〜20％の症例では抗菌薬の中止のみで症状が改善します。原因となった抗菌薬の使用が不可欠であれば、抗菌薬を継続しつつCDIに対して有効な抗菌薬を選択します。使用する抗菌薬は

MNZ や VCM を使用します[6]。非重症例の CDI に対しては MNZ と VCM は効果に有意差はないとされており，MNZ のほうが安価であること，VCM の使用はバンコマイシン耐性腸球菌（vancomycin-resistant Enterococci；VRE）の発生を助長しかねないことより，第一選択薬としては MNZ が推奨されます。

CDI に対して VCM の使用は経口投与が基本！

　CDI に対して，MNZ の投与量は，1 回 500mg 1 日 3 回 10 ～ 14 日経口投与，VCM の投与量は，1 回 125mg 1 日 4 回 10 ～ 14 日経口投与です。MNZ のバイオアベイラビリティは 100％近くあり非常に高いです。上部消化管で吸収され下部消化管（大腸）病巣部に分泌されるため，炎症の改善とともに大腸病巣部の濃度が低下します[7]。これに対して VCM のバイオアベイラビリティは非常に低く，ほとんど消化管から吸収されません。すなわち，炎症の改善にかかわらず大腸病巣部の濃度が維持されます[8]。このように VCM は経口投与により大腸病巣部の濃度が維持できるため，点滴投与を行わないのが基本です。また VCM は吸収されないため 1 回 125mg の経口投与でも大腸病巣部の濃度が維持できると考えられています。したがって，ルーチンで VCM 1 回 500mg の経口投与を行うことは避けるべきです。VCM 1 回 500mg 1 日 4 回経口投与しても 125mg と同様の効果しか得られないとの報告もあります。

　VCM の選択例として，
①MNZ に不耐容（アルコール製剤の併用例）
　MNZ は，アルコールの代謝過程におけるアルデヒド脱水素酵素を阻害し，血中アセトアルデヒド濃度を上昇させるため，ジスルフィラム様作用を引き起こします。アルコールを含む薬剤を使用しているときは投与を検討する必要があります[7]。
②10 歳以下の小児または妊婦
③MNZ 耐性株
④重症患者
などがあげられます。

指導薬剤師ならこう対応！

症例が重症でなければ MNZ の経口投与をご検討ください。MNZ は VCM に比べ安価なため経済的なメリットもあります。もし VCM を投与する場合は経口投与してください。VCM の分子量は非常に大きく消化管からは吸収されませんので，消化管内の濃度を維持することができます。また，VCM の基本投与量は 1 回 125mg となっています。この量で局所である消化管内濃度を維持することができます。1 回 500mg は難治症例や再発症例でのご使用をお勧めします。VCM を内服する場合，血中濃度の測定は原則不要になります。さらには経口投与困難な症例では MNZ の注射剤を使用することができます。

VCM で有効なのは点滴ではなく経口投与なのですね。今回は軽症なので，MNZ の経口投与にします！

MNZ の注射剤

MNZ 経口剤（フラジール®内服錠）はトリコモナス症（腟トリコモナスによる感染症）を適応症として 1961 年に承認されました。2007 年以降，嫌気性菌感染症，感染性腸炎，細菌性腟症，ヘリコバクター・ピロリ感染症，アメーバ赤痢，ランブル鞭毛虫感染症に対して追加承認を取得していきました[7]。嫌気性菌感染症は，原疾患が重症の場合，患者が易感染性状態となり，難治化，重篤化する例も認められるため，内服が困難な患者に対する治療では MNZ 注射剤を用います[9]。

用法・用量は，「MNZ として 1 回 500mg を 1 日 3 回，20 分以上かけて点滴静注する。なお，難治性または重症感染症には症状に応じて，1 回 500mg を 1 日 4 回投与できる」となっています[9]。

MNZ 注射剤による神経障害に注意！

MNZ は菌体または原虫内の酸化還元系の反応によって還元され，ニトロソ化合物（R-NO）に変化し，この R-NO が嫌気性菌に対する殺菌作用および抗原虫作用を示します。これらの中間体は，菌体または原虫の RNA，DNA もしくは細胞内タ

ンパク質を標的とします。神経障害はこの作用機序が関係しているとされています。MNZ の投与によって症状がなくとも神経伝導検査で高頻度に異常が認められるという報告があります。発症初期に中止すれば可逆的ですが，発症後も長期使用し重篤化すると不可逆的になります[10]。急性期に短期間に使用し，長期投与にならないよう注意が必要です。

Column

Clostridium difficile BI/NAP1/027 株の流行について

　BI/NAP1/027 株は，北米地域などで広がり問題となっている強毒株です。毒素の産生をネガティブに調節する *tcd C* の欠損があるため，菌自体が毒素の産生をコントロールすることができず，トキシン A の産生性が 16 倍，トキシン B の産生性が 23 倍に亢進しています。さらに下痢惹起能をもつことが知られているバイナリートキシンも産生します[11]。

　感染症を発症すると，従来型の *Clostridium difficile* による感染症と比べ重症な経過をたどり，死亡率が極端に高くなります。BI/NAP1/027 株は，院内感染の原因菌としての側面とともに，普通の生活をしていた健常人でも発症し死亡した事例も北米地域で発生しており，市中感染の原因菌としての側面にも警戒する必要があります。

　BI/NAP1/027 の強毒変異株はフルオロキノロン系薬［シプロフロキサシン（CPFX），ガチフロキサシン（GFLX）など］に対する耐性を獲得しており，フルオロキノロン系薬の投与が強毒変異株による CDI 発症の誘因となるものと想定されています。強毒型 CDI により下痢，偽膜性大腸炎の他，トキシック巨大結腸症，類白血病反応，敗血症，腎不全などの重篤な病態が引き起こされることがあります[12]。

　このような事例があることを各施設にて注意喚起を行い，*Clostridium difficile* のアウトブレイクを起こさないような対策を模索していく必要があります。

ピットフォール編

【引用文献】

1) Gerding DN, et al：Measures to control and prevent *Clostridium difficile* infection. Clin Infect Dis, 46（Suppl.1）：S43-49, 2008

2) Bartlett JG, et al：Clinical recognition and diagnosis of *Clostridium difficile* infection, Clin Infect Dis, 46（Suppl.1）：S12-18, 2008
3) 中川莉彩, 他：*Clostridium difficile* トキシン迅速検査キットの評価と微生物学的検討. 感染症学雑誌, 84：147-152, 2010
4) Swindells J, et al：Evaluation of diagnostic tests for *Clostridium difficile* infection. J Clin Microbiol, 48：606-608, 2010
5) 西尾美津留, 他：C. DIFF QUIK CHEK COMPLETE における GDH 抗原検出の有用性評価. 医学検査, 63, 635-639, 2013
6) Wenisch C, et al：Comparison of vancomycin, teicoplanin, metronidazole, and fusidic acid for the treatment of *Clostridium difficile*-associated diarrhea. Clin Infect Dis, 22：813-818, 1996
7) 塩野義製薬株式会社：フラジール内服錠 250mg, インタビューフォーム（2014 年 9 月改訂, 第 14 版）
8) 塩野義製薬株式会社：塩酸バンコマイシン散 0.5g, インタビューフォーム（2014 年 9 月改訂, 第 15 版）
9) 塩野義製薬株式会社：アネメトロ点滴静注液 500mg, インタビューフォーム（2015 年 2 月改訂, 第 4 版）
10) メトロニダゾール：内服剤と静注用剤 有用だが, 神経障害には要注意. 薬のチェック TIP, 15：8-11, 2015
11) Warny M, et al：Toxin production by an emerging strain of *Clostridium difficile* associated with outbreaks of severe disease in North America and Europe. Lancet, 366：1079-1084, 2005
12) Clements AC, et al：*Clostridium difficile* PCR ribotype 027：assessing the risks of further worldwide spread. Lancet Infect Dis, 10：395-404, 2010

第2章 ピットフォール編

15 ESBL産生菌のピットフォール

ケース1 難易度 ★☆☆

 大腸菌ならセフェム系薬で大丈夫？

患者背景

80歳，女性，50kg。
主訴：発熱，既往歴：高血圧，脂質異常症，脳梗塞，認知症
現病歴：脳梗塞後遺症あり，自宅で寝たきり。神経因性膀胱があり尿バルーンカテーテルを留置中。5日前から37.5℃の発熱があり尿の混濁，尿量の減少を認めたため近医より往診を受ける。尿路感染症としてセフジトレンピボキシル（CDTR-PI）100mg 1回1錠 1日3回 5日分の処方を受け経過を観ていたが，悪寒戦慄を伴う38℃台の発熱，食欲不振が継続し，意識障害を認めたため救急受診となった。
バイタルサイン：血圧 95/47mmHg，脈拍 117回/分，体温 39.0℃，呼吸数 30回/分，SpO$_2$ 97％（酸素5L）
血液検査：WBC 15.8×10^3/μL，Seg 80％，Hb 11.0g/dL，Ht 35.1％，PLT 7.2×10^4/μL，AST 58IU/L，ALT 49IU/L，γ-GTP 150IU/L，BUN 45.1mg/dL，S-Cr 2.32mg/dL，Ccr 15mL/分，CRP 13.4mg/mL
尿検査：pH 5.6，WBC ＞ 50/HPF，RBC 5〜9/HPF，潜血 2+，蛋白 1+，桿菌 2+，亜硝酸塩 +
尿グラム染色：多核白血球（PMN）1+，グラム陰性桿菌 3+

研修医

腎盂腎炎だと思いますが，前医で処方された抗菌薬はきちんと飲めていたのかなぁ？ きちんと飲んで，効いていないのだったら緑膿菌（*Pseudomonas aeruginosa*）かな？ 薬剤師さん，セフタジジム（CAZ）を点滴しようと思うのですが，今の腎機能だったら投与量はどうしたらいいですか？

新人薬剤師：先ほど持参薬は確認して、処方された抗菌薬は指示どおり服用されていました。今の腎機能は、え〜っと。Ccr 15mL/分程度なので1gを1日2回でよいと思います。

指導薬剤師：CDTR-PIは、バイオアベイラビリティが16％程度とかなり低く、腎盂腎炎に対しては少し物足りない感じはします。グラム染色の結果が出ていたらある程度菌種の想定はできると思います。細菌検査室へ確認してみましょう。

新人薬剤師：おそらく大腸菌（*Escherichia coli*）っぽいとのことです。大腸菌ならセフォチアム（CTM）でもよいですよね？

新人薬剤師の対応のどこが問題？

カテーテル関連尿路感染症

尿路感染症は起こる部位によって膀胱炎・尿道炎・前立腺炎は下部，腎盂腎炎・腎膿瘍・腎周囲膿瘍は上部に分類されます。また，その背景因子から単純性尿路感染症と複雑性尿路感染症に分けられます。複雑性とは①尿流を障害する解剖学的問題や異物の問題がある（例：前立腺肥大症，腫瘍，結石，カテーテル，神経因性膀胱，妊娠など），②患者さんの免疫状態に問題がある（例：悪性腫瘍，糖尿病，移植後，HIVなど）場合を指します。つまり，若い健康な非妊娠の女性に起きた尿路感染症は単純性，それ以外はすべて複雑性となります。高齢者の尿路感染症は無症候性（熱以外に症状がはっきりしない）であることが多く，特に長期臥床高齢者などカテーテルが挿入されている場合は発熱のみのことが多いといわれています。今回の症例はカテーテル関連尿路感染症ということになりますが，推定される原因菌は表1のようになります。

表1 推定される原因菌

- 腸内細菌科（大腸菌，クレブシエラ属，セラチア属，シトロバクター属，エンテロバクター属など）
- 緑膿菌などのブドウ糖非発酵菌
- エンテロコッカス属
- 黄色ブドウ球菌
- カンジダ属

表2 推奨抗菌薬

第一選択
- タゾバクタム・ピペラシリン 1回 4.5g 1日 3回 7〜21日間
- セフタジジム 1回 1〜2g 1日 3回* 7〜21日間
- セフェピム 1回 1〜2g 1日 3回* 7〜21日間
- メロペネム 1回 0.5〜1g 1日 3回 7〜21日間

第二選択
- シプロフロキサシン 1回 300mg 1日 2回 7〜21日間
- ゲンタマイシン 1回 5mg/kg 1日 1回 7〜21日間
- アミカマイシン 1回 15mg/kg 1日 1回 7〜21日間
- パズフロキサシン 1回 500mg 1日 2回 7〜21日間

＊：2g 1日 3回は保険適用外

　ガイドライン[1]によると原因菌はグラム陰性桿菌（gram-negative rod；GNR）の頻度が高く、原因菌を外さないためのエンピリック治療を行う場合、抗緑膿菌活性のある広域抗菌薬を選択し、培養結果に基づいて de-escalation することになっています。原因菌の推定に尿のグラム染色を用いることは極めて有用であり、グラム染色で連鎖状のグラム陽性球菌（gram-positive-cocci；GPC）が観察されたときや免疫不全患者、重症例では、エンテロコッカス（*Enterococcus*）属に有効な抗菌薬を選択したほうがよいとされています[1]。しかし、抗菌薬投与で注意すべき点として、院内感染ではローカルファクター、すなわち施設の分離菌のデータの集積であるアンチバイオグラムを参考にエンピリック治療を開始することも忘れてはなりません。なぜなら、耐性菌が多い病院もあれば、ほとんど存在しない病院もあり、一般論でガイドラインどおりエンピリック治療を行うと常にカルバペネム系薬など最大公約数的な投与となりさらなる耐性菌を誘発する悪循環に陥るからです。注意しましょう。本症例における推奨抗菌薬を表2に示します。

　また、尿バルーンカテーテルは可能であれば抜去することが推奨されています。抜去困難であれば治療開始前に入れ替えたほうがよいとされています。

β-ラクタマーゼ

　ペニシリン系薬やセフェム系薬などのβ-ラクタム環を有するβ-ラクタム系薬の構造を加水分解して不活性化する酵素にβ-ラクタマーゼがあります。Ambler分類ではクラスA〜Dの4種類に分類され（図1）、クラスAはペニシリン系薬を分解するためペニシリナーゼとよばれていますが、細胞質内にある耐性遺伝子情報（プラ

ピットフォール編

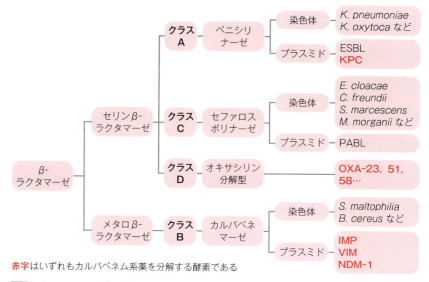

図1 β-ラクタマーゼの種類

スミド）が細菌間で形質伝播し，広域セフェム系薬まで分解するようになったもの（広がったもの）を基質特異性拡張型β-ラクタマーゼ（extended spectrum β-lactamase；ESBL）産生菌といいます。クラスCは主にセフェム系薬を分解するセファロスポリナーゼで，AmpC型β-ラクタマーゼ産生菌とよばれています。クラスDはオキサシリンを分解します。また，クラスBはβ-ラクタム系薬最広域のカルバペネム系薬に耐性を来し，カルバペネマーゼとよばれています。クラスA，C，Dは酵素の活性中心がセリン残基のためセリンβ-ラクタマーゼとよばれ，クラスBは中心に亜鉛イオンをもつことからメタロβ-ラクタマーゼとよばれています。

ESBL産生菌

ESBL産生菌は肺炎桿菌（*Klebsiella pneumoniae*），大腸菌などが保有する伝達性プラスミド（Rプラスミド）上にコードされているβ-ラクタマーゼ産生遺伝子（TEM型，SHV型）が突然変異により分解可能な抗菌薬の種類を広げ，クラスAβ-ラクタマーゼであるにもかかわらず，第三世代のセフェム系薬をも分解するβ-ラクタマーゼを産生するようになったものです。最近では，霊菌（*Serratia marc-*

escens, *Enterobacter cloacae*, *Proteus mirabilis* など多菌種に広がってきています。ESBL 産生菌が検出されはじめた当初は TEM 型，SHV 型とよばれる遺伝子が多くを占めていましたが，2000 年頃から CTX-M 型遺伝子へと変化してきたことが報じられ，アジア・オセアニア，北米，南米，アフリカ，欧州などでも分離されており世界的な傾向です[2]。CTX-M 型 ESBL 産生菌が他の β-ラクタマーゼ産生菌と大きく異なる点は，院内のみならず市中からも分離されることです。

山口らの報告では，2010 年度のわが国の 72 病院での分離菌のなかで ESBL 産生株は，大腸菌 75 株（10.1%），肺炎桿菌 29 株（4.3%），*Proteus mirabilis* 73 株（12.4%）でした[3]。

ESBL 産生菌感染症の治療

1 カルバペネム系薬〔メロペネム（MEPM），イミペネム（IPM）など〕

ESBL 産生 GNR 感染症に対する第一選択薬であり，治療効果は最も優れています。ただし，ESBL 産生菌にカルバペネム分解酵素（カルバペネマーゼ）をあわせもつカルバペネム耐性菌もごく少数ですが報告されているので注意を要します[4]。

2 タゾバクタム・ピペラシリン（TAZ/PIPC）

尿路感染症の場合は尿中抗菌薬濃度が高濃度になるために有効な場合（40%）があります。しかし，*in vitro* で感受性であっても，inoculum effect（接種菌量が多いと MIC が高くなる現象）があり，菌量が多い場合は治療中に耐性となり臨床的に治療抵抗性となりうるので注意が必要です[5]。

3 セフメタゾール（CMZ）

比較的軽症な尿路感染症などに有効な場合[6]もありますが，重症感染症には勧められません。*in vitro* で感受性であっても，inoculum effect があり，菌量が多い場合は治療中に耐性となり臨床的に治療抵抗性となりうるので注意が必要です。CMZ は日本で開発された抗菌薬のため，サンフォード感染症治療ガイドには記載はありませんが，腎機能正常（Ccr > 50 ～ 90mL/ 分）であれば 1 ～ 2g を 8 時間ごとに十分量の使用がよいと考えます。

4 フロモキセフ（FMOX）

in vitro で感受性がある場合，比較的軽症な尿路感染症などに有効な場合もありますが，重症感染症には勧められません[7]。

5 ホスホマイシン（FOM）

in vitro では比較的感受性がよく，感受性がある場合は下部尿路感染症に対して有効であったという報告もあります。しかし重症感染症には勧められません。耐性の獲得もあります。

指導薬剤師ならこう対応！

指導薬剤師

耐性菌も考慮したほうがいいかもね。保菌歴がわかればいいけど。あと，抗菌薬投与前に血液培養も採っておいたほうがいいと思うよ。血圧も低めで，敗血症性ショックの可能性がある。経過から考え，感受性の結果が出るまでは，ESBL産生菌も想起してカルバペネム系薬の十分量を選択し，原因菌が同定された時点で標的治療へde-escalationを行うほうがいいと思う。

新人薬剤師

わかりました。腎機能を考慮してMEPM 1g 1日2回を推奨してみます

ケース2　難易度 ★★☆

ESBL産生菌にはレボフロキサシン？

（ケース1のつづき）
3日目：尿培養結果が判明
血液検査：WBC $9.8×10^3$/μL，BUN 17.1mg/dL，S-Cr 1.1mg/dL，Ccr 32mL/分，CRP 8.4mg/mL

15 ESBL 産生菌

研修医: 検査室から尿培養の結果は，ESBL 産生の大腸菌だったと連絡がきました（表3）。MEPM にしておいてよかったです。血液培養はいまのところ陰性ですが，解熱して臨床症状も改善しています。念のため腹部エコーもしましたが，水腎症もなく尿道カテーテルはすでに抜去しました。脱水症状も補液で改善し，腎機能も改善してきています。感染症により腎機能低下を来していたのでしょう。食欲も出てきました。MEPM から de-escalation したいのですが，何を選択すればよいですか？

新人薬剤師: **臨床経過はいいですね。培養結果からはセファマイシン系薬のCMZ でもよいと思います。**

研修医: 落ち着けば早々に在宅へ帰ることも考慮して，内服にスイッチできるレボフロキサシン（LVFX）を考えているのですが駄目ですか？

新人薬剤師: **LVFX の培養結果は「R」になっているけど…，何かの間違いかな？キノロン系薬の作用機序は DNA 合成阻害です。β-ラクタマーゼが拡張した ESBL 産生菌は細胞壁阻害作用を有するペニシリン系薬・セファロスポリン系薬に対しての耐性のため効くはずです！LVFX でいいと思います。検査室に記載の間違いじゃないか確認しておきますね。**

> 新人薬剤師の対応のどこが問題？

表3 尿培養の同定結果

大腸菌 3+			
アンピシリン	R	フロモキセフ	S
ピペラシリン	R	イミペネム/シラスタチン	S
セファゾリン	R	メロペネム	S
セフォチアム	R	アミカシン	S
セフメタゾール	S	ゲンタマイシン	S
セフォタキシム	R	レボフロキサシン	R
セフタジジム	R		

ピットフォール編

LVFX 耐性の大腸菌

　全国 72 施設が参加して行われた，2010 年に臨床分離された菌株のサーベイランス（CLSI の 2011 年のブレイクポイントを適用）による[3]キノロン非感受性率は，肺炎球菌（*Streptococcus pneumoniae*）では 1.5％，A 群 β 溶血性レンサ球菌（*Streptococcus pyogenes*）では 1.9％，メチシリン感受性黄色ブドウ球菌（methicillin-susceptible *Streptococcus aureus*；MSSA）では 8.6％，メチシリン耐性黄色ブドウ球菌（methicillin-resistant *Staphylococcus aureus*；MRSA）では 89.0％でした。また，大腸菌は 29.3％が LVFX 非感受性とキノロン耐性化傾向が目立ちます。このサーベイランスは 2～3 年ごとに継続的に行われていて，大腸菌のキノロン耐性率は 2000 年頃から経年的に増加しています。

　ESBL 産生菌もキノロン系薬に対して同時耐性を獲得している菌種が多く[8]，尿路感染症のエンピリック治療にキノロン系薬を使用すると治療失敗の可能性が高くなっており，注意が必要です。

指導薬剤師ならこう対応！

新人薬剤師：検査室に確認したところ，やはり LVFX は「R」でした！　どういうことですか？

指導薬剤師：LVFX 耐性の ESBL 産生菌ですね。LVFX は使えません。患者は敗血症ではなく，臨床症状も安定し，腎機能も改善してきているので CMZ の十分量（1g を 8 時間ごと）へ変更してみてはいかがでしょうか。

研修医：わかりました！　すぐに CMZ の十分量へ de-escalation します！

ケース3　難易度 ★★★

ESBL産生菌の感染防止策は不要？

（ケース2のつづき）

研修医
そういえば，隣のベッドの患者さんの尿からもESBL産生菌が検出されたって検査技師と看護師が大騒ぎしていました。発熱や尿混濁など特に感染症徴候はないのですが，抗菌薬で叩かなくても大丈夫でしょうか？

新人薬剤師
保菌者には抗菌薬を使わないのが鉄則です！ でも，隣の患者さんは大腸菌ではなくて，クレブシエラ属のESBL産生菌だったみたいです。外来患者で結構ESBL産生の大腸菌保菌者が増えていると検査技師さんが話していましたが，同室患者でもたまたま大腸菌とクレブシエラ属が検出されたのでしょう！

指導薬剤師
まずいですね。アウトブレイクに注意しなければなりません。接触感染予防策はとっていますか？

研修医
いいえ。MRSAじゃないので…。

新人薬剤師
ESBL産生菌は接触感染しないんじゃないですか？

新人薬剤師の対応のどこが問題？

ESBLはプラスミドで伝播，接触感染予防策が必要

　ESBL産生遺伝子はRプラスミド上にコードされているため同菌種間はもとより，ESBL産生大腸菌から *Proteus mirabilis* というように腸内細菌科の異なる属を超えて感染伝播します。耐性遺伝子の拡大が懸念されており，院内感染でも感染伝播に注意が必要な耐性菌となっています。

> **指導薬剤師ならこう対応！**

指導薬剤師
> スタッフへの標準予防策の徹底と汚物室での環境整備の指導を行いましょう。

保菌者には，原則治療はしない

感染症でなければ治療の必要はありません。さらなる耐性菌を生むリスクになります。

(経過)

ESBL産生の大腸菌による尿路感染症患者に対して，MEPM 1g 1日2回の3日間，CMZ 1g 1日3回の4日間の計7日間点滴で，臨床症状は改善し退院となった。また，保菌者には抗菌薬を使用することなく，接触感染予防策を講じることで伝播を防止することができた。

Column

MRSA

メチシリン耐性黄色ブドウ球菌（methicillin-resistant *Staphylococcus aureus*；MRSA）は医療関連感染の代表的な原因菌の一つで，院内で分離される耐性菌のなかで最も分離頻度が高い菌です。病院内の非無菌検体からの検出の多くは保菌定着ですが，乾燥に強く環境中でも長期間（約30日）生存でき，手指を介して院内伝播しやすく重篤な感染症を引き起こすことが問題となります。黄色ブドウ球菌は他のブドウ球菌（*Staphylococcus*）属と違い，コアグラーゼとよばれるウサギやヒトの血漿を凝集させる酵素を産生します。産生毒素は多数で溶血毒（ヘモリジン）や白血球を殺す毒素のロイコシジンなどがあります。人体のいたる所で膿瘍（abscess）を形成することが可能です。黄色ブドウ球菌の薬剤耐性の歴史は長く，1950年代初頭にはペニシリナーゼ産生率は50%以上でした。1959年にペニシリナーゼに安定な半合成ペニシリン系薬であるメチシリンが開発・導入されましたが1961年にはメチシリンに耐性を示す

MRSA が報告されました[9]。厚生労働省院内感染対策サーベイランス（JANIS）によると，MRSA の黄色ブドウ球菌に占める割合は 2000 年には 66 〜 69％ でしたが，その後経年的に減少し，2015 年には 48.5％ となっています。この MRSA の分離頻度の低下は世界的な傾向ですが原因はわかっていません。

　MRSA は従来，院内感染型 MRSA（hospital-aquired MRSA）が中心的な存在でしたが，米国では市中感染型 MRSA（community-aquired MRSA；CA-MRSA）が 2000 年頃より急激に増加しています。この CA-MRSA は米国では USA300 というクローンが大半を占め，Panton-Valentine leukocidin（PVL）とよばれる毒素をもつことや，arginine catabolic mobile element（ACME）とよばれる皮膚への定着に関する因子をもつことが知られています[9]。わが国でも皮膚・軟部組織感染症の患者からの分離頻度は少しずつ増加傾向にあります。CA-MRSA は β-ラクタム系薬に感受性を示すことがありますが，容易に高度耐性化するので使用しません。CA-MRSA は抗 MRSA 薬以外に，クリンダマイシン（CLDM），ミノサイクリン（MINO），キノロン系薬，アミノグリコシド系薬に感受性を有す場合が多いです[10]。MRSA のもう一つの問題はバンコマイシン（VCM）に対して低感受性の VISA（vancomycin-intermediate *Staphylococcus aureus*）株や耐性の VRSA（vancomycin-resistant *Staphylococcus aureus*）株が出現していることです。ちなみに VRSA 株はまだわが国では発見されていません。VISA は，VCM の曝露によって細胞壁の肥厚が誘導され，VCM の細胞壁通過性を低下させる耐性機序を有し MIC4 〜 8μg/mL を示す株です。臨床上問題となるのは VISA の性質を有する *heteroresistant* VISA（*h*VISA）の存在です。*h*VISA は，同じ細胞集団のなかに感受性の異なる VISA 株を 10^6 個に 1 個以上含んでいて，集団自体の MIC は 2μg/mL 以下を示すので治療開始時に低感受性とは捉えられないことが問題となります[11]。

　わが国で認可されている抗 MRSA 薬は，VCM，テイコプラニン（TEIC），アルベカシン（ABK），リネゾリド（LZD），ダプトマイシン（DAP）の 5 種類です。米国臨床検査標準協議会（CLSI）基準の耐性菌はほとんど存在しません。ABK と DAP は強い殺菌力を有し，VCM と TEIC の殺菌力は弱く，LZD は静菌的作用を示します。MRSA に対する TEIC と LZD の MIC_{90} は 2μg/mL で，ABK・VCM・DAP は 1μg/mL ですが，これらの感受性は施設

間で若干の差が認められます[10]。MRSA に適応はありませんが，MRSA 感染症に使用されている抗菌薬にはリファンピシン（RFP）やスルファメトキサゾール／トリメトプリム（ST 合剤），MINO などがあります。ST 合剤と RFP の MIC_{90} は 0.125 と ≦ 0.06μg/mL です。近年は極少数ですが耐性菌が認められます。いずれの抗菌薬にも耐性菌が存在するので適切に MIC を測定すべきです。また，MRSA 感染症の治療には，各々の抗菌薬の特性，薬物動態，組織移行を熟知した薬剤師が AS（antimicrobial stewardship）として積極的に支援していくべきだと思われます。

【引用文献】
1) JAID/JSC 感染症治療ガイド・ガイドライン作成委員会・編：JAID/JSC 感染症治療ガイド 2014. 日本感染症学会・日本化学療法学会，2014
2) Hawkey PM, et al：The changing epidemiology of resistance. J Antimicrob Chemother, 64（Suppl. 1）：i3-i10, 2009
3) 山口惠三，他：2010 年に全国 72 施設の臨床材料から分離された 12,866 株の各種抗菌薬に対する感受性サーベイランス．The Japanese Journal of Antibiotics, 65：181-206, 2012
4) Bratu S, et al：Rapid spread of carbapenem-resistant *Klebsiella pneumoniae* in New York City；a new threat to our antibiotic armamentarium. Arch Intern Med, 165：1430-1435, 2005
5) 古川廣一：耐性菌感染症の治療．抗菌薬適正使用生涯教育テキスト改訂版，日本化学療法学会・抗菌化学療法認定医認定制度審議委員会，2013
6) Doi A, et al：The efficacy of cefmetazole against pyelonephritis caused by extended-spectrum beta-lactamase-producing *Enterobacteriaceae*. Int J Infect Dis, 17：e159-163, 2013.
7) 山口征啓，他：Extended-spectrum β-lactamase 産生 Escherichia coli による敗血症患者の背景および治療効果による検討．日本化学療法学会雑誌，57：502-507, 2009
8) Tinelli M, et al：Epidemiology and genetic characteristics of extended-spectrum β-lactamase-producing Gram-negative bacteria causing urinary tract infections in long-term care facilities. J Antimicrob Chemother, 67：2982-2987, 2012
9) 笠原 敬：メチシリン耐性黄色ブドウ球菌（MRSA）．感染と抗菌薬，18：134-139, 2015
10) 日本化学療法学会，日本感染症学会 MRSA 感染症の治療ガイドライン作成委員会：MRSA 感染症の治療ガイドライン；2017 改訂版．日本化学療法学会雑誌．65：323-425, 2017
11) 木村利美・編：図解よくわかる TDM 第 3 版．じほう．2014

第2章 ピットフォール編

16 バンコマイシン投与時のピットフォール

ケース1　難易度 ★☆☆

トラフ値を上昇させるため1日3回投与？

患者背景

　33歳，男性，身長166cm，体重50kg。左外耳道がんの治療目的にて入院，腫瘍部位の切除を実施された。周術期の抗菌薬としてセファゾリン（CEZ）1回1g 1日3回を2日間使用し，その後の経過は良好であったが，術後4日目より38℃以上の発熱があり，左側頭部に軽度の圧痛を認めた。造影CTにて低吸収域を認めたことから膿瘍形成が疑われ，創部下方を一部切開したところ排膿を認めた。開放膿の培養を提出し，創部の洗浄が実施された。また，血液培養の採取後に，スルバクタム/アンピシリン（SBT/ABPC）1回3g 1日4回が開始された。血液培養の結果は2セット陰性であり，開放膿の培養よりメチシリン耐性黄色ブドウ球菌（MRSA）が検出された。感受性結果はバンコマイシン（VCM）：S，クリンダマイシン（CLDM）：R，SBT/ABPC：Rであった。

　基礎疾患および常用薬はいずれもなし。発熱時の対応として，ロキソプロフェン60mg内服が指示されている。WBC 8,100/μL，CRP 7.1mg/dL，AST 29U/L，ALT 20U/L，S-Cr 0.62mg/dL，eGFR 120mL/分/1.73m^{2}であった。

研修医：VCMへの変更を考えているのですが，投与量はどうすればよいでしょうか？

新人薬剤師：添付文書では，1回1gを1日2回と記載されています。腎機能は正常のようなので，まずはこの量で開始してみるのはどうでしょうか？

新人薬剤師の対応のどこが問題？

VCMの初期投与量設計

VCMの初期投与量については，各種のノモグラムが公表されています。腎機能の指標としては，Cockcroft-Gault式が有名ですが，①母集団が日本人ではないこと，②論文が報告された当時のクレアチニン測定法が現在と異なることから，わが国でそのまま利用するのは問題とする意見もあり，さまざまな議論がなされています（表1）。このような問題点を解決するべく，「抗菌薬TDMガイドライン2016」[1)]では，推算糸球体濾過量であるeGFRを利用する投与量設計表を公開しています（表2）。

この投与量設計表の利点は，年齢と血清クレアチニン値のみで計算できるeGFRを利用することで，初回負荷投与量と1日あたりの維持投与量（mg/kg×回数）を容易に決定できる点にあります。初回の負荷投与は，目標トラフ値を速やかに達成するために行います。一方，表2に示す体重換算(mg/kg/日)でなく固定用量(g/日)

表1 Cockcroft-Gault式とGFR推定式

Cockcroft-Gault式	推定Ccr＝(140－年齢)×体重/(血清クレアチニン値×72) (女性では×0.85)
日本人のGFR推算式	eGFR(mL/分/1.73m^2)＝194×血清クレアチニン値$^{-1.094}$×年齢$^{-0.287}$ (女性では×0.739)

表2 腎機能別の体重換算による投与設計

eGFR (mL/分/1.73m^2)	負荷投与（初回のみ）	1日バンコマイシン投与量
≧120	30mg/kg	20mg/kg×2回
90～120	25mg/kg	15mg/kg×2回
80～90	15mg/kg	12.5mg/kg×2回
60～80	―	20mg/kg×1回
50～60	―	15mg/kg×1回
30～50	―	12.5mg/kg×1回
＜30	適応としない	適応としない
血液透析	20～25mg/kg	透析後に7.5～10mg/kg
持続的血液濾過透析	20～25mg/kg	7.5～10mg/kg×1回

〔日本化学療法学会/日本TDM学会 抗菌薬TDMガイドライン作成委員会・編：抗菌薬TDMガイドライン2016. 日本化学療法学会雑誌, 64：387-477, 2016 より〕

を用いる場合，eGFR（mL/分/1.73m^2）の利用は理論的に適していないため，標準体表面積から患者体表面積に変換した eGFR（mL/分）や Cockcroft-Gault 式による推定クレアチニンクリアランスを用いなければならない点に注意が必要です。

指導薬剤師ならこう対応！

指導薬剤師

抗菌薬 TDM ガイドライン 2016 の投与量設計表を利用すると簡便だと思います。eGFR が 120mL/分/1.73m^2 以上と腎機能は正常ですね。体重が 50kg なので，初回負荷投与は 1.5g を 90 分点滴で，維持投与量は 1 回 1g を 1 日 2 回，60 分点滴で実施されてはいかがでしょうか？

研修医

この投与量設計表はわかりやすいですね。そのとおりにやってみます。

（経過）

VCM 1 回 1g 1 日 2 回が開始され，VCM 開始後 3 日目のトラフ値は 9.7μg/mL であった。

研修医

VCM 開始後の 3 日目のトラフ値が 9.7μg/mL でした。トラフ値は少なくとも 10μg/mL を超えないといけないと聞いたのですが，実際にはどのぐらいに増量するのがよいでしょうか？

新人薬剤師

そうですね，トラフ値は 15μg/mL ぐらいが目安だと思うので，比例計算すると 1 日量は 3g ぐらいが妥当かと思います。1 回量が多くなるのは怖いので，1 回 1g で 1 日 3 回（1 日量 3g）に変更されてはいかがでしょうか。点滴時間は 1 時間以上を守っていただきたいと思います。また 3 日後に TDM をお願いします。

研修医

点滴時間も大切なのですね，わかりました。次回の TDM もオーダーを入れておきます。ありがとうございました。

新人薬剤師の対応のどこが問題？

VCM の点滴回数は1日3回でも良い？

　成人に対する VCM の点滴回数について，トラフ値を上昇させる目的で投与回数を1日3回以上にするという初期投与設計を実施しているケースがありますが，これは誤りです。

　抗菌薬 TDM ガイドライン 2016 には，「1日3回以上分割投与，腎機能低下例，小児において，トラフ値が area under the plasma concentration time curve（AUC）/ 最小発育阻止濃度（MIC）≧ 400 達成の指標にならないことも留意して評価を行う必要がある」と記載されています。この背景として，AUC/MIC ≧ 400 は臨床効果および細菌学的効果を予測する指標となるのですが，この指標が1日2回投与でシミュレーションされた結果となっているためです。厳密にいうと，1日2回以外の投与方法については，目標トラフ値が AUC/MIC ≧ 400 の間接的な指標になりません。

　同ガイドラインでは，「実臨床ではトラフ値を AUC の代替指標とする」とされており，「一般臨床ではルーチンの AUC 評価は推奨しない」と記載されているため，通常は VCM のトラフ値のみのモニタリングで問題ありません。

成人における VCM の目標トラフ値

　VCM の目標トラフ値については，さまざまな議論がなされています。抗菌薬 TDM ガイドライン 2016 における VCM のトラフ値に関する要点を，以下に抜粋します[1)]。

①MRSA 感染症治療の有効性を高め（B-Ⅱ），また低感受性株を選択するリスクを避ける（C1-Ⅲ）ために，トラフ値 10μg/mL 以上を維持する
②初回目標トラフ値は 10 〜 15μg/mL に設定する（B-Ⅱ）
③複雑性感染症〔菌血症，心内膜炎，骨髄炎，髄膜炎，肺炎（院内肺炎，医療・介護関連肺炎），重症皮膚軟部組織感染症など〕においては，TDM に基づいた投与量の調整の段階で，必要と判断すれば，トラフ値は 15 〜 20μg/mL を目標とした投与設計を行う（B-Ⅱ）（抗菌薬 TDM ガイドライン 2016 で推奨する投与設計では，初回トラフ値は 15 〜 20μg/mL に達しない）
④トラフ値 20μg/mL 以上は腎毒性の発現が高率となり推奨しない（D-Ⅱ）
　以上より，初期トラフ値は少なくとも 10 〜 15μg/mL を目標とします。複雑性感

染症や重症例の場合には，TDM に基づいた投与量調整の段階で，必要と判断すれば 15 〜 20μg/mL を目標とした投与設計を行います。トラフ値が 20μg/mL 以上では腎毒性の発現が高率となるため，15 〜 20μg/mL を目標とした VCM の増量を行う際には，TDM の再実施と腎機能のモニタリングが不可欠です。

指導薬剤師ならこう対応！

指導薬剤師：VCM の点滴回数についてですが，成人患者において 1 日 3 回という方法は目標トラフ値の信頼性が低くなるため，1 日 2 回へ変更されたほうがよいと思います。

研修医：そうなのですか？ 1 日 3 回にしたほうが血中濃度は安定しそうな気がするのですが。

指導薬剤師：VCM は，AUC/MIC ≧ 400 が効果を予測する指標といわれています。目標トラフ値は，1 日 2 回投与を行った場合に AUC/MIC ≧ 400 を満たすトラフ値として検証されているため，一般的には 1 日 2 回投与が推奨されます。

研修医：なるほど，投与回数についてはよくわかりました。それでは，1 回量が多くなることは，副作用の発現に影響しませんか？ ピーク値の測定は必要ないのでしょうか？

指導薬剤師：抗菌薬 TDM ガイドライン 2016 において，ピーク値の測定は推奨されていません。これは，ピーク値が有効性や安全性と相関しないという報告があるためです。

研修医：よくわかりました。1 回 1.5g を 1 日 2 回(1 日量 3g)に変更します。ほかに注意することはありますか？

指導薬剤師：点滴時間は1回1gあたり1時間が推奨されているので，今回は90分点滴に変更したほうがよいでしょう。1日量3gを超えると腎毒性が増えるという報告もあることから，腎障害には注意が必要です。また，頓服指示でNSAIDsが処方されていますが，VCMによる腎障害の発症リスクが増加するため，アセトアミノフェンへの変更をご検討ください。3日後を目安に次回のTDMオーダーをお願いします。

研修医：わかりました。解熱鎮痛薬はアセトアミノフェンに変更します。投与量については，指導医とよく相談します。

（経過）

VCM増量3日後のトラフ値は，15.3μg/mLであり，投与量はそのまま継続となった。その後，創部痛や発熱もなく7日間が経過し，患者の状態も良好なことからVCM終了となった。

■ VCMの点滴時間は1回投与量にかかわらず一律60分でよい？

VCMによるアレルギー症状としては「レッドマン（レッドネック）症候群」が有名です。これはヒスタミン遊離による顔，首，上部胴体のピリピリ感，紅潮が特徴であり，主にVCMを急速静注することにより惹起されるといわれています。添付文書には，「急速なワンショット静注又は短時間での点滴静注を行うとヒスタミンが遊離されてレッドマン症候群（顔，頸，躯幹の紅斑性充血，搔痒など），血圧低下などの副作用が発現することがあるので，60分以上かけて点滴静注すること」と記載されています。このため実施施設における遵守率は高いと思われます。

それでは，初期投与設計やTDMにより1回量が1gを超えた場合の点滴時間はどのように考えればよいでしょうか？ VCMによるヒスタミン遊離作用は，VCMの単位時間あたりの注入量と関係があることが知られているため，1回1g以上の場合には，1回量に応じた点滴時間の延長が必要です。米国のコンセンサスレビューやわが国の抗菌薬TDMガイドライン2016では，1回1.5gの場合には90分，1回2gの場合には120分を目安に点滴静注することが推奨されています［レッドマン症候群を回避するために，1gでは点滴時間は1時間を超える必要があり，それ以

上使用時には 500mg あたり 30 分以上を目安に投与時間を延長する（B-Ⅱ）][1)]。

VCM の増量を提案する場合には，点滴時間の延長も忘れずに医師へ伝えることが重要です。

肥満患者は体重換算で投与量設計？

患者背景

20 歳，男性，身長 160cm，体重 100kg。1 週間ほど前より右下腿の発赤，腫脹が認められ近医を受診し，内服抗菌薬にて経過をみていたが改善が認められないことから当院を受診，右下腿の蜂窩織炎との診断にて入院となった。発熱や患部の水疱形成はなく，バイタルも安定している。創部の培養を提出後に，CEZ 1 回 2g 1 日 3 回にて治療を開始した。創部の培養より，MRSA が検出された。

基礎疾患として糖尿病があり，血糖降下薬を内服している。WBC 9,800/μL，CRP 5.1mg/dL，AST 12U/L，ALT 34U/L，S-Cr 0.9mg/dL，eGFR 92.1mL/分/1.73m² であった。

研修医：大きな体格の方で，BMI が約 39kg/m² の患者さんです。体重が 100kg あるのですが，VCM の投与量はどのように考えればよいでしょうか？

新人薬剤師：**抗菌薬の投与量は，体重あたりで算出されているものが多いので，患者さん個々の体重にあわせた投与量設計をするのがよいと思います。**

研修医：具体的な投与量はどのぐらいですか？

新人薬剤師：**腎機能は正常な方なので，1 回量を 15 〜 20mg/kg として，体重が 100kg なので，1 回あたり 1.5 〜 2g ぐらいになると思います。まずは，1 回 1.5g 1 日 2 回ぐらいが無難ではないでしょうか。**

わかりました。肥満の方の場合は，理想体重とかで計算しなくても大丈夫でしょうか？

理想体重ですか，うーん，どうなのでしょう…。あまり考えたことがないですが…。

新人薬剤師の対応のどこが問題？

肥満患者における VCM 投与設計

Blouin らは，理想体重患者群（65.9 〜 89.1kg）と病的な肥満患者（体重 111.4 〜 226.4kg）において，定常状態の VCM 濃度 15μg/mL を得るための体重あたり投与量に差がなかったことを報告しています（理想体重群：23.4 ± 1.5mg/kg/日，病的肥満患者群 24.0 ± 3.4mg/kg/日）[2]。さらに，実測体重（kg）が全身クリアランス（mL/分）と有意に相関すること，クレアチニンクリアランス（mL/分）が全身クリアランス（mL/分）と有意に相関することを報告しています。

この文献からは，肥満患者における VCM 投与量計算において，実測体重を利用できる可能性が示唆されます。ただし，一部の専門家からは，理想体重を利用することを考慮するべきとの意見もあります。

肥満患者における VCM 投与時の腎障害リスクとトラフ値予測精度

Lodise らは，体重が 101.4kg 以上の患者において，VCM による腎障害リスクが約 3.4 倍になる可能性を指摘しています[3]。また，Nunn らは，VCM の投与予測精度について検討し，サブグループ解析として，BMI が 35kg/m^2 を超える患者群について，トラフ値の予測精度が悪いことを報告しています[4]。

以上のことより，肥満患者においては VCM のトラフ値が想定外の濃度になる可能性があること，また腎障害が発生しやすくなるということを理解しておく必要があります。

16 バンコマイシン投与時

指導薬剤師ならこう対応！

指導薬剤師: 肥満患者における画一的な VCM 投与設計は確立されていないのが現状です。eGFR > 90mL/分/1.73m^2 であり，腎機能は保たれている方ですね。実測体重での投与設計は可能だと思いますが，まずは 1 日量が 3g を超えない範囲で投与設計を行い，その後の TDM で補正を行っていくのが安全だと思います。1 回 1.5g 1 日 2 回（1 日量 3g）はいかがでしょうか。

研修医: わかりました。ほかに注意する点はありますか？

指導薬剤師: 肥満は VCM による腎障害のリスクファクターであることが報告されています。腎障害のリスクになるような薬剤（利尿薬，NSAIDs，シクロスポリンなど）の併用はできる限り控え，血清クレアチニンだけでなく，患者の容態によっては尿量の変化についても細かくフォローするのがよいと思います。また，VCM の 1 日投与量が 4g を超えると腎機能障害が増加するとの報告もあるため，原則的には 1 日 4g 以上の投与は実施せずに，他剤への変更を考慮するのがよいでしょう。

研修医: わかりました。TDM の結果をみて，また相談します。

肥満患者における抗菌薬投与

　肥満患者における VCM 投与においては，トラフ値のモニタリングによる投与量補正が可能です。同じく TDM が可能なアミノグリコシド系薬では，肥満患者における分布容積の算出方法が報告されており，初期投与設計時に利用が可能です[5]。

　それでは，TDM が実施できない抗菌薬投与については，どのように考えればよいでしょうか？　実際に行える方法としては，最新の文献を検索し，投与量や副作用，効果に関する情報を十分に吟味し，そのうえで主治医と相談し投与量を決定することが重要と思われます。

　肥満患者に対して通常用量を使用した場合では，薬物血中濃度が低くなると考え

がちですが，血中濃度がどのように変動するかは，当該薬物における脂肪組織への移行率に依存しています。例えば，抗MRSA薬であるダプトマイシン（DAP）において，体重ベースの投与量を使用した場合では，肥満患者において非肥満患者と比し血中濃度が上昇すると報告されています（表3）。

表3 肥満患者に対して抗MRSA薬を投与した報告

薬剤名	報告者	内容
テイコプラニン	なし	なし
リネゾリド	Bhalodiら[*1]	BMI 30〜40kg/m^2未満群とBMI 40kg/m^2以上群において，同一投与量（600mg×2回/日静注）において，AUCおよびCmaxを比較した。BMI 30〜40kg/m^2未満群は，BMI 40kg/m^2以上群と比較して，AUCおよびCmaxは低い傾向にあった
ダプトマイシン	Bookstaverら[*2]	BMI 30kg/m^2以上の入院患者126名に実測体重計算での投与量を使用し，BMI classがⅡ，もしくはⅢで，CPK 1,000units/Lへの上昇頻度が高くなったものの，有意差なし
ダプトマイシン	Pai[*3]	実測体重に基づいた4mg/kgの単回投与で，病的な肥満の女性患者では，非肥満患者と比較して，CmaxとAUCが約60％上昇した
ダプトマイシン	Dvorchikら[*4]	実体重に基づいた4mg/kgの単回投与で，病的な肥満では，非肥満患者と比較して，Cmaxが約25％，AUCが約30％上昇した

＊患者に適応する際は必ず最新の情報を参照すること

〔＊1：Bhalodi AA, et al：Antimicrobial Agents and Chemother, 57：1144-1149, 2013／
＊2：Bookstaver PB, et al：Pharmacotherapy, 33：1322-1330, 2013／
＊3：Pai MP, et al：Pharmacotherapy. 27：1081-1091, 2007／
＊4：Dvorchik BH, et al：J Clin Pharmacol, 45：48-56, 2005 より〕

ケース3 難易度 ★★★

小児患者の腎機能を Cockcroft-Gault 式で推定？

患者背景

3歳，男児，身長 90cm，体重 13.0kg，体表面積 $0.558m^2$。発熱，腹痛を主訴として，かかりつけ医を受診したところ，下肢および腹部の出血斑を指摘され，血液検査において汎血球減少を認めたため，緊急入院となった。胸部レントゲンにて肺炎像が認められており，肺炎疑いとの診断に至り，血液培養および喀痰培養を採取のうえで，SBT/ABPC が開始されていたが，SpO_2 の低下を認めたことから，VCM，メロペネム（MEPM），ミカファンギン（MCFG）を開始することとなった。

入院時の WBC 5,800/μL，Hb 7.9g/dL，Plt 1.7万/μL，CRP < 0.003mg/dL，AST 70U/L，ALT 89U/L，S-Cr 0.21mg/dL であった。

研修医：指導医から，VCM の投与量を考えるように言われたのですが，相談してもいいですか？ 添付文書では"小児，乳児には，1日 40mg（力価）/kg を 2〜4 回に分割して，それぞれ 60 分以上かけて点滴静注する"とあったのですが，1日 2 回投与でよいでしょうか？

新人薬剤師：**（大人との回数の違いは気になるけれど…）添付文書では，点滴回数について明確な指定はされていないので，どの回数でも大丈夫な感じがしますね。先生が点滴回数を 2 回に決められた理由はありますか？**

研修医：看護師さんとも相談したのですが，患者さん本人や付き添いの親御さんの負担になるので，なるべく少ない点滴回数がよいそうです。たしかに，夜遅くの点滴の付け替えは，同室者の方にも迷惑になると思いました。

新人薬剤師：**それなら仕方がないですよね。TDM で補正すれば，大丈夫だと思います。**

研修医：体重は約 13kg です。腎機能の計算はどうすればいいでしょうか。状態からは正確な蓄尿は難しそうです。

新人薬剤師：Cockcroft-Gault の推定式というのが有名です。血清クレアチニン値と体重がわかれば計算できるので，蓄尿ができない場合でも利用できます。

研修医：ありがとうございます！　その推定式を使って，腎機能を計算してみます。

新人薬剤師の対応のどこが問題？

小児期の VCM 代謝排泄能は変化する？

　小児患者の VCM 代謝排泄能は，生後 1 年を境に急速に増加するとされており，6 歳ごろをピークとして，その後ゆっくりと低下します。これらを踏まえて，抗菌薬 TDM ガイドライン 2016 では，年齢別の投与設計を公開しています。

　米国感染症学会（IDSA）のガイドラインでは，小児患者に対する VCM 投与量の指標として，15mg/kg 1 日 4 回を推奨しています。しかしながら，青年期の患者については，多くの青年が大人の体格であり，体重あたりの投与量では，かなりの頻度で成人投与量を超える可能性があることから，わが国の抗菌薬 TDM ガイドライン 2016 では，青年期の患者には，幼児や学童とは異なる用法・用量が設定されています（表 4）。

表4　年齢による VCM における 1 日投与量

年　齢	1 日投与量
1～12 カ月	15mg/kg 6 時間ごと
1～6 歳	20mg/kg 6 時間ごと
7～12 歳	15mg/kg 6 時間ごと
13～17 歳	15mg/kg 8 時間ごと
18 歳以上	15～20mg/kg 12 時間ごと

〔日本化学療法学会／日本 TDM 学会 抗菌薬 TDM ガイドライン作成委員会・編：抗菌薬 TDM ガイドライン 2016. 日本化学療法学会雑誌，64：387-477, 2016 より〕

小児の腎機能をどのように推定するか？

成人における腎機能の推定式としては，表1に示したCockcroft-Gault式が有名です。この推定式は18～92歳までの249名の成人患者を対象として，血清クレアチニン値，性別，体重，年齢からなる推定クレアチニンクリアランスと実測クレアチニンクリアランスの相関性について検討したものです（相関係数0.83）[6]。つまり，幼児期はもちろんのこと，18歳未満の患者では，母集団が異なるためにCockcroft-Gault式を利用することは適切ではありません。また，Cockcroft-Gault式は母集団が日本人でないこと，当時の血清クレアチニン測定法がヤッフェ（jaffe）法であったことなどにも注意が必要です（現在は酵素法が主流となっており，補正値として血清クレアチニン値に0.2を加えて代入すべきとの意見があります）。

小児における腎機能推定式としては，Schwartz式が有名ですが，日本人と欧米人との体格や腎機能の差から，日本人小児のGFRの評価には適切ではないという意見もあります。「小児慢性腎臓病（小児CKD）診断時の腎機能評価の手引き」[7]では，日本人小児の血清クレアチニンの基準値を利用した2つの推定式を提案しています（表5）。

いずれの推定式もCKDの診断のために作成された腎機能推定式となります。簡易式はベッドサイドでの利用を念頭に作成されていますので，正確なeGFRの計算には5次式が推奨されています。クリアランスの単位（mL/分/1.73m^2）が体表面積補正されたものとなっているので，薬物排泄量の計算に使用する場合は，患者個々の体表

表5　日本人小児における腎機能推定式

5次式[8] （2歳以上19歳未満）	eGFR（mL/分/1.73m^2） ＝110.2×血清クレアチニン基準値（mg/dL）/血清クレアチニン実測値（mg/dL）＋2.93 血清クレアチニン基準値（mg/dL） 男児：－1.259Ht^5＋7.815Ht^4－18.57Ht^3＋21.39Ht^2－11.71Ht＋2.628 女児：－4.536Ht^5＋27.16Ht^4－63.47Ht^3＋72.43Ht^2－40.06Ht＋8.778〔Ht：身長（m）〕
簡易式[9] （2歳以上12歳未満）	eGFR（mL/分/1.73m^2） ＝0.35×身長（m）/血清クレアチニン値（mg/dL）

〔平成25年度厚生労働科学研究費補助金難治性疾患等克服研究事業（難治性疾患克服研究事業）先天性腎尿路異常を中心とした小児慢性腎臓病の自然史の解明と早期診断・腎不全進行抑制の治療法の確立班（日本小児CKD研究グループ）：小児慢性腎臓病（小児CKD）の腎機能評価・腎機能評価の手引き．2014より〕

面積で補正し直す必要があります。

5次式は複雑ですが,日本小児腎臓病学会のホームページにエクセル計算シートが公開されており(http://www.jspn.jp/kaiin/2014_egrf/),容易に利用可能となっています。

指導薬剤師ならこう対応！

まずは腎機能を推定するのが重要だと思われます。Cockcroft-Gault の推定式は成人を対象としたものなので,小児患者では使用できません。小児用の腎機能推定式を使用する必要があります。3歳で身長が90cm,血清クレアチニン値が0.21mg/dLなので,eGFRが146.9mL/分/1.73m^2 となり,腎機能に大きな問題はないと考えられます。

eGFRについては私も計算したので,腎機能はたしかに問題ないと思います。投与量は,添付文書にならって,1回20mg/kgを1日2回ではだめでしょうか？

小児患者,特に1～6歳の患者さんでは,成人と比べてVCMの代謝排泄能が亢進していることが知られています。そのため,成人と同様の投与量では血中濃度が維持できないことが知られています。添付文書どおりの用量設定では,VCM投与量が十分ではありません。

そうなのですか？

小児に対するVCM投与量については,抗菌薬TDMガイドライン2016のノモグラムが年齢別に記載されており,利用しやすいと思います。ガイドラインでは,3歳は1回量として20mg/kgを1日4回,6時間ごとの投与と記載されていますので,1回量は260mg(体重13kg),1日量は1,040mgとなります。実際の薬剤調製を考えると,1回0.25gを1日4回,6時間ごと(1日量1,000mg)あたりが妥当ではないでしょうか。

小児患者における VCM の初回 TDM 実施日と目標トラフ値

　小児患者では，VCM 代謝能が成人と比較して高いために，消失半減期も短くなります。成人における VCM の消失半減期は 5 〜 11 時間といわれていますが，3 歳以上の小児，青年期では 2.2 〜 3 時間であるという報告もあります。このことから，抗菌薬 TDM ガイドライン 2016 では，小児患者の初回 VCM トラフ値は 4 回目投与直前（6 時間ごとであれば，2 日目）に測定することを推奨しています。

　小児患者における目標トラフ値に関するエビデンスは限定されており，トラフ値 15 〜 20μg/mL とした場合の有効性および安全性は今後の課題となっています。そのため，まずはトラフ値 10 〜 15μg/mL を目標とした投与設計を行うのがよいと考えられます。

　抗菌薬 TDM ガイドライン 2016 より，小児に対する VCM 投与のポイントを，以下に示します[1]。

①初回ならびに TDM に基づいた投与量の調整においても目標トラフ値は 10 〜 15μg/mL とする（Cl-Ⅲ）
②小児で 15 〜 20μg/mL を目標とした場合の臨床的有用性（有効性および安全性）やそれを達成するための投与設計は今後の課題である（unresolved issue）
③初回トラフ値は VCM の 4 回目投与直前（6 時間ごとであれば 2 日目）に測定する（Cl-Ⅲ）
④成長とともに，クリアランスと分布容積とのバランスは変化する。半減期はこの両者から計算されるため，小児期における半減期は一定でないことを考慮して投与設計を行う（B-Ⅱ）
⑤新生児期において，クリアランスや分布容積は在胎週数や体重による変化が大きい。そのため，新生児期を通した一律な投与設計を推奨することは避け，新生児の勧告は行わないこととした（unresolved issue）
⑥幼児・学童・青年については，1 回 15mg/kg，6 時間ごと投与が基本であるが，前述の理由で，年齢による投与設計をさらに詳細に分類し，表 4 に示した（Cl-Ⅲ）
⑦小児において，目標トラフ値を速やかに達成するためのローディングドーズに関しては，臨床的検討が限られ，今後の課題である（unresolved issue）

研修医：添付文書だけではわからない情報がたくさんあるのですね。ガイドラインが重要だということがわかりました。ほかに注意しておくことはありますか？

指導薬剤師：小児患者では個々の成長が異なります。小児期のVCM代謝排泄量を年齢と体重だけで推測するのは困難なため，TDMでの補正は必須です。注意点として，小児患者では，VCMの消失半減期が短いので，初回のTDMは，投与4回目直前（2日目）に実施することができます。

研修医：わかりました。すぐにTDMのオーダーを入れるようにします。

指導薬剤師：あとは，これはあくまで参考ですが，腎機能からVCM代謝排泄量を推定計算しておくと安心です。患者さんの体表面積は，0.558m^{2}なので，患者個人のGFRは約47.4mL/分です。小児に対するVCM投与量は，糸球体濾過量に相関するといわれており，トラフ値10〜15μg/mLを目標としたクレアチニンクリアランスの約19倍といわれています[10]。今回の場合，GFR（47.4mL/分）を0.789で除したもの（60.07mL/分）がクレアチニンクリアランスに相当するという報告があり，この計算をすると，VCMの1日維持量は1,141mg（146.9÷1.73×0.558÷0.789×19）となり，1日1,000mgはおおむね妥当な投与量だと思われます。

（経過）

2日目のVCMトラフ値は，9.8μg/mLであった。患者の容態は安定しており，主治医からは現行の投与量で経過をみたいとの方針から1回250mg 1日4回で投与を継続した。その後，肺炎像および発熱の改善傾向がみられたことから，計10日間で抗菌薬の投与を終了した。

16 バンコマイシン投与時

Column

バンコマイシンは最強？

　筆者が薬学生だった時代，「VCM＝最終兵器」というように学んだように記憶しています．もちろん，今から思えば，筆者の乏しい知識と貧しい理解力による曲解の産物です．とはいえ，近年においても「VCMはどういう微生物に効果がありますか？」と学生に尋ねると，「グラム陽性でもグラム陰性でもなんでも効きます」という学生がゼロではありません．抗菌スペクトラムでいうと，ブロードなようで実はかなりナローなことを学生が知ると，「えーっ」と驚きの声があがるほどです．また，VCMよりもCEZのほうがメチシリン感受性黄色ブドウ球菌（methicillin-susceptible *Staphylococcus aureus*；MSSA）に対する効果がよいことも，実臨床では意外と盲点です．VCMは耐性菌と抗菌薬開発のイタチごっこの末に開発された抗菌薬であり，歴史的な背景からすると最強の抗菌薬という印象をもつのは，ある意味仕方がないのかもしれません．顧みるとたいへん恥ずかしいことですが，「とりあえずVCMを投与しておけばよい！」なんていうケースがほとんどないことを知ったのは，筆者が就職してから随分と時間が経過してからだと記憶しています．

　教育のスパイスとして，メタファー（隠喩表現）は不可欠ですが，VCMほどそのイメージが学生にミスリードを引き起こしている薬も珍しいように思います（それだけ有名な理由でもありますが）．「常識は時代によって変わる」という言葉があるように，今ある知識のブラッシュアップを継続することが医療現場では求められます．「言うは易く…」で，実際には周辺環境（立地や識者の有無など）に大きく依存していることは，多くの薬剤師が実感しているところだと思います．薬剤師が個人で習得できる医療知識は限られており，職種や年代という垣根を越えた教育環境の充実が重要です．ネルソン・マンデラは「教育は最強の武器であり，世界を変える」という言葉を残しています．

ピットフォール編

【引用文献】
1) 日本化学療法学会／日本TDM学会 抗菌薬TDMガイドライン作成委員会・編：抗菌薬TDMガイドライン2016．日本化学療法学会雑誌，64：387-477, 2016
2) Blouin RA, et al：Vancomycin pharmacokinetics in normal and morbidly obese subjects. Antimicrob Agents Chemother, 21：575-580, 1982

3) Lodise TP, et al：Larger vancomycin doses（at least four grams per day）are associated with an increased incidence of nephrotoxicity. Antimicrob Agents Chemother, 52：1330-1336, 2008
4) Nunn MO, et al：Vancomycin dosing；assessment of time to therapeutic concentration and predictive accuracy of pharmacokinetic modeling software. Ann Pharmacother, 45：757-763, 2011
5) 樋口　駿・監訳：新訂 ウィンターの臨床薬物動態学の基礎. じほう，2013
6) Cockcroft DW, et al：Prediction of creatinine clearance from serum creatinine. Nephron, 16：31-41, 1976
7) 平成25年度厚生労働科学研究費補助金難治性疾患等克服研究事業（難治性疾患克服研究事業）先天性腎尿路異常を中心とした小児慢性腎臓病の自然史の解明と早期診断・腎不全進行抑制の治療法の確立班（日本小児CKD研究グループ）：小児慢性腎臓病（小児CKD）の腎機能評価・腎機能評価の手引き. 2014
8) Uemura O, et al：Creatinine-based equation to estimate the glomerular filtration rate in Japanese children and adolescents with chronic kidney disease. Clin Exp Nephrol, 18：626-633, 2014
9) Nagai T, et al：Creatinine-based equations to estimate glomerular filtration rate in Japanese children aged between 2 and 11 years old with chronic kidney disease. Clin Exp Nephrol, 17：877-881, 2013
10) 木村利美・編：図解 よくわかるTDM 第3版，じほう，2014

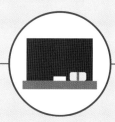

第3章

One more lecture

第3章 One more lecture

1 医療・介護関連肺炎

市中肺炎（community-acquired pneumonia；CAP）と院内肺炎（hospital-acquired pneumonia；HAP）の間に医療ケア一関連肺炎（healthcare-associated pneumonia；HCAP）が存在します（図1）。HCAPは一般のCAPと比較して高齢で予後不良であり，また多剤耐性菌の高リスクとされています。ここで，日本では独自の介護保険制度が存在し，高齢者における誤嚥性肺炎が高率であることを考慮し，介護（Nursing）という言葉を頭につけて「NHCAP（医療・介護関連肺炎）」と命名しました。ここではNHCAPにおける抗菌薬選択の考え方について解説いたします。

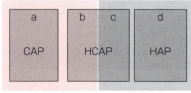

欧米

a. 市中肺炎
b. 市中発症，医療ケア一関連肺炎
c. 院内発症，医療ケア一関連肺炎
d. 院内肺炎
HCAP：入院歴（90日以内に2日以上），ナーシングホームなどへの居住，在宅点滴療法，維持透析，在宅創傷治療，家族内の多剤耐性菌感染症

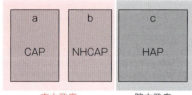

日本

a. 市中肺炎
b. 医療・介護関連肺炎（市中肺炎）
c. 院内肺炎
NHCAP：
1. 長期療養型病床群，介護施設に入院（精神病床も含む）
2. 90日以内に病院を退院
3. 介護を必要とする高齢者，身障者（Physical status 3）
4. 通院による継続的血管内治療（透析，抗菌薬，化学療法，免疫抑制薬などによる治療）

図1 HCAP（欧米）とNHCAP（日本）の違い

1 医療・介護関連肺炎

　CAPとして入院となった患者のなかにNHCAP患者がまぎれ込んでいる可能性があり，肺炎で入院する約1/3の症例がNHCAPであったと報告されています。原因菌は，CAPから分離される肺炎球菌（*Streptococcus pneumoniae*）やインフルエンザ菌（*Haemophilus influenzae*），マイコプラズマ（*Mycoplasma*）属などの非定型肺炎原因菌に加え，CAPから検出されるメチシリン耐性黄色ブドウ球菌（methicillin-resistant *Staphylococcus aureus*；MRSA）や緑膿菌（*Pseudomonas aeruginosa*）などの耐性菌も問題となります。特に過去90日以内の広域抗菌薬投与や経管栄養施行患者では耐性菌高リスクとして対応する必要があり，以前にMRSAが分離された既往があればMRSA感染の可能性が高くなってきます。NHCAPの病態は誤嚥性肺炎に加え，耐性菌感染症，日和見感染症としての要素を含んでいます。

　抗菌薬選択の基本的考え方は，原因菌がCAPとHAPの両者の可能性を念頭においた治療が必要となることです（図2）。一般のCAPと比較し初期選択薬が原因菌に活性を有さないこともまれではなく，不適切な初期選択薬の使用は患者の予後を不良とします。NHCAP症例において，耐性菌リスクがあり，入院治療を行う場合は，①タゾバクタム/ピペラシリン（TAZ/PIPC），②カルバペネム系薬，③抗緑膿菌活性を有する第四世代セフェム系薬＋抗嫌気性菌薬［クリンダマイシン（CLDM）またはメトロニダゾール（MNZ）注］，④キノロン系薬＋スルバクタム/アンピシリン（SBT/ABPC）が推奨されています。

　①から③は緑膿菌などの耐性グラム陰性菌と嫌気性菌に有効ですが，非定型肺炎

Ⓜ RSA
Ⓐ spiration：誤嚥性肺炎（嫌気性菌）
Ⓖ ram negative：耐性グラム陰性菌（緑膿菌）
Ⓒ ommunity：市中肺炎一般細菌（肺炎球菌，インフルエンザ菌）
Ⓐ typical：非定型肺炎（マイコプラズマ属，肺炎クラミジア，レジオネラ属）
Ⓟ neumonia

　上記のどこまでを想定して抗菌薬を選択するのかは耐性菌リスク，患者重症度，集中治療の適応から判断する

Magcap? Magcup?
気になる方は非定型を
uncommonとして覚えてください

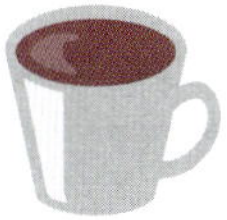

図2　NHCAP治療におけるKey word（頭文字：マグカップ）とターゲットとなる原因菌

の可能性も想定すればキノロン系薬やマクロライド系薬の併用が必要となってきます（人工呼吸器装着するような重症例ではマクロライド系薬併用のほうが予後良好とされている）。④はキノロン系薬で緑膿菌や非定型肺炎原因菌を狙い，(SBT/ABPC) で肺炎球菌や嫌気性菌をたたくレジメンです。ここで，MRSA は別個に扱い，過去に MRSA が検出された既往がない場合は，敗血症性ショックや臓器障害例，喀痰からグラム染色でブドウ球菌（*Staphylococcus*）属の可能性のある場合に限定して使用します。

第3章 One more lecture

2 人工呼吸器関連肺炎の予防

ICUに入る機会があれば，抗菌薬だけでなくVAP予防の実施状況に興味をもってみよう！ ICUでは看護師や歯科医師による口腔ケア，NSTによる経管栄養管理，専門スタッフによる呼吸リハビリテーションなど多職種による多面的なケアが行われています。

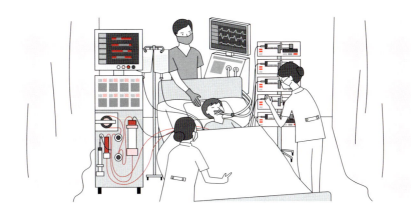

　最も重症な院内肺炎として人工呼吸器関連肺炎（ventilator-associated pneumonia；VAP）があります。気管内挿管による人工呼吸器管理開始後48～72時間以降に発症する肺炎で，肺炎患者が挿管になった場合は含まれません。ICU患者の約30％に発症し，入院期間は6日延長し，死亡率は20～55％と報告されています。欧米の院内肺炎治療に関する勧告はほとんどVAP患者を対象としており，その点において日本とは異なります。VAPにおける抗菌薬は耐性グラム陰性菌やメチシリン耐性黄色ブドウ球菌（methicillin-resistant *Staphylococcus aureus*；MRSA）などを狙って選択されることが多いのですが，いったん発症すれば長期投

与となり多剤耐性菌に悩ませられることになります。そのため VAP 予防が重要であり，ここではそれに関するミニレクチャーを行います。

感染経路

気管内挿管患者において細菌の侵入経路は経気道的であり，チューブ内側と外側に分けられます。院内感染対策の改善（回路汚染対策や吸引処置など）により気管内チューブ内側からの外因性の細菌の侵入は低率となりました。現在 VAP の多くは，口腔咽頭に存在する内因性細菌が気管内チューブ外側から侵入することが原因で発症しており，それに関する VAP 予防対策が検討されています。

非侵襲的陽圧換気療法（NPPV）

VAP 予防のため挿管しない努力が必要です。非侵襲的陽圧換気療法（noninvasive positive pressure ventilation；NPPV）（図1）によりメタ解析で有意に VAP 発症リスクは低減し（相対リスク 0.28），人工呼吸器管理期間も－7.3 日短縮可能となることが報告されています。

呼吸器装着患者におけるケアバンドル（①，②が VAP 予防）

①頭位挙上（30〜45°）：仰臥位で患者を管理すると，胃内容物が口腔咽頭に逆流し，VAP 発生の原因となります。ベッドの頭位を上げる体位は VAP 発生率を減少さ

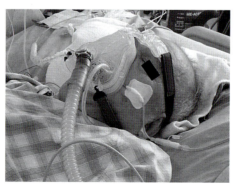

図1　気管内挿管を避けた呼吸管理（NPPV）
（巻頭 Color Atlas 参照）

せます．特に経腸栄養を行っている患者では，誤嚥予防目的で半座位（30〜45°）に維持することが勧められています．

②過鎮静を避ける（sedation vacation）：日中の鎮静薬中断，減量を行い，呼吸器離脱（weaning）が可能か毎日評価することが大切です．また筋弛緩薬の持続投与は特別な理由がない限り行いません．

③胃潰瘍予防

④深部静脈血栓予防

その他の一般的な留意事項

①経口挿管と経鼻挿管：副鼻腔炎の発症は経鼻で高率となります．副鼻腔炎の合併は気道への滲出液の垂れこみにより VAP の発生要因になる可能性もあり，もし禁忌になるような因子がなければ経口挿管が望ましいとされています．

②気管内吸引チューブ（開放式 vs. 閉鎖式）：開放式では single use にする必要があり，手袋着用とはいえ操作による外因性感染の可能性もありました．しかしメタ解析では両者で VAP 発生率は同等であったとされています（閉鎖式は毎日交換する必要がないこともありむしろ colonization は高率）．開放式は吸引時に呼吸器接続を外すため，心拍数，平均血圧の変動が大きいことが問題で，その理由で閉鎖式（図2）が最近では中心になってます．

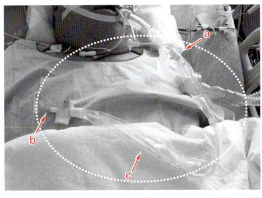

a：挿管チューブとの接続部，
b：吸引コネクター，
c：外筒となる透明の筒状の袋内に吸引チューブがあり閉鎖式となっているため，複数回使用可能

人工呼吸器を外さないで吸引処置ができるので，吸引時の低酸素血症を予防し血行動態が安定

図2 閉鎖式吸引システム（巻頭 Color Atlas 参照）

第3章 One more lecture

3 外科領域における嫌気性菌感染症の予防と治療

ここでは腹腔内感染症について患者重症度や市中感染か病院医療感染に分けて抗菌薬選択の考え方について解説いたします。

■ 腹腔内感染症における原因菌とその治療抗菌薬によるカバー

　腹腔内感染症では，①患者重症度，②市中感染か院内感染（または医療関連感染）かで抗菌薬の選択が異なってきますので，迅速な患者情報の把握が必要です。エンピリック治療の基本は，腸管内グラム陰性菌（gram-negative bacteria；GNB）〔大腸菌（*Escherichia coli*）や肺炎桿菌（*Klebsiella pneumoniae*）〕などの腸内細菌科細菌やレンサ球菌（*Streptococcus*）属（*Streptococcus milleri* グループ）などのグラム陽性菌（gram-positive bacteria；GPB）に活性を有する抗菌薬を選択します。腸球菌は比較的高率に腹水から検出されますが，エンピリックなカバーは軽症〜中等症の市中感染では必要とされていません。*Bacteroides fragilis* グループなどの嫌気性菌のカバーは，遠位側小腸，虫垂，大腸に起因する感染を対象としますが，イレウス合併例では胃や近位側小腸の穿孔性腹膜炎でも必要です。*Bacteroides fragilis* グループは，約50％を占める *Bacteroides fragilis* とそれ以外のバクテロイデス（*Bacteroides*）属（non-*fragilis Bacteroides*）に分類され，特に後者で抗菌薬耐性化が問題となっています（*Bacteroides thetaiotaomicron* は全体の約20％を占め耐性率も高い）。

　市中感染では大腸菌や肺炎桿菌などの腸内細菌科細菌をターゲットとし，GNBに対する広域な活性を示す抗菌薬は必要ないとされてきましたが，最近では市中感

染でも基質拡張型β-ラクタマーゼ（extended spectrum β-lactamase；ESBL）産生菌が原因菌となりうることを想定する必要があります。

院内感染や医療関連感染では，エンテロバクター（*Enterobacter*）属や緑膿菌（*Pseudomonas aeruginosa*）なども原因菌となりますので，これらに活性を有する抗菌薬の選択が必要となってきます。術後の縫合不全などでは，メチシリン耐性黄色ブドウ球菌（methicillin-resistant *Staphylococcus aureus*；MRSA）も比較的高率で，グラム染色の情報も参考にします。カンジダ（*Candida*）属は，腸管内常在菌でもあり，術中腹水から検出されることも，特に上部消化管穿孔ではまれではありません。そのため軽症・中等症例ではβ-D-グルカン値を参考に適応を判断します。ただし重症例，胃がん，炎症性腸疾患，術後腹腔内感染例では術中腹水のグラム染色で酵母が検出されれば，β-D-グルカン検査の結果を待たず抗真菌治療の適応とします。

ここで，術後早期（3日間）はβ-D-グルカン偽陽性の可能性があり，それ以降に検査を実施することが勧められます。また手術数日後の腹腔内ドレーン排液の培養検査でカンジダ属が検出されても，それだけで腹腔内感染症と判断せずドレーンへのcolonizationとして対応することも忘れてはいけません。

腹腔内感染症に対する抗菌薬の選択

以前推奨されていたスルバクタム／アンピシリン（SBT/ABPC）は，大腸菌における耐性が高率となっているため，またクリンダマイシン（CLDM）は，*Bacteroides fragilis* グループでの耐性化が問題となっており推奨されていません（表1）。さらに，第二世代セファロスポリン系薬のセフメタゾール（CMZ）に対して *Bacteroides fragilis* グループのなかの *Bacteroides fragilis* 以外の non-*fragilis Bacteroides* における感受性が不良であり，治療薬として推奨できません（表1〜2）。

1 軽症・中等症の市中感染

単剤で推奨されている抗菌薬は5薬剤です（図1）。すなわち，①第二世代セファロスポリン系薬（セファマイシン系薬）のなかでも比較的 non-*fragilis Bacteroides* における耐性率の低い cefoxitin，②カルバペネム系薬で嫌気性菌感受性が高く，緑膿菌以外の GNB に有効な ertapenem，③フルオロキノロン系薬ではシプロフロキサシン（CPFX）やレボフロキサシン（LVFX）は嫌気性菌に対する抗菌活性は低いので，単剤では適応となりません。嫌気性菌にも活性を有するモキシフロキサ

表1 SSI 分離菌感受性全国サーベイランス

	MIC (µg/mL)		%		
	MIC$_{50}$	MIC$_{90}$	感受性	中等度	耐性
Bacteroides fragilis					
セフメタゾール	8	32	82.9	11.4	5.7
ピペラシリン/タゾバクタム	0.25	2	95.7	1.4	2.9
メロペネム	0.125	4	97.1	0	2.9
クリンダマイシン	0.5	256	70	1.4	28.6
メトロニダゾール	1	2	100	0	0
Bacteroides thetaiotaomicron					
セフメタゾール	32	64	4.5	59.1	36.4
ピペラシリン/タゾバクタム	8	16	100	0	0
メロペネム	0.25	0.5	100	0	0
クリンダマイシン	256	256	31.8	9.1	59.1
メトロニダゾール	1	1	100	—	—

〔Takesue Y, et al : J Infect Chemother, 18 : 816-826, 2012 より〕

表2 腹腔内感染症に使用されている抗菌薬の *Bacteroides fragilis* グループに対する抗菌活性

抗菌薬	*Bacteroides fragilis*			non-*fragilis Bacteroides*		
	MIC$_{50}$	MIC$_{90}$	Susceptible (%)	MIC$_{50}$	MIC$_{90}$	感受性 (%)
レボフロキサシン	2	32	—	8	64	—
モキシフロキサシン	0.5	8	85.7	2	64	66.7
シプロフロキサシン	4	32	—	32	>64	—
cefoxitin	8	16	97.1	16	32	72.2
セフメタゾール	8	32	91.4	32	128	22.2
チゲサイクリン	0.5	1	100	0.25	1	100

日本化学療法学会・日本感染症学会・日本臨床微生物学会合同 抗菌薬感受性サーベイランス；organ/space SSI 分離菌

〔Takesue Y, et al : 52nd International Conference on Antimicrobial Agents and Chemotherapy, San Francisco, 2012 より〕

シン（MFLX）（最近耐性化が問題となっている），④緑膿菌以外の GNB，ならびに嫌気性菌に抗菌活性を有するチゲサイクリン（TGC）（ESBL 産生菌や MRSA にも有効），⑤ペニシリン系薬と β-ラクタマーゼ薬阻害薬のクラブラン酸/チカルシリン（CVA/TIPC）です。

　日本において MFLX や CVA/TIPC は経口薬だけですし，cefoxitin, ertapen-

3 外科領域における嫌気性菌感染症の予防と治療

	市中感染		医療関連感染
	穿孔，膿瘍形成虫垂炎 軽症〜中等症感染症	重症腹膜炎，臓器障害あり	すべての腹腔内感染症
単剤	モキシフロキサシン, ertapenem チゲサイクリン, cefoxitin クラブラン酸/チカルシリン	カルバペネム系薬 タゾバクタム/ピペラシリン	カルバペネム系薬 タゾバクタム/ピペラシリン （バンコマイシン併用）
併用	セファゾリン, cefuroxime セフトリアキソン ＋メトロニダゾール併用	セフェピム，セフタジジムor レボフロキサシン，シプロフ ロキサシン ＋メトロニダゾール併用	セフェピム，セフタジジム ＋メトロニダゾール併用 （バンコマイシン併用）

図1 腹腔内感染症に対する推奨抗菌薬（米国感染症学会，米国外科感染症学会，米国小児感染症学会）

〔Solomkin JS, et al：Clin Infect Dis, 50：133-164, 2010 より〕

em は上市されていません。また，TGC は ESBL 産生菌やカルバペネム耐性腸内細菌科細菌（carbapenem-resistant *Enterobacteriaceae*；CRE）などの耐性グラム陰性菌だけの適応となっています。つまり米国で腹腔内感染症に対し単剤でのエンピリック治療が推奨されている5薬剤いずれも日本では使用できないことになります。

併用療法では嫌気性菌に抗菌活性の低い抗菌薬に，以前では CLDM が併用使用されていましたが，前述したごとく現在では抗嫌気性菌薬の地位から落ちてしまいました。ただし，口腔内嫌気性菌にはいまだ抗菌活性を有しています。また，誤嚥性肺炎に対しては使用可能ですが *Prevotella* 属などでの耐性化は監視が必要です。それに代わって，現在ではメトロニダゾール（MNZ）は耐性化がまれであり（表1）抗嫌気性菌薬として，セファロスポリン系薬やフルオロキノロン系薬との併用が行われます。

腹腔内感染症治療の話題から少しそれますが，大腸手術時の術後感染症予防抗菌薬においても *Bacteroides fragilis* グループ耐性化が影響しています。一般に日本では CMZ やフロモキセフ（FMOX）が使用されていますが，米国ではセファゾリン（CEZ）と MNZ による予防が推奨されており，第二世代セファロスポリン系薬と比較し有意に低い手術部位感染症（surgical site infection；SSI）発生率が報告されています。

術中腹水の培養検査結果の扱いですが，軽症〜中等症患者ではもし手術などで感染源のコントロールが適切に行われ臨床反応が良好なら，初期に選択した抗菌薬が

原因菌に活性を有さない場合でも，抗菌薬の変更は必須ではありません．それほどドレナージが決め手となっていると考えてください．

2 重症の市中感染ならびに病院・医療関連感染

嫌気性菌に対する考え方は軽症・中等症の腹腔内感染症と同様ですが，GNBに対しては広域な抗菌薬を選択します．またエンテロコッカス（*Enterococcus*）属の *Enterococcus faecalis* にも抗菌活性を示すことが望ましく（ただし *Enterococcus faecium* はエンピリック治療ではターゲットとしません），この点において米国のガイドラインにおける推奨薬のなかには，いくつかふさわしくないものが含まれています．広域抗菌薬を選択する理由として，市中感染における重症例では初期におけるappropriate治療が予後を良好とするためであり，病院・医療関連感染では，緑膿菌やエンテロバクター（*Enterobacter*）属などの耐性菌が比較的高率に原因菌となるためです．

単剤では *Bacteroides fragilis* グループにおいて耐性が稀でかつ緑膿菌やエンテロバクター属にも活性を有するカルバペネム系薬とタゾバクタム/ピペラシリン（TAZ/PIPC）が推奨されます．ここで *Enterococcus faecalis* に対してはペニシリン系薬が第一選択となりますが，カルバペネム系薬も低い最少発育阻止濃度（MIC）を示しますので，カバーができていると判断できます．ESBL産生菌も腹腔内感染症では決して無視できない細菌となっていますので，septic shock（敗血症性ショック）/severe sepsis（重症敗血症）などの重症感染症ではカルバペネム系薬も考慮します．なお初期選択薬としてTAZ/PIPCを使用した場合，本薬剤はESBL産生菌に対してMICが低い場合有効とされていますが，経過良好例以外ではESBL産生菌判明後にカルバペネム系薬への変更を行います．

併用療法ではMNZが緑膿菌に活性を有する第三，四世代セファロスポリン系薬，フルオロキノロン系薬と併用使用されますが，これではエンテロコッカス属のカバーができていません．また大腸菌におけるキノロン系薬耐性が問題となっており，ESBL産生菌の可能性も含め，私の個人的意見では重症例や術後感染例ではこれらの初期における併用治療は推奨しません（ただし原因菌判明後は感受性の結果を参考に選択可能です）．

MNZ の抗菌作用と排泄

　MNZ は受動拡散で細胞内に入り，嫌気性菌または原虫の細胞内で還元され活性型 MNZ に変化し，これが DNA に作用し殺菌作用を示します（図2）。すなわち MNZ はプロドラッグであり，MNZ そのものが抗菌活性を示すわけではありません。好気性菌はニトロ還元酵素を欠損し MNZ を活性化しないために感受性を示しません。

　MNZ は肝臓で代謝され Hydroxy 代謝物（Hydroxy MNZ）と Acid 代謝物に変化します。Hydroxy MNZ は MNZ の 30～65％の抗微生物活性を有しますが，Acid 代謝物は抗菌活性をほとんど示しません。MNZ は腎障害があっても正常者と同様に排泄され Renal dose adjustment は不要とされています。しかし，代謝産物の排泄は影響を受け，腎障害の程度に相関して血中濃度が高値となります。代謝産物の蓄積による悪影響に関しては知られていないため，腎障害患者でも用量の調節は不要ですが，Ccr＜10mL/分のような末期腎障害で，透析を行っていない場合は代謝産物が徐々に蓄積し毒性を示す可能性は無視できません。

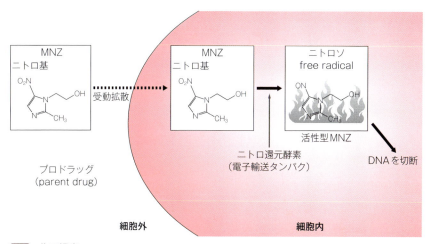

図2　作用機序

第3章 One more lecture

4 糖尿病性足感染症

　第2章ピットフォール編の症例は重症皮膚軟部組織感染症の代表である壊死性筋膜炎でしたが，ここでは難治性皮膚軟部組織感染症の代表ともいえる糖尿病性足感染症[1]（diabetic foot infection；DFI）に関して解説いたします。

■ なぜ糖尿病患者で足の感染症が問題になるのか？

　糖尿病患者は易感染状態ですので感染のハイリスクであることは間違いありません。しかし，なぜ病名にもあるように足に特化した感染症が問題になるのでしょう？

　糖尿病患者の合併病変として，末梢神経障害が20〜40％の症例に，末梢血管病変が20〜40％の症例に認められます。末梢神経障害があると知覚障害のため足の外傷に気づかず，継続する機械的刺激や足への荷重もあり創部は悪化します。さらに，末梢血管障害による阻血状態が存在すると創傷治癒障害に拍車をかけます。ときにはシャルコー足(関節)といって，足の変形を来すこともあります。

　足関連の合併症は糖尿病患者の5％に毎年発症しますので，糖尿病患者に対しては少なくとも1年に1回は足の脈拍，足の知覚の診察を行い，潰瘍形成のリスクを評価する必要があります。足の病変がいったん形成されますと，治癒することなく

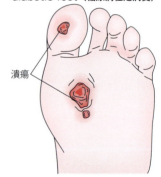

diabetic foot（糖尿病性足病変）

潰瘍

経過し，多くの場合細菌による colonization が証明されます．

DFI の症状

　細菌が検出されても保菌状態のことが多く，臨床症状の有無を参考に抗菌薬治療を開始します．軽症例は通常の局所炎症所見（発赤，圧痛，浮腫，排膿など）が2つ以上認められた場合と定義されており，下記のいずれか1つ以上を認めた場合は中等症とします（蜂窩織炎＞2cm の広がり，リンパ管症，表層筋膜より深部に波及，深部組織膿瘍，壊疽，筋，腱，関節，骨への関与）．さらに全身性炎症反応症候群（発熱，頻脈，呼吸数増多，白血球増多）や代謝障害（不安定性）を合併すると重症であり，特に低血圧，精神混乱，嘔吐，アシドーシス，重症高血糖，高窒素血症例では外科的処置も含め積極的な集中治療が必要となってきます．

DFI における原因菌

　感染原因菌は初期の段階では通常の皮膚軟部組織感染症の原因菌であるグラム陽性球菌（gram-positive cocci；GPC）による単独感染が主体を占めますが，慢性化すると複数菌感染が高率となり腸内細菌科細菌が検出されます．DFI に対する抗菌薬治療歴があると，緑膿菌（*Pseudomonas aeruginosa*）などの耐性菌が原因菌となってきます．さらに長期化しますとメチシリン耐性黄色ブドウ球菌(methicillin-resistant *Staphylococcus aureus*；MRSA）や基質拡張型β-ラクタマーゼ（extended-spectrum β-lactamases；ESBL）産生菌が問題となり，最終的には嫌気性菌の混合感染も考慮する必要があります[2]．原因菌は多岐にわたりますので，同定し（表1），抗菌活性のある抗菌薬を選択します．エンピリック治療においてもグラム染色の結果を知って抗菌薬の選択を行うことが勧められます．

骨髄炎の合併

　難治の理由としては神経，血管障害以外に，DFI の 20～30％は骨髄炎を併発していることがあげられます．この診断は治療方針を決定するうえで極めて重要であり，probe で潰瘍の深さを検査し（sinus tract），ときには MRI などの検査も行われます．抗菌薬治療を行っても難治の場合は，細菌性骨髄炎の合併を疑います．原

表1 各種病態における原因菌

潰瘍	感染所見	細菌感染	原因菌
なし	蜂窩織炎	単独	β溶血性レンサ球菌，黄色ブドウ球菌
あり	抗菌薬未使用	単独	黄色ブドウ球菌，β溶血性レンサ球菌
あり	慢性，抗菌薬治療歴あり	混合	黄色ブドウ球菌，β溶血性レンサ球菌 腸内細菌科細菌
あり	滲出液により浸軟	混合	緑膿菌
あり	長期治癒傾向なし，長期広域抗菌薬治療	混合	黄色ブドウ球菌，CNS，腸球菌，コリネバクテリウム，腸内細菌科細菌，緑膿菌，ブドウ糖非発酵菌，耐性菌（MRSA，ESBL産生菌など），真菌
あり	悪臭，広範囲の壊死，壊疽	混合	腸球菌，腸内細菌科細菌，ブドウ糖非発酵菌，嫌気性菌

〔Lipsky BA, et al：Clin Infect Dis, 39：885-910, 2004 より〕

表2 糖尿病性足病変で骨髄炎を合併した場合の抗菌薬治療期間

臨床的状況	抗菌薬投与ルート	治療期間
残存する感染組織なし（足，下肢切断など）	注射 or 経口	2〜5日
外科的処置にもかかわらず軟部組織に感染残存（骨には感染なし）	注射 or 経口	2〜4週間
外科的処置にもかかわらず残存する骨に感染（壊死には陥っていない）	初期は注射，その後 oral switch を考慮	4〜6週間
外科的処置なし，または術後壊死した骨の残存	初期は注射，その後 oral switch を考慮	>3カ月

Sinus tract からの滲出液の培養でもよいとの報告もあるが，骨生検による培養や病理組織学的検査が標準的な診断基準として重要

〔Kosinski MA, et al：Expert Rev Anti Infect Ther, 8：1293-1305, 2010 より〕

因菌の同定は滲出液の培養でもよいとの報告もありますが，骨生検による培養や病理組織学的検査が標準的な診断基準として重要とされています。骨髄炎を合併した場合の治療期間は**表2**に示すように長期になります[3]。主治医にこの治療期間の目安を前もって知らせておくことは，本感染症に関わらず信頼を得るためのコツといえます。

【引用文献】
1) Lipsky BA, et al：2012 Infectious Diseases Society of America clinical practice guideline for the diagnosis and treatment of diabetic foot infections. Clin Infect Dis, 54：132-173, 2012
2) Lipsky BA, et al：Diagnosis and treatment of diabetic foot infections. Clin Infect Dis, 39：885-910, 2004
3) Kosinski MA, et al：Current medical management of diabetic foot infections. Expert Rev Anti Infect Ther, 8：1293-1305, 2010

第3章 One more lecture

5 カテーテル関連尿路感染症

> カテーテル関連尿路感染症予防のためには尿道カテーテルの早期抜去が重要です。しかし，尿道カテーテル留置患者において，細菌尿を認めても必ずしも尿路感染症とはいえません。

　病院でのデバイス関連感染症として，カテーテル関連血流感染症に並びカテーテル関連尿路感染症（catheter-associated urinary tract infections；CAUTI，カウチともよびます）は重要です。デバイス関連感染症の予防として使用の適応を限定することが大切です。しかし，尿道カテーテル留置日数／患者入院日数はICUなどのcritical care unitでは50〜80％，一般病棟では15〜30％と高率に使用されており短期間で抜去することも感染予防上必要です。

　尿道カテーテル留置患者（最近まで留置されていた症例も含む）において細菌尿を認める場合，症状の有無にかかわらずCAUTIとよばれることもありますが，症状のないカテーテル関連無症候性細菌尿（妊婦，泌尿器科処置前以外は抗菌薬治療の対象とならない）と，尿路系に起因する症状を有し治療対象となるCAUTIに区別したほうが理解しやすいです。尿道カテーテル留置期間と細菌尿獲得率は相関し，1日3〜8％ごとに増加するとされています（）。すなわち短期間の留置であってもまれでなく細菌尿は証明され，1カ月以上の留置例ではほとんどすべての患者は細菌尿陽性となります。尿道カテーテル留置患者における発熱時に感染症のフォーカスとして尿路系を疑うことは必要ですが，細菌尿を認めたからといって必ずしも尿路感染症でないことも多く，他の感染症の原因検索を怠ってはなりません。

　一般にカテーテル関連性細菌尿を認めても，感染症による症状を呈する患者は1/4以下とされており，さらに低率とする報告も多くあります。尿路感染症を疑っ

5 カテーテル関連尿路感染症

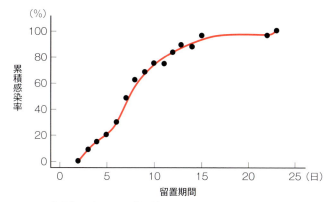

留置期間が5日目に約1割，10日目に1/3，2週間で半分近く細菌尿陽性となる

図　尿道カテーテル留置期間と細菌尿の証明

〔Thornton GF, et al：Bacteriuria during indwelling catheter drainage. Ⅱ．Effect of a closed sterile drainage system. JAMA, 214：339-342, 1970〕

た場合は，バイオフィルム感染症であることを考慮し尿道カテーテルの入れ替えを行い，新たに挿入されたカテーテルから培養用の尿検体を採取し，その後に抗菌薬を開始します。CAUTIの重要な合併症として菌血症があります。病院内での菌血症の15％は尿路感染症に起因するとされています。グラム陰性菌（gram-negative bacteria；GNB）に限るとCAUTIが最も高率な菌血症の感染源であり，GNBによる菌血症では尿路系をまず疑う必要があります。

　最後にカテーテル関連性細菌尿は耐性菌のリザーバーとなり，院内伝播の原因となることは忘れてはなりません。

第3章 One more lecture

6 抗菌薬の髄液移行性

髄膜炎に対する抗菌薬治療では，抗菌薬の髄液移行率や抗菌活性の作用様式などさまざまな要因を考慮する必要があります。ここでは，髄膜炎に対する抗菌薬治療の考え方について解説いたします。

■ 炎症の程度により移行性は変化

　中枢神経系は血液脳関門（blood-brain barrier；BBB）および血液脳脊髄液関門（blood-cerebrospinal fluid barrier；BCSFB）により，循環血液と隔てられています。BBBは脳毛細血管内皮細胞，BCSFBは脈絡叢上皮細胞からなっており，細胞同士が密着結合で連結しています。表1に，抗菌薬の血液中濃度に対する髄液中濃度の割合を示します[1]。フルオロキノロン系薬，リネゾリド，クロラムフェニコールなどを除けば，非髄膜炎時の抗菌薬の髄液移行率は低いです。その移行性には，薬物の分子量，脂溶性，タンパク結合率，さまざまなトランスポーターの基質かどうかなどがかかわってきます[2),3)]。髄液移行性が低い抗菌薬の移行に最も影響を与えるものが髄膜炎時の炎症の程度です。炎症によりBBBが破綻すると，髄液移行率は高くなります（表1）。炎症の程度によっても異なり，バンコマイシンの髄液移行率は，髄液中のタンパク量と相関することが報告されています[4]。逆に考えると，炎症が治まると髄液移行率は低下するということです。そのため，デキサメタゾンを併用すると炎症が早期に抑えられ抗菌薬の移行性が低下し，予後が悪化する可能性が報告されています[5),6)]。したがって，臨床所見に改善がみられても抗菌薬は減量してはいけません。

表1 抗菌薬の血液中濃度に対する髄液中濃度の割合

抗菌薬	髄液移行率*	
	非髄膜炎時	髄膜炎時
β-ラクタム系薬		
ベンジルペニシリン	0.02	0.1
アモキシシリン・アンピシリン	0.01	0.05
セフォタキシム	0.1	0.2
セフトリアキソン	0.007	0.1
セフェピム	0.1	0.2
メロペネム	0.1	0.3
アミノグリコシド系薬		
ゲンタマイシン	0.01	0.1
アミカシン	no data	0.1
フルオロキノロン系薬		
シプロフロキサシン	0.3	0.4
モキシフロキサシン	0.5	0.8
レボフロキサシン	0.7	0.8
グリコペプチド系薬		
バンコマイシン	0.01	0.2
テイコプラニン	0.01	0.1
その他		
リネゾリド	0.5	0.7
ダプトマイシン	no data	0.05
チゲサイクリン	no data	0.5
クロラムフェニコール	0.6	0.7
リファンピシン	0.2	0.3

＊：可能な限り AUC髄液/AUC血液で算出，データが不十分な場合は，髄液中濃度/血液中濃度で算出した。

〔van de Beek D, et al：Lancet, 380：1693-1702, 2012 より引用改変〕

髄膜炎に対する抗菌薬治療

髄膜炎の治療には，少なくとも最小殺菌濃度（minimum bactericidal concentration；MBC）の 20〜30 倍近い髄液濃度が必要で，MBC 以上の濃度の維持時間が 95〜100％ を占めた場合に最大効果が得られることが報告されてい

表2 抗菌薬の髄膜炎に対する有効性

抗菌薬	有効性
β-ラクタム系薬	
ペニシリンG	ペニシリン感受性肺炎レンサ球菌ではあり
アンピシリン	あり
セファゾリン	なし
セフォタキシム	あり
セフタジジム	あり
セフトリアキソン	あり
セフェピム	あり
イミペネム／シラスタチン	あり（けいれん発作に注意）
メロペネム	あり（けいれん発作に注意）
アミノグリコシド系薬	
アミカシン	なし
ゲンタマイシン	なし
カナマイシン	なし
トブラマイシン	なし
フルオロキノロン系薬	
シプロフロキサシン	レンサ球菌属には不適当
モキシフロキサシン	あり
グリコペプチド系薬	
バンコマイシン	高用量が必要
テイコプラニン	なし
その他	
リネゾリド	あり
エリスロマイシン	なし
クリンダマイシン	なし
コリスチン	なし
テトラサイクリン	なし
ドキシサイクリン	なし
チゲサイクリン	なし
クロラムフェニコール	あり
リファンピシン	あり

〔Gilbert DN, 他・編：主な抗感染症薬の薬理学的特徴．サンフォード感染症ガイド 2017, ライフサイエンス出版, 142-156, 2017 より引用改変〕

ます[2]。しかし，髄膜炎治療の指標となる pharmacokinetics/pharmacodynamics（PK/PD）パラメーターはいまだ確立されたものはなく今後の検討が必要となっています。

　表2には，髄膜炎に対する各種抗菌薬の有効性を示します[7]。表1の髄液移行率だけではなく，さまざまな要因が有効性の有無に関わります。例えば，アミノグリコシド系薬で有効性が期待できない理由を，β-ラクタム系薬と比較して考えると，まずアミノグリコシド系薬はβ-ラクタム系薬とは抗菌活性（濃度依存性，時間依存性など）の作用様式が異なります。そして，アミノグリコシド系薬は血中濃度の増加に伴い腎障害が発現するため，β-ラクタム系薬のように高用量投与ができないことなどがあげられます。このように，表2で有効性が期待できない抗菌薬は，in vitro で感受性があったとしても，髄液中の濃度や作用様式などの違いにより臨床では有効性が期待できないので髄膜炎治療には使用しません。

髄膜炎時の最適投与法はいまだ未確立

　髄液中の薬物動態の特徴として，フルオロキノロン系薬のような脂溶性薬物は，髄液中の半減期およびピーク濃度に到達する時間が血液中とほぼ同等であるのに対して，β-ラクタム系薬のような水溶性薬物は髄液中の半減期およびピーク濃度に到達する時間は血液中に比べて長くなります。したがって，髄液移行率を考える際は可能であれば血液中と髄液中の AUC で判断すべきですが，過去の研究で髄液中の AUC まで算出している論文は少ししかありません。また，治療経過と髄液中濃度，さらにドレーンの有無によっても，髄液中濃度は異なる可能性があります。しかし，髄膜炎患者のデータは限られていて髄膜炎時の最適投与法の確立は喫緊の検討課題です。

【引用文献】
1) van de Beek D, et al：Advances in treatment of bacterial meningitis. Lancet, 380：1693-1702, 2012
2) Lutsar I, et al：Antibiotic pharmacodynamics in cerebrospinal fluid. Clin Infect Dis, 27：1117-1129, 1998
3) 立川正憲：中枢移行性の高い薬物と低い薬物について教えてください．月刊薬事，59：2803-2809, 2017
4) Ricard JD, et al：Levels of vancomycin in cerebrospinal fluid of adult patients receiving adjunctive corticosteroids to treat pneumococcal meningitis：a prospective multicenter observational study. Clin Infect Dis, 44：250-255, 2007

5) Paris MM, et al：Effect of dexamethasone on therapy of experimental penicillin-and cephalosporin-resistant pneumococcal meningitis. Antimicrob Agents Chemother, 38：1320-1324, 1994
6) Cabellos C, et al：Influence of dexamethasone on efficacy of ceftriaxone and vancomycin therapy in experimental pneumococcal meningitis. Antimicrob Agents Chemother, 39：2158-2160, 1995
7) Gilbert DN, 他・編：主な抗感染症薬の薬理学的特徴．サンフォード感染症ガイド2017, ライフサイエンス出版, 142-156, 2017

第3章 One more lecture

7 黄色ブドウ球菌による感染性心内膜炎の治療——ダプトマイシンを中心に

感染性心内膜炎の原因菌は亜急性心内膜炎を起こす緑色レンサ球菌（*Streptococcus viridans*）が高率であることが一般に知られています。しかし北米では黄色ブドウ球菌（*Staphylococcus aureus*）（急性の経過を示す）が年々増加傾向を示し，現在では緑色レンサ球菌を抜いてトップとなっています[1]（図）。特に，黄色ブドウ球菌は人工弁で高率ですが人工弁による感染性心内膜炎は2000年以降20％を超えていることも黄色ブドウ球菌が高率となった原因にあげられます。ここでは黄色ブドウ球菌による感染性心内膜炎治療について解説します。

■ ガイドラインにおける感染性心内膜炎の治療

　ガイドラインではメチシリン耐性黄色ブドウ球菌（methicillin-resistant *Staphylococcus aureus*；MRSA）による感染性心内膜炎には，自己弁ならバンコマイシン（VCM）単独で4～6週間，人工弁ならVCMとリファンピシン（RFP）併用6週間に加え，低用量ゲンタマイシン（GM）2週間投与が推奨されています。GMは3mg/kg/日を1～3分割であり，TDMの目標値はピーク値3～5μg/mL，トラフ値は＜1μg/mLとします。VCMの感染性心内膜炎でのトラフ目標値は15～20μg/mLですので，両者の併用により腎機能が悪化することはまれではありません。その点においてもダプトマイシン（DAP）による感染性心内膜炎治療を行う機会が多くなっています。今回はその適応と，投与設計について解説いたします。

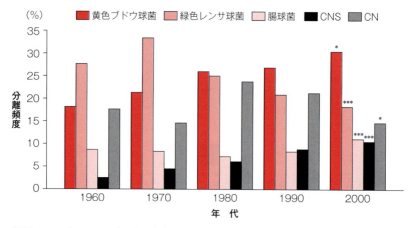

CNS: coagulase-negative Staphylococci, CN: culture negative
＊: p＜0.05, ＊＊: p＜0.01, ＊＊＊: p＜0.001

図　北米における感染性心内膜炎の原因菌（システマティックレビュー）

〔Slipczuk L, et al: PLoS One, 8: e82665, 2013より〕

左側心内膜炎に対するDAPの適応は？

　黄色ブドウ球菌による菌血症（心内膜炎例は疑いを含み約8割）に対し，DAPは標準治療（GM＋ブドウ球菌用ペニシリンまたはVCM）との比較試験で非劣性が証明され，感染症心内膜炎の第一選択薬となりました[2]。DAPは右側心内膜炎のみが適応とされていますが，決して左側心内膜炎に効果がないわけではなく，この臨床試験で左側心内膜炎は両群ともわずか9例であり，その評価が十分でないことに起因します。麻薬常用者の少ない日本においては左側心内膜炎を治療する機会が多く，これに適応がないことは大問題ですが，最近になってやっとDAPによる左側心内膜炎に対する治療成績が集積され，黄色ブドウ球菌による心内膜炎全般の治療薬として市民権を得ました。グラム陽性菌（gram-positive bacteria；GPB）による左側心内膜炎入院死亡はDAP 3/12（25.0％），標準治療 28/74（37.8％）で差を認めず（p＝0.52），MRSA菌血症の陰性化はDAP 1.0日，標準治療 5.0日（p＜0.01）と良好な成績が証明されました[3]。

PK/PD からみた感染性心内膜炎に対する DAP の投与設計：本当に 1 日 6mg/kg でいいの？

ここで感染性心内膜炎に対する DAP の投与量は保険適用では 6mg/kg × 1 回/日ですが，実際はそれ以上の用量が必要であることを PK/PD から解説しましょう。殺菌的効果（菌量を 1/10 〜 1/100 に減少させる）に必要な DAP の AUC_{0-24hr} (0-24hours，area under the time-concentration curve)/MIC（最少発育阻止濃度）は約 700 〜 1,000 です[4]。DAP の感受性（S）は ≦ 1μg/mL ですので，この MIC の菌にも効果を示すためには 1 で割って AUC_{0-24hr} 700 〜 1,000μg・hr/mL を達成する用量が必要になります。

ちなみに日本で行った 4mg/kg × 1 回/日の皮膚軟部組織感染症を対象とした第三相試験の PK/PD 解析[5]において，定常状態（4 〜 5 日目に 5 ポイント採血）では AUC_{0-24hr} 359μg・hr/mL，治療成績に重要な治療第 1 日目は AUC_{0-24hr} 260 μg・hr/mL であり，まったく目標値に到達しません。黄色ブドウ球菌に対する DAP の MIC は ≦ 0.5μg/mL がほとんどなので，実際の AUC/MIC の中央値は安定期 856，第 1 日目 625 でしたが[5]，これでも多くの患者が目標値に達しないことになります（創感染などではドレナージによる治療が上乗せされるため，抗菌薬濃度が低くても有効性を示したものと考えられます）。

再び AUC_{0-24hr} に戻りますが 6mg/kg では 499μg・hr/mL，8mg/kg では 821μg・hr/mL が報告されています[6]。つまり目標である AUC_{0-24hr} 700 〜 1,000μg・hr/mL を達成するためには 8mg/kg が必要であることになります。先ほど述べた左側心内膜炎治療の報告[3]では DAP 投与量（中央値）は 9.2mg/kg/日が使用されており，高用量 DAP の臨床経験の報告[7]でも感染症心内膜炎 11 例中 8 例は，8mg/kg/日を超える使用量でした。

高用量 DAP 治療における CPK 上昇のリスクを知っておこう

最後に，高用量 DAP による治療での有害事象について解説します。Monte Carlo Simulations による DAP 投与量別の CPK 上昇増加の予測発生率を**表**に示します[8]。実際の臨床的エビデンスとしては，菌血症に対し DAP 6mg/kg × 1 回/日使用した場合の CPK 上昇は 6/108 例（5.56％）であり，トラフ値＞ 24.3μg/mL が CPK 上

表 DAP 投与量別の CPK 上昇増加の予測 (Monte Carlo Simulations)

1日投与量 (mg/kg)	CPK 増加の可能性 (%)	筋骨格系の有害事象を伴う CPK 増加の可能性（%）
4	3.73	1.24
6	6.92	2.31
8	10.7	3.57
10	15.3	5.11
12	19.5	6.49

〔Bhavnani SM, et al：Clin Infect Dis, 50：1568-1574, 2010 より〕

昇と相関（p = 0.002）することが報告されています[8]。比較までに，複雑性皮膚軟部組織感染症で 4mg/kg×1回/日使用した場合の CPK 上昇は 1/82 例（1.2%）であり，その症例のトラフ値は 5.37μg/mL と低値で DAP による有害事象でない可能性もありました。また CPK ピーク値とトラフ値では有意の相関を認めませんでした[5]。

実は，この DAP 6mg/kg と 4mg/kg の有害事象の比較には裏話がありまして，6mg/kg の成績[8]を報告したバブナニ先生が何の縁か私の 4mg/kg の論文[5]の査読を担当し，同じ基準でないと比較できないという理由で，自分の論文の CPK 上昇の定義を使用するように要求してきました。その定義を以下に示しますが，読者の皆さんがもし DAP の CPK 上昇の検討を行うときはこれを参考にしていただけたら幸いです（バブナニ先生もきっと喜ぶと思います）。

CPK 上昇の定義

(1) 治療前 CPK 正常値の場合：治療 4 日目〜治療終了 2 日後において，2 回連続正常値の ≧ 3 倍（1 回は ≧ 5 倍）

(2) 治療前 CPK 正常値より高値：治療 4 日目〜治療終了 2 日後において 2 回連続で正常値の ≧ 5 倍。

【引用文献】

1) Slipczuk L, et al：Infective endocarditis epidemiology over five decades: a systematic review. PLoS One, 8：e82665, 2013
2) Fowler VP Jr, et al：Daptomycin versus standard therapy for bacteremia and endocarditis caused by *Staphylococcus aureus*. N Engl J Med, 355：653-665, 2006
3) Carugati M, et al：High-dose daptomycin therapy for left-sided infective endocarditis: a prospective study from the international collaboration on endocarditis. Antimicrob Agent Chemother, 57：6213-6222, 2013

4) Safdar N, et al : In vivo pharmacodynamic activity of daptomycin. Antimicrob Agent Chemother, 48 : 63-68, 2004
5) Takesue Y, et al : Correlation between pharmacokinetic/pharmacodynamic indices and clinical outcomes in Japanese patients with skin and soft tissue infections treated with daptomycin : analysis of a phase III study. Diagn Microbiol Infect Dis, 83 : 77-81, 2015
6) Clinical Trials. gov（https://clinicaltrials.gov/ct2/home）: ClinicalTrials.gov Identifier : NCT00428844
7) Lai CC, et al : Safety and efficacy of high-dose daptomycin as salvage therapy for severe gram-positive bacterial sepsis in hospitalized adult patients. BMC Infect Dis, 13 : 66, 2013
8) Bhavnani SM, et al : Daptomycin exposure and the probability of elevations in the creatine phosphokinase level : data from a randomized trial of patients with bacteremia and endocarditis. Clin Infect Dis, 50 : 1568-1574, 2010

第3章 One more lecture

8 血流感染症サーベイランス
―中心静脈ライン関連血流感染症における治療期間と新たな予防対策

今回は，血流感染症のトピックスとして，①世界における血流感染症検出菌の動向とガイドラインに基づく予防対策の導入による原因菌種分離率への影響，②菌種別の中心静脈ライン関連血流感染症（central line-associated blood stream infection；CLABSI）治療期間，③新たにCLABSI対策として導入された抗菌薬含浸中心静脈カテーテルの適正使用について解説を行います。

血流感染症の原因菌 (表1)

Wisplinghoffら[1]の血液培養検出菌の大規模サーベイランスでは，①コアグラーゼ陰性ブドウ球菌（coagulase-negative Staphylococci；CNS），②黄色ブドウ球菌（*Staphylococcus aureus*），③エンテロコッカス（*Enterococcus*）属，④カンジダ（*Candida*）属，⑤大腸菌（*Escherichia coli*）の検出頻度でした。ここで，表皮ブドウ球菌（*Staphylococcus epidermidis*）などのCNSや黄色ブドウ球菌はCLABSIが主な血流感染症の原因（心内膜炎や骨髄炎も原因となりますが）ですが，大腸菌やエンテロコッカス属においては尿路感染症，胆道感染症，感染性腹膜炎などが原因の2次性血流感染症が高率となり，カンジダ属はCLABSIに加え腸管からのtranslocationなどが原因とされています。

兵庫医科大学病院（以下，当院）の2013～2014年における血液培養検出菌は，大腸菌が5位から3位，替わってエンテロコッカス属が3位から5位となっていますが，カンジダ属は同じ4位でした。腹腔内感染症，尿路感染症などを扱う頻度によりその順位は多少変動することが推察されますが，トップ5は前述の大規模サー

表1 血液培養検出菌

順位	兵庫医科大学病院 (2013〜2014) 血液培養検出菌	全検出菌中の割合 (n = 554)	米国大規模サーベイランス*1 全検出菌中の割合 (n = 20,974)	米国1日サーベイランス*2 全検出菌中の割合
1	CNS	32.5%	31.3% (1)	18.0% (2)
2	黄色ブドウ球菌 (MRSA)	17.3% (9.2%)	20.2% (2)	14.0% (3)
3	大腸菌	11.9%	5.6% (5)	10.0% (5)
4	カンジダ属	11.7%	9.0% (4)	22.0% (1)
5	エンテロコッカス属	8.5%	9.4% (3)	12.0% (4)
6	クレブシエラ属	7.4%	4.8% (6)	8.0% (6)
7	バシラス属	5.6%	—	—
8	エンテロバクター属	2.3%	3.9% (7)	4.0% (7)
9	アシネトバクター属	1.8%	1.3% (8)	0
10	嫌気性菌	0.9%	—	0

〔*1：Wisplinghoff H, et al：Clin Infect Dis, 39：309-317, 2004,
*2：Magill SS, et al：N Engl J Med, 70：1198-1208, 2014 より〕

ベイランスと変わりません。Magill ら[2)] は183施設において血液培養検出菌の1日サーベイランスを無作為に選択した入院患者11,282例を対象に行っています。やはりトップ5は同じですが，なんとカンジダ属が第1位となっていました。

血流感染症原因菌の年次推移

英国での菌血症（カンジダ属を除く）分離菌種の推移（2004〜2008年）において，大腸菌，肺炎桿菌（Klebsiella pneumoniae）や緑膿菌（Pseudomonas aeruginosa）など多くの細菌は増加しましたが，黄色ブドウ球菌はマイナス23.8%と有意の減少を示しました[3)]。この原因として，国家的メチシリン耐性黄色ブドウ球菌（methicillin-resistant Staphylococcus aureus；MRSA）減少ストラテジー（①静脈—デバイス関連感染症予防，② MRSA スクリーニングとMRSA 保菌者における除菌）の効果が推察されています。図1に示しますようにメチシリン感受性黄色ブドウ球菌（methicillin-susceptible Staphylococcus aureus；MSSA）の頻度が変わっていないことを考慮するとMSSA，MRSA 両者に関連する静脈—デバ

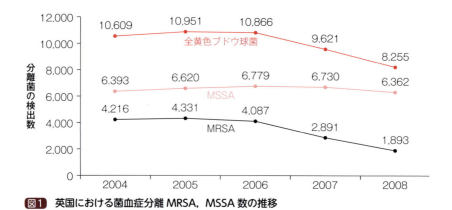

図1 英国における菌血症分離MRSA, MSSA数の推移

イス関連感染症予防よりむしろ, MRSAスクリーニングに基づく対策が減少効果に大きく関与したと筆者らは推察しています. 米国でも9大都市における約1千5百万人口における病院感染分離MRSA（血液など無菌検体分離）は, 2005年の1.02/10万人から毎年減少傾向を示し, 2008年には0.74/10万人となったことが報告されています（単年あたり-9.4%）[4]。

日本でもMRSA/全黄色ブドウ球菌は, 以前は70%を超える施設もまれでありませんでしたが, 現在は多くの施設で50%前後に低下しており, 院内感染対策の充実により世界的にみてもその検出頻度は低下傾向にあると考えられます。

一方, 他の感染源からの2次的血流感染症は院内感染対策の効果が証明されにくいのですが, CLABSIが原因として重要なカンジダ属による血流感染症はどのようになっているのでしょうか？

フルコナゾール（FLCZ）が導入されて間もない1992～1993年と2008～2011年を比較した大規模サーベイランス[5]において, 65歳以上の患者では*Candida albicans*は1.52倍と有意な増加を示し, この間の易感染患者に対する医療の変化の影響も少なからずあったと考えられます. 特に*Candida glabrata*は6.4倍と著明な増加を示しました（20～44歳では10.0倍, 45～64歳では10.9倍）。このことから*Candida glabrata*におけるFLCZ低感受性の影響が大きかったことが推察されます。

しかし, 最近における米国大都市（アトランタ市, ボルチモア市）における人口10万人あたりのカンジダ属の血液培養からの検出頻度の推移をみると*Candida*

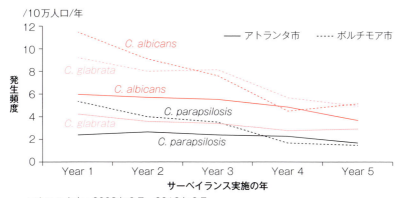

図2 カンジダ血症発生頻度：10万人口，1年あたりの推移（2008〜2013）

〔Cleveland AA, et al：PLoS One, 10：e0120452, 2015 より〕

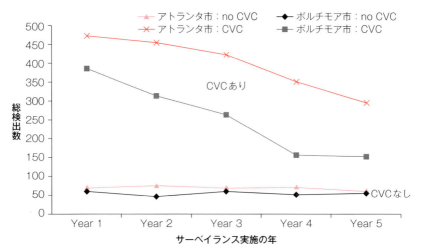

図3 カンジダ血症頻度の推移：CVC留置の有無

〔Cleveland AA, et al：PLoS One, 10：e0120452, 2015 より〕

albicans，Candida glabrata，Candida parapsilosis いずれも減少傾向を示しています[6]（図2）。中心静脈カテーテル（central venous catheter；CVC）留置の有無で検討しますと，非留置例では変化はありませんが，CLABSIが原因となった可能性が大きいカテーテル留置例は両大都市とも減少傾向を示しています（図3）。

以上よりカンジダ属においてもMRSAと同様に，近年における包括的なCLABSI対策が奏功していることが推察されます。

血流感染症における抗菌薬投与期間

　血流感染症では原因菌種ごとに抗菌薬治療期間が決められています（図4）[7]。これは感染制御チーム（infection control team；ICT）として「血液培養陽性患者」に対する介入を行う際に大切ですので，必ず覚えるようにしましょう。ここで留意すべき点は，CNS以外はカテーテル抜去が前提になっていることです。何らかの臨床的理由で非抜去のまま抗菌治療を行うことがあるかもしれませんが，いったん改善したとしてもルート使用再開後の再燃が高率で，さらに化膿性脊椎炎，感染性心内膜炎などの遠隔転移感染症のリスクが伴ってきます。ガイドラインで抗菌薬ロックによる治療が許されているのはCNSの場合だけです。

　CVC抜去した場合，黄色ブドウ球菌では少なくとも2週間が必要で，カンジダ属では血液培養陰性化から2週間以上となっています。CNSでは治療期間は5日でも可ですが，バンコマイシン（VCM）治療を行っている場合，TDMの必要性に関しては悩ましいところがあります。しかしトラフ値＜10μg/mLで効果不良例では治療期間の延長（≧10μg/mLとなって5日間）も必要となりますので，やはりTDMは実施したほうがよいと考えています。

　ここで図4に示した治療期間の基準には確固たるエビデンスがあるわけでなく，このルールにより実施されたランダム化比較試験（randomized controlled trial；

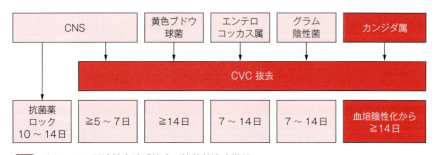

図4　カテーテル関連性血流感染症：抗菌薬治療期間

〔Mermel LA, et al：Clin Infect Dis, 49：1-45, 2009 より〕

8 血流感染症サーベイランス

RCT）で少ない合併症発生率や再燃率が確認されていることに基づいています。なおこれらの基準は，複雑性血流感染症（≧72時間発熱，血管内カテーテル，デバイス抜去なし，感染性心内膜炎，化膿性血栓静脈炎）や担がん宿主，免疫抑制治療例における黄色ブドウ球菌によるCLABSIでは適用されません。

Column

カンジダ血症における血液培養陰性化確認

　カンジダ血症におけるカンジダ陰性化確認のための血液培養実施は本文に記載した治療期間を決める指標となるだけでなく，血液培養で再度陽性の場合，現在行っている治療が奏効していないとの判断を下し，他の抗真菌薬へ変更する根拠となります。具体的にはFLCZ使用例ではキャンディン系薬を，キャンディン系薬使用例ではアムホテリシンB脂質製剤への変更を行います。また3回以上血培陽性が続く場合は感染性心内膜炎や化膿性脊椎炎などを疑い，心エコーやMRIなどの検査も考慮いたします。

　当院でのカンジダ血液培養陽性例におけるfollow up血液培養実施率は65/92例（70.7％）で，そのうち持続的カンジダ血症は13.8％で証明されました。持続的血培陽性例の推察される要因はCVC抜去遅れ2例，真菌性心内膜炎2例，septic shock 1例，不適切な抗真菌薬選択1例，真菌translocation疑い（カンジダ血症発症2日以上前からカテーテル非留置の炎症性腸疾患患者）2例で，明らかな原因がなかった症例は1例にとどまりました。

One more lecture

抗菌薬含浸CVC適正使用基準

　2015年，抗菌薬含浸CVCが薬事承認されました。本品は，カテーテルに抗菌薬〔ミノサイクリン（MINO）およびリファンピシン（MINO/RFP）〕を含浸させ，CLABSIの発生を抑制することを目的として開発されました。この適正使用基準を日本感染症学会院内感染・感染制御委員会が作成しました。筆者が委員長でありせっかくの機会ですので解説をしたいと思います。

　ここでこのデバイスはコーティングしている抗菌薬に対する耐性菌発現の潜在的リスクもあるため乱用を危惧し，基本的な感染症対策に代わるものではないことを

強調いたしました。そのため使用対象を以下の項目のいずれかに該当する症例とし，基本的というよりも<u>特別な対策</u>という位置づけとしました。なお含浸抗菌薬にアレルギーを有する症例は禁忌とすること，妊婦，授乳婦や8歳以下の小児では含浸抗菌薬による有害事象の可能性を留意したうえで使用することを記載しました。

---

1. 基本となる包括的予防対策＊が行われているにも関わらず，許容できない高い中心静脈ライン関連血流感染（CLABSI）発生率が問題となっている施設や病棟並びに患者集団で，2週間以上の長期中心静脈カテーテル（CVC）留置が必要な場合
2. 下記のいずれかに該当する症例で5日を超えるCVC留置が必要な場合
    1) 包括的予防対策が遵守されているにも関わらずCLABSIの再発を繰り返す症例
    2) CVC挿入時に利用できる血管アクセスが限られている症例
    3) CLABSIによる続発症が重篤化するリスクの高い症例：最近における人工弁，人工血管グラフト，心血管系電子デバイス（ペースメーカー等）等を埋め込んでいる患者
    4) CLABSI高リスク症例：好中球減少患者．熱傷患者，臓器移植患者，短小腸患者等

＊基本となる包括的予防対策
   a. 挿入前：挿入また維持管理に関与する医療スタッフのカテーテル関連性血流感染予防に関する教育
   b. 挿入時：無菌手技の確認, maximal sterile barrier precaution, 挿入操作前の適切な手指衛生と皮膚消毒，原則として大腿静脈以外のルートを選択，超音波ガイド下の内頚静脈穿刺
   c. 挿入後：カテーテルハブ，コネクター，注入部位の適切な消毒管理，必要でなくなった中心静脈カテーテル抜去，皮下トンネル型でないCVCにおける透明ドレッシングの5-7日間隔の貼り換えと挿入部ケアーまたは汚染，はがれ，湿潤化時には直ちに交換，CLABSIサーベイランス実施

〔日本感染症学会：抗菌薬含浸中心静脈カテーテル適正使用基準，2015より〕

解　説

　この使用対象のなかで最も議論となったのは，米国疾病予防管理センター（CDC）ガイドラインでは 5 日を超える CVC 留置が必要な症例を適応とするとしているにも関わらず，「1.」で 2 週間以上と設定したことです。ここで，抗菌薬含浸 CVC はあくまで予防対策ですので，なにをもって使用の対象にするか，または不必要とするのか明確な基準を作ることは大変難しいハードルでした。最終的に，その根拠となる予防効果が証明された RCT における「組み入れ基準」を参考にするのがよいと考えました。つまり，RCT の対象となった患者集団を今回の使用対象とすることにいたしました。

　抗菌薬含浸 CVC の有用性が示された初期の RCT [8] では抗菌薬含浸 CVC の留置期間が 6 日（1～28 日）であり，抗菌薬含浸 CVC は一般に 30 日以内の留置期間症例で有効とされてきました。CDC が適応を「CVC 留置が 5 日を超える症例」としたのは初期の RCT を参考にし，また 5 日以内なら CLABSI リスクがほとんどないためこのような対策は不要と考えたからかもしれません。しかしその後，このような特別なデバイスを用いなくとも，前述の包括的予防対策のバンドル（key となる項目を個々でなく束になって実施すること）を遵守することにより 2 週間以内の短期発生 CLABSI のリスクは軽減することが証明されました [9]。

　包括的予防対策の限界は，「2 週間以降に発症する CLABSI」で，この時期になるとカテーテルにバイオフィルムが形成され微生物が colonization してきますので，その結果 CLABSI が発生するとされています。これはバンドルによる挿入時の無菌操作では予防できないことが多変量解析で証明されています [10]。その後「2 週間以上の長期留置 CVC」を対象とした抗菌薬含浸 CVC の有効性に関する RCT が実施され，有意に低率な CLABSI 発生率が証明されました [11],[12]。これはあくまでも推論ですがバイオフィルム産生菌に有効な RFP の効果もあったのではないかと考えています。

　ここで抗菌活性持続が 1 週間程度と短い消毒薬（クロルヘキシジン/スルファジアジン銀（CHG/SS）含浸 CVC では平均 20 日の留置期間での検討で有用性が証明されませんでした [13]。また MINO/RFP 含浸 CVC と CHG/SS 含浸 CVC の比較試験で，特に 8 日以上の留置期間症例において前者で有意に高い CLABSI 予防効果が証明されました [14]。このことからわかるように，MINO/RFP 含浸 CVC はある程度の長期留置例での予防効果が特に期待されます。

当初,担当の委員から提出された原案ではCDCの推奨した5日を超える(≧6日)症例を対象とするとしていましたが,基本となる包括的予防対策が遵守されていることが「1.」での必須条件ですので,包括的予防対策で対応可能なCVC短期留置例より長期留置例においてCLABSI予防を念頭に置くことにしました。さらに5日ならほとんどの症例が対象となってしまいますので,抗菌薬含浸CVCの乱用を防ぐという理由で2週間以上を対象とすることとしました。

　ここで,「1.」はCLABSIが問題となっている病棟や施設での条件で,この患者集団ではハイリスク以外の症例でも対象となります。一方,「2.」はハイリスクやアクセスが限られた症例など個々を対象としていますので,別個の扱いとし,これらはCDCの勧告に従い5日を超える使用が予想される症例としました。ただし,CLABSI高リスク症例を対象とした抗菌薬含浸CVCの有用性に関する臨床研究はほとんど行われていませんので,この適応基準は米国医療疫学学会/米国感染症学会(SHEA/IDSA)が発表したpractice recommendation[15]を参考といたしました。またCLABSI高リスクの報告が多い好中球減少患者,熱傷患者,臓器移植,短小腸患者も,実臨床を鑑み使用対象としました。

　以上のような過程を経て「抗菌薬含浸中心静脈カテーテル適正使用基準」を発表いたしました。エビデンスと実臨床のバランスをとり,かつ本製品の乱用を防ぐスタンスは堅持した内容となりました。まったく欧米とは異なった基準が作成できたと自負しています。読者の先生方も,学術的なものの考え方の参考にしていただければ幸いです。

【引用文献】

1) Wisplinghoff H, et al : Nosocomial bloodstream infections in US hospitals: analysis of 24,179 cases from a prospective nationwide surveillance study. Clin Infect Dis, 39 : 309-317, 2004
2) Magill SS, et al : Multistate point-prevalence survey of health care-associated infections. N Engl J Med, 70 : 1198-1208, 2014
3) Wilson J, et al : Trends among pathogens reported as causing bacteraemia in England, 2004-2008. Clin Microbiol Infect, 17 : 451-458, 2011
4) Kallen AJ, et al : Health care-associated invasive MRSA infections, 2005-2008. JAMA, 304 : 641-648, 2010
5) Cleveland AA, et al : Changes in incidence and antifungal drug resistance in candidemia: results from population-based laboratory surveillance in Atlanta and Baltimore, 2008-2011. Clin Infect Dis, 55 : 1352-1361, 2012
6) Cleveland AA, et al : Declining incidence of candidemia and the shifting epidemiology of Candida resistance in two US metropolitan areas, 2008-2013: results from population-based surveillance. PLoS One, 10 : e0120452, 2015

7) Mermel LA, et al：Clinical practice guidelines for the diagnosis and management of intravascular catheter-related infection: 2009 Update by the Infectious Diseases Society of America. Clin Infect Dis, 49：1-45, 2009
8) Raad I, et al：Central venous catheters coated with minocycline and rifampin for the prevention of catheter-related colonization and bloodstream infections. A randomized, double-blind trial. The Texas Medical Center Catheter Study Group. Ann Intern Med, 127：267-274, 1997
9) Pronovost P, et al：An intervention to decrease catheter-related bloodstream infections in the ICU. N Engl J Med, 355：2725-2732, 2006
10) Hanna HA, et al：Blood products：a significant risk factor for long-term catheter-related bloodstream infections in cancer patients. Infect Control Hosp Epidemiol, 22：165-166, 2001
11) Darouiche RO, et al：Comparison of antimicrobial impregnation with tunneling of long-term central venous catheters: a randomized controlled trial. Ann Surg, 242：193-200, 2005
12) Hanna H, et al：Long-term silicone central venous catheters impregnated with minocycline and rifampin decrease rates of catheter-related bloodstream infection in cancer patients: a prospective randomized clinical trial. J Clin Oncol, 22：3163-3171, 2004
13) Logghe C, et al：Evaluation of chlorhexidine and silver-sulfadiazine impregnated central venous catheters for the prevention of bloodstream infection in leukaemic patients: a randomized controlled trial. J Hosp Infect, 37：145-156, 1997
14) Darouiche RO, et al：A comparison of two antimicrobial-impregnated central venous catheters. Catheter Study Group. N Engl J Med, 340：1-8, 1999
15) Mazi W, et al：Central line-associated bloodstream infection in a trauma intensive care unit: impact of implementation of Society for Healthcare Epidemiology of America/Infectious Diseases Society of America practice guidelines. Am J Infect Control, 42：865-867, 2014

第3章 One more lecture

9 カンジダ血症治療に対する新たなアプローチ

> 今回は、兵庫医科大学病院（以下、当院）で使用しているカンジダ血症治療のための抗真菌薬選択アルゴリズムと、全国展開したマネジメント・バンドルについて解説を行います。これらは薬剤師が antifungal stewardship を実践するために大きな武器となりますので、ぜひ頭にインプットし活用していただきたいと思い、取り上げることとしました。

■ カンジダ血症に対する抗真菌薬選択アルゴリズム

　実地臨床では、血液培養で酵母用真菌が検出された段階で抗真菌薬の投与が開始されます。抗真菌薬の選択において、まず key となる因子は、a 宿主の評価（重症度、易感染性）と b 感染症病態（バイオフィルム感染症、眼病変、骨髄炎・感染性心内膜炎・髄膜炎・肝腎播種）です。Key 因子で選択薬の候補を決定し、それが本当に適切かを c 肝腎機能低下例・薬物相互作用、d 抗真菌薬低感受性カンジダ菌種リスクから評価し、候補薬で問題がある場合は代替薬を使用することになります（図1）。この調節（adjustment）の段階での薬剤師によるチェックが、特に肝腎機能低下例・薬物相互作用において重要です。

　以下、図2に示すカンジダ血症に対する抗真菌薬選択アルゴリズムについて解説を行います。

a 重症度

　全身管理が必要な症例を対象とする ICU においては、APACHE Ⅱスコア≧15 の患者が多く APACHE Ⅱスコア＜10 は一般病棟での患者が該当します。キャンディン系薬（Anidulafungin）とフルコナゾール（FLCZ）との比較試験において、

9 カンジダ血症治療に対する新たなアプローチ

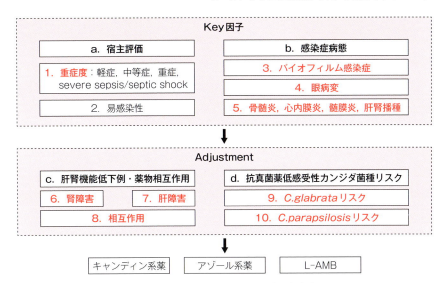

図1 カンジダ血症における菌種不明時の抗真菌薬選択時に考慮すべき因子

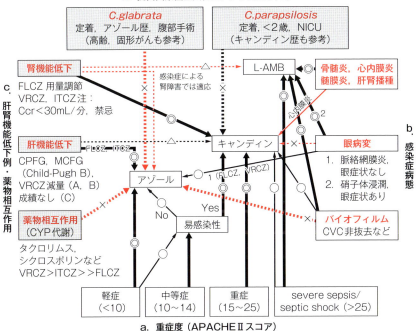

図2 カンジダ血症に対する抗真菌薬選択アルゴリズム（非好中球減少患者，真菌種不明時）

One more lecture

重症患者を対象としたサブ解析が行われ，APACHE Ⅱスコア≧15はキャンディン系薬で良好な臨床効果が得られたことが証明されました[1]。しかしAPACHE Ⅱスコア＜10ではその差は縮小し，また≧25でも差が認められませんでした。

以上より，APACHE Ⅱスコア＜10はFLCZを第一選択とし，15～24が最も良いキャンディン系薬の適応となります。その間の10～14（一般病棟：重症，集中治療病棟：中等症）においてFLCZを使用した場合，3日目の臨床評価で改善が認められなければキャンディン系薬に変更します。APACHE Ⅱスコア＞25（septic shockなどが含まれる）は50％以上の予測死亡率となり当院ではアムホテリシンB脂質製剤（L-AMB）を積極的に使用しています[2]。

b 感染症病態

眼病変ではキャンディン系薬は硝子体移行が不良で，FLCZ，ボリコナゾール（VRCZ），L-AMBを選択しますが，視力障害や硝子体浸潤を認めれば積極的にL-AMB＋5-FC（フルシトシン）の併用を行います。何らかの理由で中心静脈カテーテル（central venous catheter；CVC）が抜去できない場合は，バイオフィルム産生カンジダ（*Candida*）属による感染症を想定して，バイオフィルムに影響を受けるアゾール系薬は避け，キャンディン系薬やL-AMBを使用します。

c 肝腎機能低下例・薬物相互作用

VRCZやイトラコナゾール（ITCZ）では腎排泄である注射剤の添加物サイクロデキストリンの蓄積により腎機能が悪化するおそれがあり，クレアチニンクリアランス＜30mL/分では注射剤は避け，経口剤の投与を考慮します。透析によりサイクロデキストリンは除去されますが，繰り返し投与により間歇的透析では蓄積が証明されています。FLCZは用量調節が必要となります。

一般に，L-AMBは腎障害が有害反応として問題となります。しかし，ICUにて血行動態不安定な症例（臓器障害やshock例64％）に対するL-AMBの使用経験が報告されており，腎機能低下例（血清クレアチニン値＞1.5mg/dL）ではむしろL-AMB使用により腎機能の改善が認められています[3]。これは感染症による腎機能障害に対する治療効果が，L-AMBの腎機能障害の副作用を上回ったと解釈できます。

肝機能低下時，カスポファンギン（CPFG）においてChild-Pugh分類Bでは初回は70mgで変更はありませんが維持量を50mgから35mgに減量します。ミカファンギン（MCFG）では用量調節は行いませんが，肝機能の悪化に留意が必要です。VRCZにおいては，Child-Pugh分類A，Bで，負荷投与は同量行い，維持量を半

分に減量します。いずれにせよ Child-Pugh 分類 C では安全性に関する検討は行われておらず，慎重投与に分類されています。

　VRCZ は CYP2C19，2C9，3A4 の阻害作用を有していることから，これらの代謝酵素で代謝される薬物との併用には注意が必要です。タクロリムスやシクロスポリンとの併用時には，これらの血中濃度が 2 ～ 3 倍上昇することを考慮し，約 50 ～ 65％減量を考慮します。特にフェニトイン，タクロリムス，シクロスポリンを併用する場合は，これらの薬剤の血中濃度測定が必要です。一方，抗菌薬のリファンピシン（RFP），抗てんかん薬のカルバマゼピン，フェニトインなど，抗 HIV 薬のエファビレンツ，リトナビルなどは CYP を誘導するため，これらの薬剤の併用時には VRCZ の血中濃度が低下します。

d 抗真菌薬低感受性カンジダ菌種リスク

　Candida glabrata のリスクがある場合はアゾール系薬は避け，逆に *Candida parapsilosis* のリスクのある場合はキャンディン系薬を避けます。年齢では *Candida glabrata* は高齢者において高率であり，*Candida parapsilosis* は小児で高率となります[4]。特に NICU でのアウトブレイクの報告もみられます。FLCZ 使用歴は *Candida glabrata* のリスク因子となり，交差耐性の面からアゾール系薬の使用は勧められていません。キャンディン系薬使用例における *Candida parapsilosis* による breakthrough 感染症も報告されていますが，FLCZ 使用歴と比較しエビデンスは十分でありません。*Candida glabrata* の他のリスク因子としては，腹部手術（消化管の常在微生物のため），固形がんなどがあげられます[5), 6)]。

カンジダ血症におけるバンドルによるマネジメント

　ガイドラインのなかで特にエビデンスのあるマネジメントを選択し，それを個々でなくバンドル（束）（表 1）にして実施することにより治療成績や予後が改善されることを報告しました[7]。

　カンジダ血症用のバンドルでは治療開始時 3 項目，治療開始後 6 項目をあげています。遵守に関しては key 項目で評価し，すべての key 項目を達成した場合を遵守，1 つの項目でも実施されなければ非遵守となります。個々の因子の達成率で評価しますと，各因子の重要性の重みづけの差が考慮されません。

　バンドルのなかで特に CVC 早期抜去と適切な抗真菌治療が，主要な 2 本柱となります。またカンジダ血症例では眼病変の合併が約 20％と高率であり眼科的精査

表1 カンジダ血症のマネジメント・バンドル

実施時期	バンドルの項目（■：Key項目）	実施項目	
		CVCあり	CVCなし
治療開始時の実施項目	1. カンジダ血症診断後24時間以内にCVC抜去	☐	
	2. 適切な抗真菌薬の初期選択	☐	☐
	3. 適切な抗真菌薬の投与量	☐	☐
治療開始後の実施項目	4. 眼科的精査	☐	☐
	5. 血液培養陰性化確認	☐	☐
	6. 治療開始3〜5日目における臨床効果を評価し，抗真菌薬変更を検討	☐	☐
	7. 適切な第二選択薬の選択	☐	☐
	8. 血液培養陰性化かつ臨床症状改善から最低2週間治療（臓器カンジダ症合併ではより長期）	☐	☐
	9. 経口剤へのstep-down	☐	☐

が必要です。初回の検査で所見がない場合でも，1週間後の再検査で眼病変が証明されることもありますので，少なくとも2回の受診が必要です。血液培養陰性化確認のためのfollow-upの血液培養は，実施率が約60％と低率ですが，特に解熱や炎症所見の改善を認めない場合は必須です。再度陽性になれば治療薬の変更を検討する必要があります。また，3回以上陽性例では真菌性の感染性心内膜炎や化膿性脊椎炎を疑い，心エコー検査やMRIを考慮します。また，抗真菌薬投与期間は血液培養陰性化から最低2週間とされていますので，その点からも陰性化確認は必要となってきます。また2週間の抗真菌治療を達成するためには，経過良好で，腸管麻痺がなければアゾール系経口剤へstep-downを行います。アゾール系薬では注射剤と同一成分の経口剤に変更しますが，キャンディン系薬やL-AMBでは経口VRCZへ変更するのが一般的です。

おわりに

今回は，カンジダ血症治療における抗真菌薬選択アルゴリズムとマネジメント・バンドルについて解説を行いました。これらを常にポケットのなかに忍ばせておけ

ば，カンジダ血症治療では無敵になると信じています．特にバンドルに関しては，カンジダ血症 608 例で検討され，有効率は遵守例では 93.1％，非遵守例では 72.6％であり，また死亡率は遵守例 10.3％，非遵守で 30.5％と大きな差を認めました．本気で日本におけるカンジダ血症治療を変えようと思っていますので，これをチェックリストとして活用し ICT 活動に活かしていただくことを期待しています．

【引用文献】
1) 竹末芳生・編：兵庫医科大学マニュアル；真菌症における診断と治療の実際．医薬ジャーナル社，2015
2) Kett DH, et al：Anidulafungin compared with fluconazole in severely ill patients with candidemia and other forms of invasive candidiasis：support for the 2009 IDSA treatment guidelines for candidiasis. Crit Care, 15：R253, 2011
3) Alvarez-Lerma F, et al：Impact of liposomal amphotericin B on renal function in critically ill patients with renal function impairment. Rev Esp Quimioter, 25：206-215, 2012
4) Cleveland AA, et al：Changes in incidence and antifungal drug resistance in candidemia：results from population-based laboratory surveillance in Atlanta and Baltimore, 2008-2011. Clin Infect, 55：1352-1361, 2012
5) Tapia GG, et al：A scoring model of factors associated with *Candida glabrata* candidemia among critically ill patients. Mycoses, 55：228-236, 2012
6) Cohen Y, et al：Early prediction of *Candida glabrata* fungemia in nonneutropenic critically ill patients. Crit Care Med, 38：826-830, 2010
7) Takesue Y, et al：Management bundles for candidaemia：the impact of compliance on clinical outcomes. J Antimicrob Chemother, 70：587-593, 2015

第3章 One more lecture

10 発熱性好中球減少症に対する抗真菌治療開始基準

がん化学療法による好中球減少患者では発熱を高率に呈します。固形腫瘍では10～50%，血液悪性腫瘍では8割を超える頻度です。問題は感染症のフォーカスが臨床的に証明される症例は発熱例の20～30%に留まることです。フォーカス不明の場合，腸管粘膜バリアー機能低下によるmicrobial translocation（血液培養で証明されないレベルを含め）や，非感染性の発熱も考慮する必要があります。このような理由もあり，抗菌薬治療が奏効せず，末梢好中球数が回復するまで炎症所見が持続することもまれではありません。一方，いったん菌血症などを発症すれば予後不良となりますので，適切な治療方針が不可欠となってきます。

発熱性好中球減少症のリスク評価と抗真菌治療

好中球減少症は高リスクと低リスクに分け治療方針を決めていく必要があります。高リスクとして，①造血幹細胞移植や急性骨髄性白血病，②7日を超える好中球減少が予測される症例，③好中球数＜100cells/mm³，④臨床的に不安定，⑤併存疾患あり，が示されています。固形腫瘍や悪性リンパ腫に対する化学療法後に発症する好中球減少症は低リスクとされています。これらのそれぞれの因子に重みづけをして合計ポイントでリスク評価を行うMASCCクライテリアが推奨されており，21をカットオフとし高リスク，低リスクを分類します。高リスクの発熱性好中球減少症（febrile neutropenia；FN）に対してはカンジダ（*Candida*）属だけでなく糸状菌も原因真菌として考慮し，治療を開始する必要があります。一方，低リスクでは早期からの抗真菌治療は控える方針です。

FN に対する抗真菌治療ストラテジー

真菌感染症の診断がなされていない症例に対する治療ストラテジーとして，不明熱持続期間を指標とした empirical antifungal therapy（EAT）が推奨されていますが，それに代わるストラテジーとして先制攻撃的な preemptive antifungal therapy（PAT）の有用性も多く報告されています。PAT は後述するように何らかの検査を根拠に治療を開始するストラテジーですが，以下のいくつかの点において結論がペンディングになっています。①治療開始の至適インディケータ（血清バイオマーカー，臨床または放射線的サイン），②バイオマーカーの選択（β-D-グルカン，アスペルギルスガラクトマンナン抗原，PCR），③治療開始のタイミング（臨床兆候発現の前か後か），④最も適切な抗真菌薬の選択。

1 EAT

広域抗細菌薬治療にもかかわらず持続する原因不明の発熱を呈する好中球減少患者に対する抗真菌治療と定義されます（図1）。通常高リスク例では 3～4 日間持続する発熱または再発性の発熱後に開始します。ただし臨床的に許せば抗真菌治療開始を 7 日後までに遅らせることは可能です。好中球減少患者における抗真菌薬の選択は表1を参考とし，特に 10 日を超える長期好中球減少が予測される場合は糸状菌感染症のリスクも考慮します。固形腫瘍や悪性リンパ腫など低リスク例では一般に EAT の適応とせず，後述する β-D-グルカンなどバイオマーカーを指標として抗真菌治療を行います。

2 PAT

発熱の有無にかかわらず微生物学的検査または画像検査で真菌感染症が疑われるものの，真菌感染症の診断クライテリアを満たさない好中球減少例に対する抗真菌治療です（図1，表2）。

(1) 血清バイオマーカー

Occult infection の早期診断マーカーとして，好中球減少患者ではアスペルギルスガラクトマンナン抗原を測定し，陽性であれば診断に必要なさらなる検査を実施します。カットオフ値は 2 回連続 index ≧ 0.5，単回で index ≧ 0.7 が示されています。その他の検査として血清 β-D-グルカンや PCR テストがありますが，後者に関してはいまだ標準的方法が示されていません。

① Surveillance-driven antifungal strategy

造血幹細胞移植例では発熱の有無にかかわらず好中球減少全期間定期的に真菌

抗真菌治療 抗真菌治療の根拠

1. エンピリック（EAT）

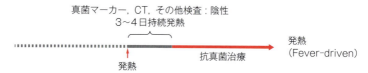

2. 先制攻撃的（PAT）

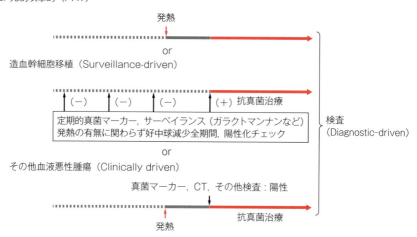

3. 標的（Targeted therapy）

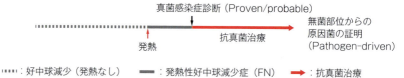

······：好中球減少（発熱なし）　──：発熱性好中球減少症（FN）　→：抗真菌治療

図1 好中球減少患者における抗真菌治療ストラテジー

〔Girmenia C, et al：Hematol Oncol, 31：117-126, 2013 より〕

表1 EAT

好中球減少なし	好中球減少あり
フルコナゾール（B-Ⅲ） エキノキャンディン系（B-Ⅲ）	カスポファンギン（A-Ⅰ） アムホテリシンBリポソーム製剤（A-Ⅰ） ボリコナゾール（B-Ⅰ）

IDSAガイドラインのカンジダ属のエンピリック治療においては，好中球減少ありの場合カスポファンギンの推奨度が最も高い（A-Ⅰ）

〔Pappas PG, et al：Clin Infect Dis, 48：503-535, 2009 より〕

表2 PAT

	想定する真菌	第一選択	第二選択
肺浸潤影または副鼻腔炎（+） アスペルギルス培養/ ガラクトマンナン（−）	Zygomycetes アスペルギルス属	アムホテリシンB リポソーム製剤	—
肺浸潤影または副鼻腔感染症（+） アスペルギルス培養/ ガラクトマンナン（+）	アスペルギルス属 （侵襲性アスペルギルス症を強く疑う）	ボリコナゾール	アムホテリシンB リポソーム製剤
肺浸潤影または副鼻腔感染症（−） ガラクトマンナン（+）	アスペルギルス属 （Occult IAの可能性）	ボリコナゾール	アムホテリシンB リポソーム製剤
腸炎	カンジダ属 （糸状菌はまれ）	フルコナゾール エキノキャンディン系薬 アムホテリシンB リポソーム製剤	
中枢神経感染症 真菌培養/ ガラクトマンナン（−）	Zygomycetes アスペルギルス属	アムホテリシンB リポソーム製剤 （他の抗真菌薬併用も考慮）	

〔Girmenia C, et al：Hematol Oncol, 31：117-126, 2013 より〕

マーカーによるサーベイランスを実施し，陽性化と同時に先制攻撃的に抗真菌治療を開始します。

② Clinically driven antifungal strategy

通常は発熱例を対象として真菌マーカーを単発で測定し，陽性例に対しPATを行います。

(2) 非無菌部位からの糸状真菌の検出

気道や腸管からアスペルギルス（Aspergillus）属やZygomycetesが検出された場合は，確定診断ではありませんが抗真菌治療を開始します。

おわりに

今回は「発熱性好中球減少症」と薬剤師には比較的ハードルの高いテーマで，内容もレベルの高いadvanced courseとなりました。しかし本文とあわせ勉強していただくとFN治療戦略について頭の整理ができるはずです。日ごろから取っ付きにくい（？）と敬遠している血液内科の先生へのアプローチのきっかけにしていただけたらと存じます。

第3章 One more lecture

11 人工関節感染症の予防

感染制御の本来の役割：起ってしまった重症/難知性感染症やアウトブレイクを治療，抑圧するだけでなく，それを未然に防ぐことがむしろ大切

（兵庫医科大学病院感染制御部）

　第2章ピットフォール編の症例からもわかるように，いったん人工関節感染症を発症しますと，半数以上の症例で人工関節抜去，再置換が必要となり患者さんに多大な肉体的，精神的な負担を強いることになります。人工関節が温存された場合でも，約1カ月の注射用抗菌薬治療と3〜6カ月の経口抗菌薬治療が必要となります。最初の注射用抗菌薬ばかりに目がとらわれがちですが，その後の経口抗菌薬治療が再燃防止には大切です。特にメチシリン耐性黄色ブドウ球菌（methicillin-resistant *Staphylococcus aureus*；MRSA）やメチシリン耐性コアグラーゼ陰性ブドウ球菌（coagulase negative Staphylococci；CNS）の場合，使用できる経口薬は限りがあるにもかかわらず，2剤併用が原則であり，さらにリファンピシン（RFP）は初期の注射剤治療から継続されていますので，本当に耐性化していないのか疑問です。もしRFP以外の軸となる経口抗菌薬治療が望めないのであれば，当初よりDAIR（ドレナージ，抗菌薬によるインプラント温存）そのものも見直す必要があります。

　いずれにせよ，人工関節感染症はバイオフィルムが病態に関与しますので，遅発性感染症や難治，再燃といった問題が山積し，入院期間も大幅に長期化します。このような観点から，人工関節感染症発症そのものを予防する考え方が浮上してくるのは，容易に想像できると思います。人工関節感染症では，MRSAやCNSが原因菌となることが多く，以前はタブー視された術後感染症予防目的のバンコマイシン（VCM）使用が，ハイリスク手術である整形外科手術や心臓手術において，数多く検討されてきました。ここで，VCM予防投与の適応を理解するうえで，1. ハイリスク手術（整形外科，心臓）におけるルーチン使用と，2. 術前MRSA保菌者に対する

使用，に分けて考える必要があります。今回は特に後者について，高橋佳子先生が大学院時代に実施した臨床研究を中心に紹介させていただきます。

術前 MRSA 保菌チェックの適応

1 ハイリスク手術（整形外科，心臓）におけるルーチン使用

当然のことながらルーチンの VCM 予防投与に関しては慎重にその適応を検討する必要があります。人工関節置換術，脊椎インストゥルメンテーション手術（インプラント挿入），心臓手術，胸部大血管手術において，同一施設で MRSA による手術部位感染症（surgical site infection；SSI）の多発発生が認められた場合，一定期間における抗 MRSA 薬の予防投与の必要性を感染対策チーム（infection control team；ICT）または感染症の専門家とともに検討することが推奨されています。VCM 予防投与に関しては，期間限定であることを外科医と合意のもと導入すべきで，事前に了承を取っておかないと，SSI 発生率が低下した場合でもなかなか VCM 予防投与は中止できません。

2 術前 MRSA 保菌者に対する使用

MRSA による SSI のリスク因子として，術前 MRSA 保菌が証明されていますので［オッズ比 9.20，95％信頼区間（CI）3.81-20.47］[1]，術前 MRSA 保菌者に VCM を予防投与することの妥当性は前述のルーチン使用と比較し高まります。問題は，術前 MRSA 保菌者を検出するためのスクリーニングであり，全患者に実施（universal screening）することは検査部の負担になりますし，コストの問題も発生してきます。人工関節置換術で，MRSA による SSI が高率な施設では同手術患者全員を対象としたスクリーニングも，ある意味 VCM 予防投与の乱用を回避するうえでやむをえません。しかし，それはあくまでも一部の施設であり，どの施設でも検討していただきたいのは MRSA 保菌高リスク患者に対する検査です（target screening）。一般的には，以前お話しした（第 3 章 1. 医療・介護関連肺炎）病院への入院歴，長期療養型施設在住や抗菌薬使用歴など医療・介護関連肺炎（nursing healthcare-associated pneumonia；NHCAP）の定義を満たす症例がそれに当てはまり，過去における MRSA 検出歴もぜひほしい情報です。

術前 MRSA 保菌者への対策

1 VCM 予防投与

　術前 MRSA 保菌者への適応が推奨されていますが，ここで注意したいのがこの薬剤の使用目的はあくまでも MRSA に対してであり，メチシリン感受性黄色ブドウ球菌（methicillin-susceptible *Staphylococcus aureus*；MSSA）に対して VCM は β-ラクタム系薬より効果が劣り，グラム陰性菌（gram-negative bacteria；GNB）に対しては抗菌活性を示しません。これらが足を引っ張り，VCM 単独使用ではなかなかセファゾリン（CEZ）との比較試験で高い SSI 予防効果が証明されません[2]。そのため通常の予防抗菌薬（第一，二世代セファロスポリン系薬）に上乗せするかたちで VCM を使用する必要があります。ただし投与期間に関しては通常の予防抗菌薬に右に倣うことなく，単回または 1 日投与（腎機能正常者では 2 回）にとどめることが大切です。

2 除菌対策

　整形外科，心臓手術におけるメタ解析で，鼻腔内除菌とグリコペプチド系薬の予防投与を行うことにより，術後グラム陽性菌（gram-positive bacteria；GPB）感染症が低率となることがメタ解析で証明されています（リスク比：0.41，95％ CI 0.30-0.56）[3]。ここでムピロシンによる鼻腔内除菌の効果を低下させる因子として，鼻腔以外の部位における保菌（咽頭，皮膚），ムピロシン耐性，＞ 80 歳が報告されています。特に鼻腔内保菌者の半数は皮膚にも保菌しており，また手術操作が直接及ぶ皮膚における MRSA の存在を SSI 予防目的で無視することはできません。たとえ皮膚における MRSA 保菌の原因が鼻腔内保菌であったとしても，手術直前に実施される鼻腔内除菌により即皮膚の除菌が達成されることは考えにくく，直接皮膚自体の除菌を行うことが必要となってきます。このようなことから，欧米では MRSA 除菌対策として，ムピロシン軟膏鼻腔内塗布に加え，クロルヘキシジン石鹸によるシャワー浴が同時に行われています[4]。

兵庫医科大学病院での経験

　整形外科手術ではありませんが，高橋先生は消化器外科 2 病棟において PCR（2 時間で判定）にて鼻腔内 MRSA スクリーニングを実施し，その結果に基づいた対策の有用性を検討いたしました[5]。対象患者は A 病棟：炎症性腸疾患手術例，B 病棟：

肝胆膵開腹手術例で，各々の病棟の約50％の手術患者にて実施し，A病棟では大腸がん，B病棟では腹腔鏡下胆嚢摘出術，脾摘術はスクリーニング対象外といたしました．術前MRSA陽性者に対して以下の対策を実施し，術後のMRSAによるSSI予防効果を検討しました．①除菌（5日間）：ムピロシン軟膏鼻腔内塗布，クロルヘキシジン石鹸によるシャワー浴，②予防抗菌薬：VCM単回＋1, 2世代セフェム系薬1～2日，③接触予防策（隔離は必須とせず）．

この研究の特徴は単に術前保菌者スクリーニングにとどまらず，術前MRSA陰性者には術後も毎週鼻腔内MRSAスクリーニングを実施し，MRSA保菌状態により①術前MRSA保菌者，②術前陰性から術後MRSA陽性転化（MRSA獲得），③入院中MRSA保菌陰性の3群に分けて，術後のMRSA感染症発症との関連について検討を行ったことです（図1）．

検体は綿棒で鼻腔内を拭って採取し，外来では担当医師が，入院後は退院まで毎週高橋先生が行い（延べ回数は数千回！），PCR検査は高橋先生とあと2名の薬剤師が担当いたしました．過酷な感染制御部の業務の後に夜な夜な病棟に向かう後姿を見て，なんとかして研究が成就するようにと祈ったものでした．臨床検査技師でなく薬剤師にPCRによるスクリーニングの研究を担当してもらった理由は，PCR結果に基づく対策としてのVCM，ムピロシン軟膏，クロルヘキシジン石鹸（100mLごとにボトルに分注）など，処方指示が迅速に行われる必要があるからです．検査

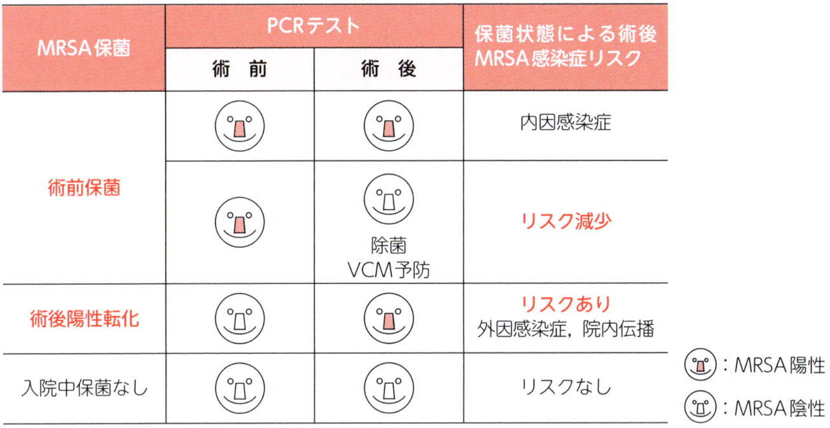

MRSA保菌	PCRテスト		保菌状態による術後MRSA感染症リスク
	術前	術後	
術前保菌	陽性	陽性	内因感染症
	陽性	陰性（除菌 VCM予防）	リスク減少
術後陽性転化	陰性	陽性	リスクあり 外因感染症，院内伝播
入院中保菌なし	陰性	陰性	リスクなし

：MRSA陽性
：MRSA陰性

図1 MRSA保菌状態と術後MRSA感染症リスク

表1 術前PCR陽性者におけるVCM予防投与，除菌対策実施率と陰性化率

	VCM予防投与実施率	除菌対策実施率		陰性化率
		ムピロシン軟膏鼻腔塗布	クロルヘキシジン石鹸浴	
A病棟	37/37（100%）	36/37（97.3%）	32/37（86.5%）	28/37（75.7%）
B病棟	11/12（91.7%）	11/12（91.7%）	10/12（83.3%）	10/12（83.3%）
両病棟合計	48/49（98.0%）	47/49（95.9%）	42/49（85.7%）	38/49（77.6%）

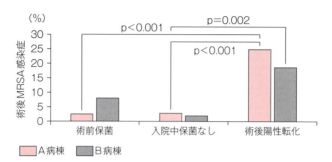

図2 MRSA保菌状況による術後MRSA感染症（SSI＋遠隔部位感染症）

と対策を連動して薬剤師が行うことにより，表1に示すごとく術前MRSA保菌者に対するプロトコールの高い実施率と，高率な除菌効果が得られました。

そのおかげもあって，術前MRSA保菌者におけるMRSAによるSSIは研究期間の2年間で2/49例（4.1%）にとどまり，術前MRSA保菌が証明されなかった患者の31/613例（5.1%）と差を認めず，今回のプロトコールによるMRSA保菌者対策の有用性が証明されました（図1）。しかしこの対策の盲点は，実は術前MRSA保菌が証明されず，特別な対策が実施されなかった症例にありました。そして，おそらく院内伝播が原因で術前陰性から術後にMRSA陽性転化した患者（MRSA獲得）において，高率にMRSA感染症が発症したのです（図2）。

術前MRSA保菌者は他の患者へのMRSA伝播予防目的で接触予防策を実施しましたが，これが逆に今回のスクリーニングの対象とならなかった大腸がんなどのMRSA検出例からの伝播から守ってくれる結果にもなりました。せっかく内因性のMRSA除菌対策を講じても他患者からMRSAが伝播すればその効果も半減してしまいます。術前PCR陰性患者では通常の標準予防策が行われましたが，それでは他

11 人工関節感染症の予防

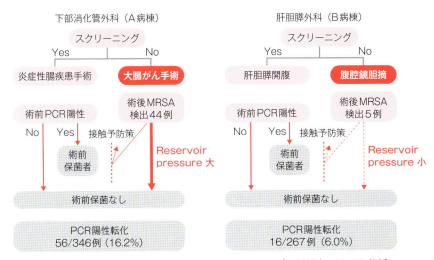

図3 病棟全患者でない一定の患者に絞ったスクリーニングの問題点：MRSA 伝播に，スクリーニング非実施例が与える影響

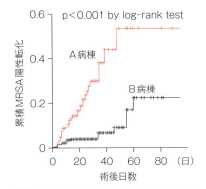

図4 術前 MRSA 保菌陰性患者における陽性転化）Kaplan-Meier 曲線

患者からの MRSA 伝播を防ぎきれず，高率に陽性転化を来してしまいました（図3）。病棟間の差は大きく，特に A 病棟では高率かつ術後早期（1〜2週間）に陽性転化を来し（図4），それらの症例は多変量解析で，術後 MRSA 感染症（SSI ＋遠隔部位感染症）の独立したリスク因子となりました。そのため PCR スクリーニングを行った2年間と，それ以前の2年間での術後 MRSA 感染率は陽性転化の少なかった

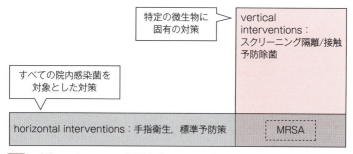

図5 感染コントロール：水平性（horizontal），垂直性（vertical）の介入

B病棟では有意の低下を認めましたが，A病棟では有用性は証明されませんでした。

つまり，術前MRSA保菌者に対する対策に加え，それ以外の全患者に対する標準予防策の徹底や適切な創傷管理が病棟全体のMRSA感染症を低下させるためには必要であることが示唆されました（図5）。他にもMRSAスクリーニングなどの特別な対策実施の前提としてクリーンハンドを中心とした標準予防策の重要性が示されています[6]。このことがMRSAスクリーニングに基づいた対策の効果が報告により異なる原因と推察しました。

おわりに

術後MRSA感染症対策としてMRSA保菌スクリーニングに基づいた対策の有用性と，今後の課題について述べてまいりました。Antimicrobial stewardship programなど抗菌薬適正使用にとどまらず，薬剤師には感染症対策に関わる機会がこんなところにもあることを知っていただきたく，One more lectureに今回のテーマを選びました。最後に，学会などで高橋先生の視線を感じたら，あなたの鼻を狙っているのかもしれませんのでご注意ください。

【引用文献】
1) Kalra L, et al：Risk of methicillin-resistant *Staphylococcus aureus* surgical site infection in patients with nasal MRSA colonization. Am J Infect Control, 41：1253-1257, 2013
2) Bull AL, et al：Impact of vancomycin surgical antibiotic prophylaxis on the development of methicillin-sensitive *Staphylococcus aureus* surgical site infections：report from Australian Surveillance Data（VICNISS）. Ann Surg, 256：1089-1092, 2012

3) Schweizer M, et al：Effectiveness of a bundled intervention of decolonization and prophylaxis to decrease Gram positive surgical site infections after cardiac or orthopedic surgery： systematic review and meta-analysis. BMJ. 346：f2743, 2013
4) Bode LG, et al：Preventing surgical-site infections in nasal carriers of *Staphylococcus aureus*. N Engl J Med, 362：9-17, 2010
5) Takahashi Y, et al：Value of pre- and postoperative meticillin-resistant *Staphylococcus aureus* screening in patients undergoing gastroenterological surgery. J Hosp Infect, 87：92-97, 2014
6) Lee AS, et al：Comparison of strategies to reduce meticillin-resistant *Staphylococcus aureus* rates in surgical patients：a controlled multicentre intervention trial. BMJ Open, 3：e003126, 2013

第3章 One more lecture

12 手術侵襲と術後発熱

　外科医は術後発熱患者に対し，安易に予防抗菌薬延長や治療抗菌薬早期開始を行う傾向があります。そのような姿勢は術後感染菌における抗菌薬耐性化のリスクとなり，また中途半端な抗菌薬選択は急性感染症の診断を遅らせる原因ともなります。術後発熱で感染症との鑑別が必要な病態の代表は手術侵襲による炎症といっても過言ではありません。手術時間が長く侵襲度が高い手術では術後の最高体温が高値を示します（表1）。感染発症の指標として術後における発熱の経過をみることは必要ですが，術直後より連日C反応性蛋白（C-reactive protein；CRP）を測定する医師も多く，それがさらに抗菌薬不適切使用に拍車をかけています。

■ 術後におけるCRPの動き

　手術侵襲でサイトカインが誘導され，サイトカインのなかでもIL-6は肝臓に働き，急性相蛋白であるCRPを産生します。術後発熱症例では血漿中のIL-6が高値となることが報告されています（図1）。血漿中IL-6は最高体温（$p = 0.0039$）や

表1 手術時間と術後最高体温との関係

手術手技	症例数	手術時間	術後最高体温（℃）
頸動脈内膜剥離術	n = 23	2.1 ± 1.4	37.7 ± 0.5
大腿膝窩動脈バイパス	n = 46	4.6 ± 1.2	37.9 ± 0.5
大腿-末梢血管バイパス	n = 42	5.7 ± 1.8	38.4 ± 0.6

〔Frank SM, et al：Anesthesiology, 93：1426-1431, 2000 より〕

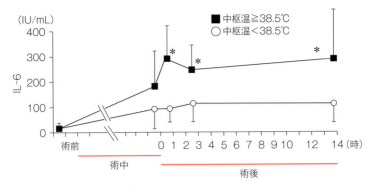

図1 術後深部体温と血漿中 IL-6

〔Frank SM, et al：Anesthesiology, 93：1426-1431, 2000 より〕

CRP 値（p = 0.020）と有意の相関をすることも報告されています[1]。

　通常の手術では術後半日程度で体温はピークとなりますが，CRP は肝臓で産生する時間を要するため，それより約1日遅れ通常第2病日（手術から約48時間後）にピークとなります。ただし，手術侵襲が大きい心臓手術や開胸開腹食道手術などでは第3病日まで上昇し，第4病日になってやっと CRP が低下傾向を示すことも稀ではありません。その場合に推奨されている投与期間（48時間）で予防抗菌薬を終了することは難しく，ときには治療抗菌薬への変更が早期に行われてしまいます。CRP を測定することによる功罪の悪い面ともいえます。なお，最近適応が拡大されている低侵襲性の腹腔鏡下手術では，開腹手術と比較し血漿中 IL-6 は有意に低値であり，CRP も低値となることが報告されています。

術後発熱で考慮すべき基本的な考え方

　第1章と第2章ですでに詳細に術後発熱について述べられていますので，ここでは重複を避け要点のみを述べることとします（表2）。重要なポイントは，術後発熱は"shotgun（散弾銃）"様式（図2）ではなく"focused（焦点を絞った）"アプローチにて評価することです。

①術後48時間以内の発熱のほとんどは治療なく自然に消退します。そのため全身状態が良好であれば，生化学検査や画像検査は控え，通常培養検査も不要で経過観察を行います。しかし，迅速な対応が必要な重篤な病態も頻度は少ないもの

表2 術後発熱に対する考慮すべき基本的な考え方

① どのようなときにさらなる検査が必要か
　When further work-up is needed
② どのようなときに迅速な対応が必要か
　When immediate action is indicated
③ どのようなときに経過観察のみとするのか
　When a wait-and-see approach is appropriate

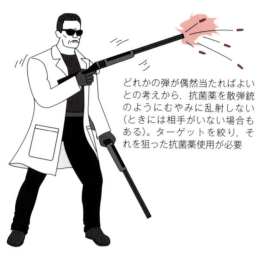

どれかの弾が偶然当たればよいとの考えから，抗菌薬を散弾銃のようにむやみに乱射しない（ときには相手がいない場合もある）。ターゲットを絞り，それを狙った抗菌薬使用が必要

図2 shotgun（散弾銃）様式

の忘れてはいけません。

② 48時間以降の発熱は感染症の可能性があり，諸検査を実施し抗菌薬の適応を検討します。感染源が不明な場合はできるだけエンピリック治療は控えますが，術後5日目以降の発熱では感染症は高率であり，抗菌薬の適応となります。なお消化管手術では縫合不全が問題となり，炎症所見が持続する症例では腹部CTなどの検査を実施し，腹腔内膿瘍の存在の有無を診断します。

■ イニシャル"W"で確認する術後発熱の原因

以前は，表3に示すように無気肺は発熱の原因とされてきましたが，8つの臨床試験中，7つの報告ではその相関は証明されておらず，オッズ比は1.4（95％信頼

表3 古典的な術後発熱の原因 "5W"

W	原　因	時期（術後）
Wind	無気肺	1〜2日
Water	尿路感染症	2〜3日
Wound	創感染	3〜7日
Walking	深部静脈血栓症	5〜7日
Wonder drug	薬剤熱	疑う時期＞7日

表4 術後における無気肺と発熱の関係

	手術日	第1病日	第2病日
発熱（≧38℃）	37%	21%	17%
無気肺	43%	69%	79%

100例，心臓手術患者，第2病日まで毎日胸写
〔Engoren M：Chest, 107：81-84, 1995 より〕

表5 新しい術後発熱の原因 "4W"

- Wind：肺が原因（肺炎，誤嚥，肺塞栓。ただし無気肺は原因とならない）
- Water：尿路感染症
- Wound：創感染
- "What did we do？"：医原性（薬剤熱，血液製剤による反応，血管内留置カテーテル関連性感染）

〔Pile JC：Cleve Clin J Med, 73（Suppl 1）：S62-S66, 2006 より〕

区間：0.92-2.12）で信頼区間が1をまたいでおり無気肺は発熱の独立したリスク因子ではありませんでした．心臓手術患者100例に対し，第2病日まで毎日胸写をとり詳細に無気肺と発熱の関係を調査したところ，術後経過とともに発熱は徐々に低率となりますが，無気肺は逆に増加します（表4）．このような報告が多くなされ，最近の"4W"（表5）では無気肺が術後発熱の原因から削除されました．

■ 発熱が感染症の指標とならない場合

　発熱が感染症の指標にならない場合があり注意が必要です．NSAIDsやステロイドの使用の有無は常にチェックが必要ですし，持続的血液濾過透析（continuous hemodiafiltration；CHDF）施行時も血液が体外に出され還流しますので，その間室温により血液温は低下します。また sepsis（敗血症）時は高熱だけではなく低体温となることもあります。またステロイド投与例や肝不全症例では CRP も当てになりません。

おわりに

私が若手外科医として活躍（？）していた当時，術後における体温や炎症所見の動きに多少興味をもっており，胃がん手術症例でその推移を調べてみたことがあります（図3）。前述したごとく胃がん手術程度の侵襲では通常 CRP は第2病日にピークを迎え，第3，第4病日と漸減しますが，非感染例で有意の低下を証明できたのは第3，第4病日の間でした。しかし，感染例ではその間で減少を認めず，第3，4病日の CRP 値の推移を参考に治療抗菌薬を開始することを提案しました。

ただし侵襲度の高い食道がん手術では，非感染例でも第4病日に有意の減少は証明されませんでした。このことは先述した内容と1日のずれがありますが，当時と最近の手術では侵襲度がかなり異なることを考慮する必要があります。術式の進歩とともに患者の回復も早期になり，炎症所見の推移も随分変わってきました。

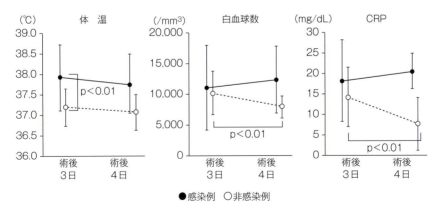

図3　胃がん手術後の体温，末梢白血球数，CRP の推移

〔Takesue Y, et al：Hiroshima J Med Sci, 47：109-113, 1998 より〕

【引用文献】
1) Wortel CH, et al：Interleukin-6 mediates host defense responses induced by abdominal surgery. Surgery, 114：564-570, 1993

第3章 One more lecture

13 持続的血液濾過透析における抗菌薬投与設計

第2章ピットフォール編は慢性透析患者で使用される血液透析（hemodialysis；HD），すなわち間歇的血液浄化法の話題でしたので，ここではICUなどで実施される持続的血液濾過透析（continuous hemodiafiltration；CHDF）について解説を行うこととしましょう。

■ CHDFとは

　HDなどの間歇的血液浄化法と比較し，CHDFは持続的血液浄化療法（continuous renal replacement therapy；CRRT）に分類されます。CRRTは血行動態への影響を考慮して緩徐に持続的に血液浄化が行われ，適応は慢性透析患者における術後管理，急性腎不全，心不全，severe sepsis（重症敗血症）/septic shock（敗血症性ショック）です。米国では脱血，返血ルートに動脈，静脈双方が使われていたために，使用する血管でいろいろな呼称がありますが，日本のCHDFは静脈のみが使用されるため（veno-venous；VV），欧米のCVVHDFが該当します。

　図1にCHDFでの血液浄化機序を示します。患者から脱血された血液は溶質濃度（クレアチニン，抗菌薬など）が高く，透析液との間の拡散ならびに，圧差による限外濾過で浄化されます（後述する「拡散と濾過」を参照）。通常のHDでは透析液に水道水を使用し，流量の単位は「mL/分」ですが，CHDFでは市販滅菌透析液が使用され流量は「mL/時」の単位で，緩徐に血液浄化が行われます。

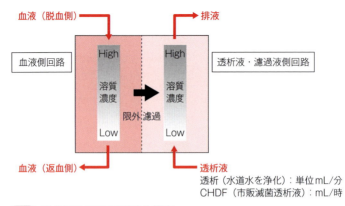

図1 CHDFにおける血液浄化機序

拡散と濾過

　拡散と濾過により血液浄化が行われますが，拡散は膜孔より小さい溶質（小分子）が濃度の高いほうから低いほうへ，溶質濃度が均一になるまで移動し，分子量が小さいほど移動速度が速いとされています。濾過は，片方に陽圧または陰圧をかけると圧勾配で水分（除水）および膜孔（濾過膜は透析膜より膜孔が大きい）を通過できる溶質（小，中分子）が対側へ移動します。濾過では中分子量までの浄化が行われます（**図2**）。なおタンパクが濾過されては困りますので，それを防ぐために膜孔の大きさが設定されています。これを限外濾過と称します。

　しかし，最近はhigh performance membraneが使用されており，透析でも小分子量から中分子量領域（尿毒症物質）まで除去能が向上しています。CHDFでは分子量66,000のアルブミンはほとんど濾過せず，低分子量タンパク領域の除去能が高められ，サイトカインなどのメディエーターも除去されています。一般に，小分子量物質は＜500，中分子量は500〜5,000，低分子量蛋白は10,000〜55,000と規定されています（**表1**）。多くの抗菌薬は小分子と中分子の間に位置しますが，バンコマイシン（VCM）は多少分子量が大きく，またテイコプラニン（TEIC）はタンパク結合率（約90％）が高いため，比較的透析により抜けにくいとされています。

13 持続的血液濾過透析における抗菌薬投与設計

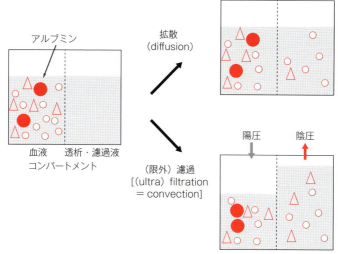

体液中の溶質濃度の異常（腎臓で排泄されるべき溶質の蓄積）に対し，物理的な除去（浄化）法として，拡散，濾過，吸着がある。
・拡散：膜孔より小さい溶質は濃度勾配により濃度の高いほうから低いほうへ，溶質濃度が平衡に達するまで移動（分子量が小さいほど移動速度が速い）。
・濾過：溶質と溶液が双方，圧較差により膜を通して移動。片方に陽圧または陰圧をかけると水分（除水）および膜孔を通過できる溶質が対側へ移動。

図2 拡散と濾過

表1 血液中の成分と抗菌薬の分子量

血液中の成分	分子量	抗菌薬	分子量
尿素窒素	60	シプロフロキサシン	331
クレアチニン	113	メロペネム	383
IL-8	8,000	セファゾリン	454
TNF-α	17,000	ゲンタマイシン	477
IL-10	19,000	アミカシン	781
IL-6	21,000	バンコマイシン	1,449
アルブミン	66,000	テイコプラニン	1,568〜1,894
ヘモグロビン	68,000		
IgG	146,000〜170,000		

CHDFにおける透析液,濾過液流量とクリアランス

透析におけるクリアランスは「溶質の単時間あたりの除去量÷溶質の血液中濃度」で計算されます。クリアランスは透析条件(血流量,血液浄化量,透析膜)に依存し,特に間歇的血液透析(HD)は血流量,CHDFでは透析液と濾過液の流量の合計である血液浄化量が関係します。CHDFにおける日本での保険適用流量800mL/時と比較し欧米では2,000mL/時以上と日本と欧米で大きく異なり,欧米で推奨されている抗菌薬量を使用すると過量投与となる危険性があります。

図3でもわかるように血液浄化量と抗菌薬クリアランスは正の相関を示しますが,実際のCHDF時における抗菌薬使用量には血液浄化量以外の因子も関与します。なお,腎代替療法(renal replacement therapy;RRT)以外に,体液恒常性の維持(サイトカインなどのメディエーター除去)が主目的のnon-renal indicationの場合は腎機能が荒廃していない症例にもCHDFは行われますので残存腎機能の関与も考慮する必要があります。

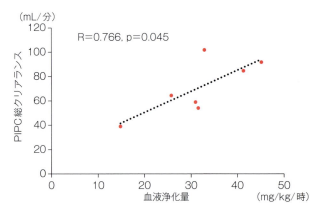

無尿など残存腎機能が低下した症例を対象とした,CHDF時におけるpharmacokinetics(PK)解析の報告をまとめた。血液浄化量とPIPCクリアランスにおいて正の相関が証明された。

〔小濱華子,竹末芳生,他:日本外科感染症学会雑誌,14:223-234,2017より〕

図3 CHDF例におけるTAZ/PIPCの臨床研究:血液浄化量とピペラシリン(PIPC)総クリアランスの関係

CHDF 時の VCM とアミノグリコシド系薬の投与設計

　欧米では VCM においては目標トラフ値を 10μg/mL とした場合，初回は 15 ～ 20mg/kg を投与し，維持量は 1 回 1g を 24 時間ごとに投与することを推奨しています。また目標トラフ値 15μg/mL を達成するために，450mg の 12 時間ごと投与 (0.9g/日) が必要との報告もあります。

　一方，日本では維持量はクリアランスの関係で減量が必要です。ただし CHDF では半減期が延長しているため，定常状態に達する時間は遅延しますので，迅速に目標血中濃度を達成するために，初回における負荷投与が必要となります（ただし負荷投与で定常状態への到達が早まるわけではありません）。抗菌薬 TDM ガイドライン 2016 では，初回は 25 ～ 30mg/kg，以降の維持量は 1 回 500mg (7.5 ～ 10mg/kg) を 24 時間ごとに投与することが推奨されますが，以下その根拠を説明します。

　日本からの報告で，Yamamoto ら[1]は MIC = 1μg/mL の株で，AUC/MIC = 400 を達成するためには，初回量を 20mg/kg とし，維持量を 7.6mg/kg，24 時間ごと投与で，トラフ値が 11.7μg/mL になると計算しました。兵庫医科大学病院での検討[2]では，初回量を通常量群 (15.8 ± 2.1mg/kg) と負荷投与群 (23.2 ± 3.3mg/kg) に分け，維持量は両群とも 500mg (7.5 ～ 10mg/kg) として 24 時間ごとに投与した場合，初回トラフ値は各々 10.1 ± 1.7μg/mL，12.8 ± 2.7μg/mL となり有意差を認め，負荷投与の必要性が証明されました。維持量の検討ではトラフ値は 2 回目の TDM 時で 14.6 ± 2.7μg/mL，3 回目の TDM 時で 15.9 ± 1.3μg/mL であり，欧米と比較し半量の維持量でも血中濃度はむしろ漸増しました。表2 に同様な考え方で作成したアミノグリコシド系薬における CHDF 投与設計を示します。

表2　CHDF 時のアミノグリコシド系薬投与設計

アミノグリコシド系薬	初回負荷投与	維持投与量	
		血液浄化量	
		2,000mL/時（米国）	800mL/時（日本，保険適用）
ゲンタマイシン/ドブラマイシン	3.0 mg/kg	2.0 mg/kg 24～48 時間ごと	0.8 mg/kg～ 24 時間ごと
アミカシン	10.0 mg/kg	7.5 mg/kg 24～48 時間ごと	3.0 mg/kg～ 24 時間ごと

【引用文献】
1) Yamamoto T, et al：Proposal of a pharmacokinetically optimized dosage regimen of antibiotics in patients receiving continuous hemodiafiltration. Antimicrob Agents Chemother, 55：5804-5812, 2011
2) Ueda T, Takesue Y, et al：Dosing regimen for vancomycin (VCM) in patients receiving continuous veno-venous hemodiafiltration (CVVHDF) under low-flow setting. 53rd ICAAC. Denver, 2013

第3章 One more lecture

14 *Clostridium difficile* 関連感染症診断
——治療の達人になるために

Clostridium difficile 関連感染症（*Clostridium difficile** infection；CDI）診断治療に関われるようになれば，感染症のスペシャリストを目指す薬剤師にとって一歩前進です。
今回はその達人になるためのコツを伝授することにいたします。

＊ 2016 年に *Clostridioides difficile* に名称が変更

CDI 発症機序

　CDI は抗菌薬関連性腸炎の代表です。嫌気性菌などの腸管内常在細菌叢は粘膜を覆う粘液の外側に位置し，外来性の細菌の侵入を防いでくれています（内側は抗微生物ペプチド，IgA）。粘膜バリア機能はそのほか機械的粘膜上皮・粘膜免疫システム，全身免疫システムと 3 段階ありますが[1]，その第 1 段階として常在細菌叢は重要です。これに抗菌薬が使用されますと常在細菌叢の菌量や多様性が抑制され，まず小腸内で *Clostridium difficile* の芽胞が発芽し栄養型になり増殖します。リスク因子（抗菌薬使用，高齢，最近の入院歴，プロトンポンプ阻害薬，化学療法，慢性腎障害，栄養チューブ）があれば大腸内でさらに増殖し *Clostridium difficile* トキシンを産生します。これが上皮細胞の破壊，炎症性メディエーターを誘導し，水分のシフト，粘膜の炎症性変化を起こし，下痢の出現や偽膜形成の原因となります。

トキシンA，B迅速検査のピットフォール

1 検査は1回のみ！
以下の理由で検査は初回のみにとどめることが原則です。
①再検は感度を上げない
②治療後の治癒判定検査（test of cure）は推奨しない

特に②が目的で検査が行われることがまれでなくみられます。治療に反応し無症状になっても56％の症例で6週間芽胞を排菌し続けますので，トキシン陰性化を治療終了や隔離解除の基準とすることは推奨されていません（治療は通常10日間，下痢症状改善が隔離解除の指標）。

2 新たなPCRによる迅速検査
酵素免疫測定法（enzyme-immuno assay；EIA）によるトキシンA,B測定には，第2章の指導薬剤師の解説にもあるように感度の問題があります。欧米では院内のみならず市中発生CDIが問題となっており，重症例がまれでないこともあり，さらに感度の高い迅速診断法としてトキシンB遺伝子を検出するPCR検査が用いられるようになっています[2)-4)]。下記に示すようなアルゴリズム（感度0.68-1.00，特異度0.92-1.00）や，水様便には最初からPCR検査を行う方針（single-step PCR，感度0.86-0.92，特異度0.94-0.97）が報告されています。

兵庫医科大学病院（以下，当院）でもトキシン（＋）はもちろん，抗原（＋），トキシン（－）症例も，治療や隔離の必要性の有無を確認するため，感染制御部が即時介入いたしますが，下痢症状があるために検査が施行されたこともあり，結局ほとんどの症例で治療が行われ，自動的に病室隔離の適応となってしまいます。日本では米国で問題となっている高病原性株が流行しておらず，患者数がいまだ限られておりますので，それでもどうにかやっていますが，今後のことも見据え当院ではトキシンBのPCR検査を導入いたしました（図）。

経ロバンコマイシンと経ロメトロニダゾールの使い分け

初回治療において，重症例にはバンコマイシン（VCM）が推奨されますが，適応があればコストの面からもメトロニダゾール（MNZ）を使用していくのがICTの役割です。CDIにおける重症の指標として，① WBC > 15,000/mm^3，②血清クレアチニン値＞前値×1.5，③血清アルブミン値＜2.5g/dLが報告されています。

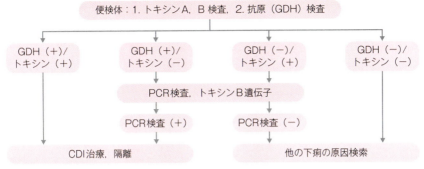

図 CDI 迅速診断：PCR を利用したアルゴリズム

〔Bagdasarian N, et al：JAMA, 313：398-408, 2015 より〕

これらの一つでもある場合はVCMを推奨し（後述の再発リスク例もVCMの適応），その他の場合はMNZを勧めるようにしましょう。

再発のリスク因子と再発時の治療方針

CDI治療の問題点は，再発がまれでなく経験されることです。そのリスクを知っておくことが，再発防止にも有用です。高齢，抗菌薬同時投与，併存疾患，プロトンポンプ阻害薬使用が独立した因子であり，臨床上可能なら抗菌薬やプロトンポンプ阻害薬を中止することを提案しましょう。これらのリスクがあればMNZでなくVCMの適応となります。

欧米ではFidaxomicinが使用されており，再発率がVCMより低率です[5]。今後日本に導入される可能性もありますので知っておいて損はないでしょう。再発例に対してはやはりFidaxomicinが推奨されていますが，再発を抑制するトキシンBを中和するヒトモノクローナル抗体も上市されています。日本では2回以上再発した場合VCMは10〜14日で中止するのではなくtaperingをお勧めします（125mg 6時間ごと，1〜2週間。その後1週間ごとに間隔を8時間，12時間，24時間，48時間，72時間と延長）。

重篤，複雑性 CDI に対する治療

日本では低血圧，shock, イレウス，巨大結腸を示すような症例はまれですが，

重篤，複雑性 CDI では腸管運動が低下しており，経口のみでは腸管内に十分な濃度の抗菌薬が到達できません。このような症例では以下のような処方を提案しましょう。臨床医からの信頼度アップは請けあいます。

①経口：VCM 用量増量，250 〜 500mg × 4 回/日
②注腸：(VCM 500mg ＋生食 500mL) × 4 回/日
③静脈注射：MNZ 500mg × 3 回/日

　MNZ は胆汁中から排泄され，腸管へ移行します。注射用 VCM はもっぱら尿中排泄で腸管内に移行しないため適応となりません。

新しい治療法 Fecal transplantation（便移植）

　CDI は腸管内常在細菌叢の抗菌薬による撹乱が原因ですので，有益な細菌である乳酸菌などのプロバイオティクスによる治療が試みられましたが，メタ解析による明確な有用性は証明されていません。それでは自然のプロバイオティクスというか，他のヒトの糞便を腸管内に移植する方法（human probiotics infusion）による極めて高い有効率が報告されています[6]。無効例ではまた別のドナーの便を試します。問題は投与法で，そのまま服用するわけにはいきませんので，十二指腸までカテーテルを挿入し注入する方法と，最近ではカプセル化して使用されています。しかし嘔吐の問題もあり，また最近の報告では，注腸のほうが良好な成績が得られています。いまのところ親族からの糞便採取が一般的ですが，商品化も報告されています。今後は強力なプロバイオティクス効果を示す常在細菌叢を有するドナーを選択し，その便を保存し活用する時代が来るかもしれません。これぞ「究極の廃品利用」ではないでしょうか。

【引用文献】
1) Wiest R, et al：Pathological bacterial translocation in liver cirrhosis. J Hepatol, 60：197-209, 2014
2) Debast SB, et al：European Society of Clinical Microbiology and Infectious Diseases：update of the treatment guidance document for *Clostridium difficile* infection. Clin Microbiol Infect, 20（Suppl. 2）：1-26, 2014
3) Brown NA, et al：Diagnosis of *Clostridium difficile* infection：comparison of four methods on specimens collected in Cary-Blair transport medium and tcdB PCR on fresh versus frozen samples. Infect Dis Rep, 3：e5, 2011
4) Bagdasarian N, et al：Diagnosis and treatment of *Clostridium difficile* in adults：a systematic review. JAMA, 313：398-408, 2015
5) Louie TJ, et al：Fidaxomicin versus vancomycin for *Clostridium difficile* infection. N Engl J Med, 364：422-431, 2011
6) van Nood E, et al：Duodenal infusion of donor feces for recurrent *Clostridium difficile*. N Engl J Med, 368：407-415, 2013

第3章 One more lecture

15 新たな耐性菌の恐怖
──腸内細菌科細菌

　今回は，新たな耐性菌として注目されている腸内細菌科細菌（*Enterobacteriaceae*）について解説いたします。図1は兵庫医科大学病院（以下，当院）での基質特異性拡張型 β-ラクタマーゼ（extended spectrum β-lactamase；ESBL）産生菌やカルバペネム耐性腸内細菌科細菌（carbapenem-resistant *Enterobacteriaceae*；CRE）における腸内細菌科細菌全体に占める割合の推移を示します。ESBL産生菌は2008年以降急増し，最近では月平均9症例から検出されており（各施設100床当たり1症例が目安と思っています），大腸菌（*Escherichia coli*）の約20％，肺炎桿菌（*Klebsiella pneumoniae*）の約10％を占めています。この数字は2014～2015年に実施した日本化学療法学会，日本感染症学会，日本臨床微生物学会による3学会合同SSI分離菌感受性サーベイランス[1]でも同様でした。

　CREに関しては2013～2014年にアウトブレイクを経験しました。緑膿菌（*Pseudomonas aeruginosa*）は，水回りの環境汚染がアウトブレイクの原因として重要であり，自動蓄尿器における交差感染や，熱傷患者の水治療など，ある程度ターゲットを絞った対策が可能でした。しかしCREの主なリザーバー（感染源）は感染／保菌患者です。大腸菌などの腸内細菌科細菌にとって故郷ともいえる腸管にCREは容易に住みついてしまいます。そのため対策として隠れた保菌者の同定や個室隔離／コホーティングに追われました。また，シンク排管などへの環境汚染も問題となり，アウトブレイク終息にたどり着くまでは本当に大変でした。

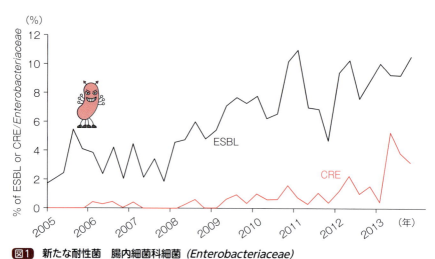

図1 新たな耐性菌 腸内細菌科細菌 (*Enterobacteriaceae*)

〔Ueda T, Takesue Y, et al：ICAAC 2015, slide session, San Diego, California, 2015 より〕

耐性菌の出現

　まず細菌が耐性を獲得する機序から話を始めることとしましょう。耐性菌出現に関しては突然変異がまず頭に浮かびますが，分裂の $10^7 \sim 10^8$ に1回の頻度で染色体における1つの塩基対が変化します。しかし，それだけでは耐性化は起こらずさらに複数の変異が必要なため，実際に耐性発現することは極めてまれになってきます。細菌は突然変異で耐性遺伝子を獲得すると，その細菌の子孫に遺伝子が引き継がれます。これは子供→孫→ひ孫→…と，縦方向に継承されていきますので「垂直方向の耐性遺伝子伝達」とよばれます。しかし一つの血縁家系のみでは，その耐性菌の世界への蔓延は困難です。また複数の抗菌薬に同時に耐性化することも，その一族でまた別個に突然変異を起こす必要がでてくるため，理論的には不可能です。

　耐性菌は生き残り，さらにひろく広がっていくために，他の一族へ耐性遺伝子を移していく必要性が出てきました。これは横方向の広がりですので「水平方向の耐性遺伝子伝達」とよびます。耐性遺伝子の伝達方法として，①プラスミドによる伝達，②バクテリオファージ（細菌を宿主とするウイルス）が遺伝子を運搬，③死亡した耐性菌から遊離した耐性遺伝子のDNAを獲得，があげられます。腸内細菌科細菌では①が最も重要です。

15 新たな耐性菌の恐怖

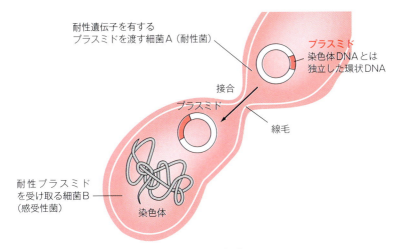

図2 プラスミドによる水平方向の耐性遺伝子伝達

　プラスミドによる耐性遺伝子の伝達方法を**図2**に示します．腸管内で細菌同士が線毛を介し，ぴたりと寄り添い（接合），耐性遺伝子を有したプラスミド（耐性プラスミドまたはRプラスミドとよばれます）を引き渡します．細菌A（抗菌薬aに耐性）が，Rプラスミドを抗菌薬a感受性の細菌Bに伝達することにより，細菌Bは抗菌薬aに耐性化します．

　ここでやっかいなのは，同じ菌種間でやり取りをして耐性菌の家系が増えていくだけでなく，腸管内にはいくつかの種類の代表的な腸内細菌科細菌が存在し，その腸管という閉鎖環境の中でお隣の住人の他の菌種にも耐性遺伝子伝達を行うことです［例えば，大腸菌から肺炎桿菌やエンテロバクター（*Enterobacter*）属など］．そのためCREなどは，最初にアウトブレイクの原因となった菌種（肺炎桿菌）から他の菌種（エンテロバクター属）に変わっていくという事例も経験されます．

　さらにRプラスミドは1種類の抗菌薬耐性遺伝子を有するだけでなく，複数の種類の抗菌薬耐性遺伝子を同時に有することもあり，1回の伝達で多剤耐性菌が完成されることもあります．例えばESBL産生菌は第三，四世代セファロスポリン系薬耐性にとどまらず高率にフルオロキノロン系薬耐性ですし，ESBLを産生するCREも報告されています．

菌交代現象

ここで，突然変異や耐性遺伝子の導入は，頻度の差はあるもののたまたま起こる現象です。しかし，1人の患者に同じ抗菌薬を使い続けていると，数週間の間に必ずといっていいほど高率に何らかの耐性菌が出現します。これは細菌がその短期間に耐性を獲得するわけではありません。感染巣や腸管内などの常在細菌叢に耐性菌が極めて少数存在する場合，他の細菌に押されてひっそり身を隠していますが，抗菌薬が使用されるとその抗菌薬に感受性を示す細菌は減少し，代わって耐性菌が幅を利かせるようになり，耐性菌感染を引き起こします。これを耐性菌の選択または菌交代現象とよびます。

β-ラクタム系薬に対する細菌の耐性機序

前置きが長くなりましたが，そろそろ本題に入っていきましょう。ここでは，ESBL産生菌やCREを正しく理解するために，β-ラクタム系薬に対する細菌の耐性機序について解説します。

1 ペニシリン結合タンパク（penicillin-binding protein；PBP）

PBPは細菌細胞壁のペプチドグリカン合成の最終段階に作用する酵素で，細菌はこの強固な壁を有することにより，細胞内外の浸透圧差を耐えています。PBPは細胞膜に嵌った形で存在しており，ペニシリンを含むβ-ラクタム系薬はこのPBPを不活性化し，細菌の細胞壁合成を阻害することにより，細菌は破裂し溶菌いたします。このβ-ラクタム系薬の最終的な作用点であるPBPへの到達や結合を防ぐことにより，細菌はβ-ラクタム系薬に耐性化します。

2 標的PBPに作用するまでの4つの関門[2]（図3）

β-ラクタム系薬にとっての第一の関門は外膜です。外膜に存在するポーリンは抗菌薬の受動的拡散を許す孔（pore）を有しますが，ポーリンの減少により抗菌薬は外膜を通過することができなくなり，細菌は耐性を獲得します〔イミペネム（IPM）耐性緑膿菌など〕。次に外膜を通過した抗菌薬を細胞質周囲空間（ペリプラズム・スペース）で待ち受けているのがβ-ラクタマーゼです。β-ラクタマーゼが抗菌薬を加水分解することによる耐性機序です。また，せっかく外膜を通過してこのスペースまで侵入してきた抗菌薬を，細菌はポンプを駆使し菌体外に汲み出すことによる耐性化も報告されています。これらの障害物を乗り越え目指すPBPに接近した抗

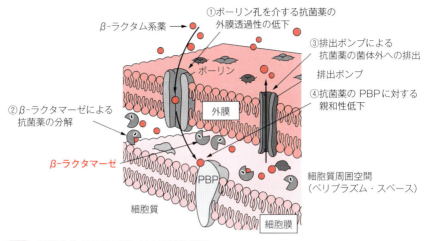

図3 細菌のβ-ラクタム薬に対する耐性機序

〔Munoz-Price LS, et al：N Engl J Med, 358：1271-1281, 2008 より〕

菌薬に対し，細菌は変異により抗菌薬との親和性を低下させた新たなPBPを作り出し，細胞壁を合成し続けるタイプの耐性菌も存在します〔MRSA（PBP 2'産生），β-ラクタマーゼ非産生アンピシリン耐性（β-lactamase-positive ampicillin-resistant；BLNAR）インフルエンザ菌など〕。

細菌のβ-ラクタム系薬への対抗手段として，外膜透過性低下，β-ラクタマーゼ，排出ポンプ，PBP親和性低下をあげましたが，次に今回のテーマであるβ-ラクタマーゼに注目してみましょう。

ペニシリン系薬は切れ味が優れ，腎機能への影響もセファロスポリン系薬と比較し少ないことから1回量も増やすことができ，本来なら広く活用できる抗菌薬ですが，β-ラクタマーゼによる分解のため，その力を十分に発揮することができませんでした。その唯一の例外が，ペニシリナーゼに安定の抗ブドウ球菌用ペニシリン（penicillinase-resistant penicillin）であり，その最初のメンバーがメチシリン（DMPPC）でした。その後開発されたのがオキサシリン（MPIPC），ナフシリン（NFPC）であり，欧米ではメチシリン感受性黄色ブドウ球菌（methicillin-susceptible *Staphylococcus aureus*；MSSA）に対する第一選択薬となっています。

一方，グラム陰性菌（gram-negative bacteria；GNB）や嫌気性菌の産生するβ-ラクタマーゼに対して安定のペニシリン系薬は開発されておらず，上市されている

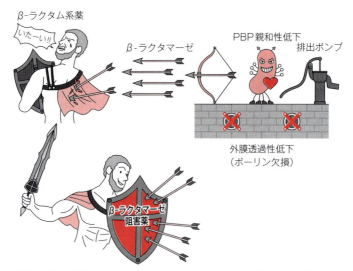

図4 細菌の産生するβ-ラクタマーゼと，β-ラクタム薬の対抗手段としてのβ-ラクタマーゼ阻害薬の配合

アンピシリン（ABPC），アモキシシリン（AMPC），ピペラシリン（PIPC）の活躍の範囲は限られてきました．ここで，β-ラクタマーゼの「矢」に対抗してβ-ラクタム薬の分解を防ぐ「盾」としての役割を果たすのがβ-ラクタマーゼ阻害薬です（図4）．各々，スルバクタム（SBT），クラブラン酸（CVA），タゾバクタム（TAZ）などのβ-ラクタマーゼ阻害薬を配合することにより，これらのペニシリン系薬は再度脚光を浴びることとなりました［ユナシン®（SBT/ABPC），オーグメンチン®（CVA/AMPC），ゾシン®（TAZ/PIPC）］．

しかし，これで耐性菌との戦いのストーリーは終わることはなく，新たな刺客としてESBLを産生する耐性菌が放たれてきました．β-ラクタマーゼ阻害薬のなかでもESBLに対する活性は異なり，CVAが最も効率良く分解し，TAZはそれに続きますが，SBTは活性が低くESBLには期待できません．

β-ラクタマーゼの分類

1 ESBL

β-ラクタマーゼの分類は複雑で，若いときから何度も理解しようと挑戦してきましたが，そのたびに跳ね返されました．臨床的に起きていることを理解可能な範囲で，

よく引用されるAmbler分類を自分なりに簡素化したのが表1です。ESBLはクラスAに分類されます。以前欧米で流行したnon-CTX-M型（TEMやSHVの変異）は肺炎桿菌が主で院内発症でしたが，現在日本や欧米で流行しているCTX-M型は大腸菌が主体で市中感染症として問題となっています。

牛，豚，鶏などの食肉から検出されたESBL産生菌とヒトの感染症から検出された細菌が同一の遺伝子パターンであったことが数多く報告されており[3]，どうやらCTX-M型は食事性に市中に蔓延したようで，健康人における腸管内保菌者も多くみられます。そのため感染症の種類も変わりつつあり，以前のnon-CTX-M型の時代は院内発症の肺炎が高率でしたが，現在は尿路感染症や胆道感染症が高率となっています。つまり，市中発症のこれらの感染症ではESBL産生菌を念頭に置いた抗菌薬の選択が必要な時代に突入しました。

2 AmpC

AmpCはESBLほど有名ではありませんが，知っておきたいβ-ラクタマーゼです。多くの腸内細菌科細菌においてAmpCの発現は低く抑えられていますが，β-ラクタム系薬に遭遇することにより，発現抑制が解除され産生が誘導されます（AmpC

表1 β-ラクタマーゼのAmbler分類

クラス	機能上の分類	ペニシリン耐性	第三，四世代セフェム耐性など	カルバペネム耐性	
A	ペニシリナーゼなど	腸内細菌科細菌はTEM，SHV産生，アンピシリン耐性	ESBL ① non-CTX-M型 　（TEM，SHVの変異） ② CTX-M型	CPE[*1]	KPC （肺炎桿菌カルバペネム分解酵素）
B	メタロβ-ラクタマーゼ		アズトレオナム以外は加水分解		IMP，VIM，NDM-1
				緑膿菌 （IMP，MDRPで高率に産生）	
C	セファロスポリナーゼ		AmpC （エンテロバクター属など）	CPE非産生 CRE[*2]	AmpC （エンテロバクター属）
D	オキサシリナーゼ	黄色ブドウ球菌用ペニシリンを分解	まれにOXA型ESBL	CPE	OXAカルバペネム分解酵素
				MDRA	

*1：carbapenemase producing *Enterobacteriaceae*，*2：厚生労働省基準，
MDRP：多剤耐性緑膿菌（multiple drug-resistant *Pseudomonas aeruginosa*），
MDRA：多剤耐性アシネトバクター（multiple drug-resistant *Acinetobacter*）

の過剰発現）。こうなりますとβ-ラクタマーゼを産生し続け，図3に示す細胞質周囲空間に大量に蓄積します。

　AmpCの大群が待ち受けるこのスペースに，β-ラクタム系薬が侵入してきます。まさに「飛んで火にいる夏の虫」状態で，AmpCは時間をかけてゆっくりβ-ラクタム系薬を始末（分解）することができるわけです。セフォタキシム（CTX）などの第三世代セファロスポリン系薬は腸内細菌科細菌に強い抗菌活性を示し，*in vitro*の感受性試験で*Enterobacter cloacae*は感受性となりますが，感染の場でCTXと遭遇することにより，ジキル氏（感受性）からハイド氏（耐性）に比較的短時間で豹変し臨床的には抗菌薬治療は失敗となります。

3 カルバペネム分解酵素

　CREの産生するカルバペネム分解酵素はいくつか報告されていますが，米国で発見され世界で最も広く問題となっているのは肺炎桿菌カルバペネム分解酵素（*Klebsiella pneumoniae* carbapenemase；KPC）で，クラスAに分類されます。いま日本の各地でアウトブレイクを起こしているのはIMPで，数年前インドから広がったNDM-1と同じクラスB（メタロβ-ラクタマーゼ）に分類されます。いままで国内で報告されてきたIMP-1産生菌と異なり，IMP-6産生菌はメロペネム（MEPM）には耐性と判定されますが，IPMに「感受性」と判定されることが多く，通常の検査で見逃される危険性もあります。そのため，敵のセンサー類に捕捉されにくいステルス型戦闘機の名称にちなんで「ステルス型CPE（カルバペネム分解酵素産生腸内細菌科細菌；carbapenemase-producing *Enterobacteriaceae*）」とよばれることもあります。このタイプが日本では広島で最初に報告され[4]，最近では当院でもアウトブレイクを起こしました。当初，IPMの最少発育阻止濃度（minimum inhibitory concentration；MIC）≦ 1μg/mLであり，本当にメタロβ-ラクタマーゼ産生菌なのか疑心暗鬼で，耐性菌対策としての初動が遅れたという苦い経験をいたしました。

　CREの判定基準で，米国臨床検査標準協議会（CLSI）はKPC産生株を診断する目的で，感受性試験でのブレイクポイントを1μg/mLまで下げてきました。それに従って，厚生労働省は①MEPM MIC ≧ 2μg/mLまたは②IPM MIC ≧ 2μg/mLかつセフメタゾール（CMZ）MIC ≧ 64μg/mLをCREに必要な検査所見としました。CPE以外もCREは存在しますが，この基準では，約20％のエンテロバクター属でAmpCによる耐性株が引っかかってきます[1]。この耐性株に対して，本当にCPEと同等に扱い同レベルの耐性菌対策を実施するかは今後検討すべき課

題と考えます。

ESBL 産生菌の抗菌薬治療

CRE の治療としてはチゲサイクリン（TGC）やコリスチン（CL）などがありますが、ここでは、日常遭遇することの多い ESBL 産生菌における抗菌薬の選択について考えてみましょう。ESBL 産生菌の第一選択薬はカルバペネム系薬になりますが、その頻用を抑え carbapenem sparing effect（カルバペネム温存効果）を期待して、ESBL 産生菌に抗菌活性を示す他の薬剤の適応を明確にする必要があります。代替薬としては① TAZ/PIPC，②セファマイシン系薬（CMZ），オキサセフェム系薬［フロモキセフ（FMOX）など］，③アミノグリコシド系薬，④ TGC や CL が候補としてあげられます。

CMZ や FMOX は臨床的エビデンスがもう少し必要かと考えます。TAZ/PIPC は接種菌量を増やすと（$10^5 \rightarrow 10^7$/mL），MIC が高値となる"inoculum effect（接種菌量効果）"があり、臨床的に菌量が多い感染症では治療効果が期待できない可能性が指摘されています。しかし ESBL 産生大腸菌による血流感染において、β-ラクタマーゼ阻害薬/β-ラクタム薬（BL-I/BL）とカルバペネム系薬による治療成績を比較したところ、30 日死亡多変量解析（ESBL 確定診断治療）では、BL-I/BL のオッズは比 0.76（95% CI 0.28-2.07）とカルバペネム系薬と比較し決して劣っていないことが証明されました[5]。ここで TAZ/PIPC 治療において MIC による 30 日死亡率をみますと、≦4μg/mL 4.5％，≧8μg/mL 23％であり、米国の CLSI のブレイクポイント（S，≦16μg/mL）は ESBL 産生菌では問題がある可能性が推察されます（欧州の EUCAST では，S，≦8μg/mL）。

この報告に関し editor はコメントし、BL-I/BL における非劣性が証明された理由として、検討された感染症が BL-I/BL で比較的治療効果が得やすい尿路と胆道感染症が 70％以上と高率であったことをあげています。尿路感染症では TAZ は無変化体で尿中に排泄されますので、効率良く ESBL を不活化します。また尿路感染症や胆道感染症は、尿路系や胆道系の閉塞により内圧が上昇し、血管逆流により菌血症を併発することから、菌血症の原因感染症としては、比較的菌量の少ない感染症に分類され、逆 inoculum effect があったことも推察されます。また、閉塞に対するドレナージも同時に行われ、治療成績を高めます。さらに CTX-M 型が約 80％ を占めており、TAZ は non-CTX-M 型と比較し CTX-M 型を効率的に分解するこ

低MIC：≦2μg/mL，中等度MIC：4～8μg/mL，高MIC：≧16μg/mL

尿路感染症による菌血症（n=11） 死亡率			他の原因による菌血症（n=28） 死亡率		
低MIC	中等度MIC	高MIC	低MIC	中等度MIC	高MIC
0/7	0/2	0/2	0/11	3/8 (37.5%)	4/9 (44.4%)

図5 ESBL産生大腸菌による菌血症に対するTAZ/PIPCによるエンピリック治療

〔Retamar P, et al：Antimicrob Agents Chemother, 57：3402-3404, 2013より〕

とが知られています。

　ESBL産生大腸菌による菌血症に対するTAZ/PIPCによるエンピリック治療において，MICによる死亡率を比較した検討において，尿路感染症が原因の菌血症ではMICに関わらず死亡例は認められませんでした。一方，他の原因による菌血症では，低MICでは死亡は0例でしたが，中等度MIC，高MICにおいて高い死亡率が認められています（図5）[6]。さらに，肺炎などの尿路系以外が原因の血流感染症を対象としたTAZ/PIPCとカルバペネム系薬による治療を比較した臨床試験では，TAZ/PIPC治療はオッズ比7.9と独立した死亡のリスク因子でした[7]。

　以上よりESBL産生菌による菌血症治療として，尿路系が原因の場合MIC≦8～16μg/mLであればTAZ/PIPCは適応となり，尿路系以外の原因の菌血症ではMIC≦4μg/mLを適応とする方針がよいのではないかと考えられます。当院におけるESBL産生菌による感染症に対するカルバペネム系薬以外の抗菌薬の選択基準は以下のごとくです。①軽症から中等症の感染症，②エンピリック治療から経過良好のため継続，③カルバペネム系薬長期のため変更。

　このようにTAZ/PIPCはESBL産生菌に万能なわけではありませんので，新たなβ-ラクタマーゼ阻害薬配合薬が米国で承認または現在開発中です。Ceftolozane-TAZは，ESBL産生菌や多剤耐性緑膿菌に有効であり，メトロニダゾール（MNZ）と併用することにより腹腔内感染症治療でカルバペネム系薬と非劣性が証明されました[8]。またavibactamというβ-ラクタマーゼ阻害薬とセフタジジム（CAZ）との配合剤はESBL産生菌，多剤耐性緑膿菌に加えカルバペネム分解酵素であるKPC産生菌にも抗菌活性を有します（残念なことに日本で流行しているIMP産生菌には効果は期待できません）。

おわりに

　抗菌薬 TDM ガイドライン 2016 が発表されました。実は，この度のガイドライン改訂に踏み切った最大の理由は，ESBL 産生菌や CRE 治療でアミノグリコシド系薬を活用する機会が増えたことにあります。前回のガイドラインのなかでもいくつかの点で問題のあった「ゲンタマイシン/トブラマイシン，アミカシン」の項を早急に修正する必要が出てきました。アミノグリコシド系薬の低用量使用に慣れ親しんできた日本において実用的なガイドラインを作成するには，多くのハードルが待ち受けていました。これはまた別の機会にお話ししましょう。

【引用文献】
1) 竹末芳生，他：第 90 回日本感染症学会学術講演会，仙台，2016
2) Munoz-Price LS, et al：*Acinetobacter* infection. N Engl J Med, 358：1271-1281, 2008
3) Lazarus B, et al：Do human extraintestinal *Escherichia coli* infections resistant to expanded-spectrum cephalosporins originate from food-producing animals? A systematic review. Clin Infect Dis, 60：439-452, 2015
4) Shigemoto N, et al：Emergence in Japan of an imipenem-susceptible, meropenem-resistant *Klebsiella pneumoniae* carrying blaIMP-6. Diagn Microbiol Infect Dis. 72：109-112, 2012
5) Rodríguez-Baño J, et al：β-Lactam/β-lactam inhibitor combinations for the treatment of bacteremia due to extended-spectrum β-lactamase-producing *Escherichia coli*：a post hoc analysis of prospective cohorts. Clin Infect Dis, 54：167-174, 2012
6) Retamar P, et al：Impact of the MIC of piperacillin-tazobactam on the outcome of patients with bacteremia due to extended-spectrum-β-lactamase-producing *Escherichia coli*. Antimicrob Agents Chemother, 57：3402-3404, 2013
7) Ofer-Friedman H, et al：Carbapenems versus piperacillin-tazobactam for bloodstream infections of nonurinary source caused by extended-spectrum beta-lactamase-producing *Enterobacteriaceae*. Infect Control Hosp Epidemiol, 36：981-985, 2015
8) Solomkin J, et al：Ceftolozane/tazobactam plus metronidazole for complicated intra-abdominal infections in an era of multidrug resistance：Results from a randomized, double-blind, phase 3 trial（ASPECT-cIAI）. Clin Infect Dis, 60：1462-1471, 2015

第3章 One more lecture

16 抗菌薬TDMガイドライン2016

抗菌薬TDMガイドライン2016[1]（以下，ガイドライン2016）が発表されました。その4年前に初版を作成しましたが，それまでTDMの領域では，ディスカッションのもととなる指針がなかったこともあり，「抗菌薬TDMの標準化」に果たした役割は大きいものがあったと思っています。バンコマイシン（VCM）においては英文化され[2]，世界の数あるガイドラインのなかでも，推奨できるのは日本と米国感染症学会（IDSA）のものだけと，高い評価を得ることができました[3]。約1年半を費やし，改訂版発表まで漕ぎつけることができました。今回は委員長としてこのガイドライン2016のなかで特に思い入れのある勧告について解説を行います。

VCMにおける負荷投与の意義

VCMのガイドライン2016での推奨用量は15〜20mg/kg×2回/日で，腎機能により調節を行いますが，15mg/kg×2回/日で行われたメチシリン耐性黄色ブドウ球菌（methicillin-resistant *Staphylococcus aureus*；MRSA）肺炎に対するリネゾリド（LZD）とのランダム化比較試験[4]では，3日目のトラフ中央値は12.3μg/mLでした。またMRSA複雑性皮膚軟部組織感染症の臨床試験[5]では初回トラフ値＜10μg/mLが61％を占め，重症感染症において米国のガイドラインで推奨されている≧15μg/mLは17％にとどまりました。

つまりガイドライン推奨用量を使用する限り，初回トラフ値は10μg/mL前後に

とどまるということになります．早期に血中濃度を上げるために，初回のみ負荷投与を投与することを初版のガイドラインでは推奨しました．しかし，初回のみの負荷投与では 36 時間後にはトラフ値＞ 10μg/mL の症例は 60％前後にとどまり，負荷投与なしと差がなかったことが報告されました（図 1）[6]．それでは負荷投与の意義はないかというと，そうでもなく 12 時間後の血中濃度は負荷投与あり 13.9μg/mL，なし 7.7μg/mL であり，24 時間後は各々 12.7μg/mL，10.2μg/mL と有意差を認めました．

　PK/PD の領域では，定常状態のパラメータを実際には測定しても，初日に計算し直すという手法が使われ，それと最終的な臨床効果との相関を評価することが勧められています[7]．つまり初日の PK を重視しているわけです．VCM 負荷投与の意義はここにあり，ガイドライン 2016 では，「初日から高い血中濃度を得ることを第 1 目的とし，第 2 目的として，定常状態における目標トラフ値達成（日本のガイドラインでは初回トラフ値は 10 ～ 15μg/mL に設定）の可能性を少しでも高めるために初回のみ 25 ～ 30mg/kg の負荷投与を行う」としました．

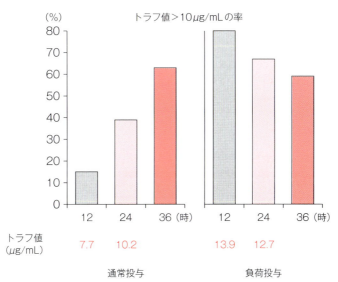

図1　VCM 負荷投与の効果

〔Rosini JM, et al：Ann Pharmacother, 49：6-13, 2015 より〕

腎機能低下例に対する TEIC の投与設計

　VCM において初回トラフ値は 10 〜 15μg/mL を目標とし，その後菌血症や骨髄炎などの複雑性感染や治療効果不良症例では TDM に基づいて調節を行い 15 〜 20μg/mL にもっていくことを，安全性の面から推奨しました。一方，テイコプラニン（TEIC）は有害反応の閾値が＜ 40 〜 60μg/mL とかなり余裕がありますので，有効性が期待できるトラフ値≧ 15μg/mL を初回 TDM 時から狙って投与設計を行います（表1）。腎機能正常者においては，多くの種類の高用量レジメンが報告されており，今回のガイドライン 2016 ではそれらをもとに 3 種類の高用量レジメンを提示しました。

　ここで，VCM と TEIC の使い分けの最も重要な指標は腎機能にあります。実臨床では腎機能低下患者に TEIC を使用する機会が多く，その際のレジメンが正常者レジメンに勝るとも劣らず大切と考えています。兵庫医科大学病院では委員会が独自で作成した腎機能低下患者における投与設計の検証を，ガイドライン 2016 作成と並行して行ってまいりました。一般に向けて発売されるガイドライン 2016 発刊の直前の 5 月に，滑り込みセーフでその成果が欧州の英文誌に accept されました[8]。

　PK 解析を行った全 288 例の検討では，添付文書の範囲内の用量（初日 400mg × 2 回, 2, 3 日目 400mg × 1 回）では初回トラフ値は 12.1μg/mL までしか上がらず，目標とする 15 〜 30μg/mL に達した症例はわずか 2 割にとどまりました。一方，ガイドライン 2016 で推奨した高用量レジメンでは 76％で達成され（＞ 30μg/mL は 1 例），PK/PD の面からそのレジメンの妥当性が証明されました（表2）。

　他の抗 MRSA 薬が併用使用されなかった MRSA 感染症を対象とした 106 例の

表1 VCM, TEIC における TDM 目標値

抗菌薬	トラフ目標値（μg/mL）		有害反応予防
	臨床的，細菌学的効果		
	初回 TDM	TDM 後の用量調節 菌血症，骨髄炎，VAP，効果不良など	
バンコマイシン	10 〜 15	15 〜 20	＜ 20
テイコプラニン	15 〜 30	≧ 20	＜ 40 〜 60

〔日本化学療法学会/日本 TDM 学会 抗菌薬 TDM ガイドライン作成委員会：抗菌薬 TDM ガイドライン 2016. 日本化学療法学会雑誌, 64：387-477, 2016 より〕

16 抗菌薬 TDM ガイドライン 2016

表2 腎機能低下例における TEIC の推奨レジメン

eGFR (mL/分/1.73m²)	初期投与設計			維持投与設計			
	初日	2日目	3日目	4日目	5日目	6日目	7日目
40～60	10mg/kg 2回	10mg/kg 1回	10mg/kg 1回	3.3mg/kg × 1回/日			
10～40	10mg/kg 2回	6.7mg/kg 1回	6.7mg/kg 1回	―	5.0mg/kg 1回	―	5.0mg/kg 1回

添付文書用量：初日 400mg × 2回, 2, 3日 400mg × 1回

トラフ値	添付文書 n = 108	ガイドライン n = 180	p値
中央値	12.1μg/mL	18.0μg/mL	< .001
15～30μg/mL	20.4%	76.1%	< .001

[Ueda T, Takesue Y, et al: Eur J Clin Microbiol Dis, 35: 1501-1509, 2016 より]

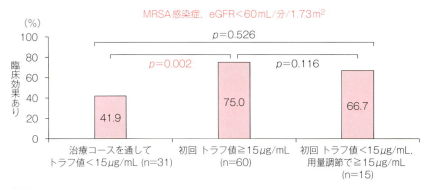

図2 腎機能低下例における TEIC トラフ値による臨床効果

[Ueda T, Takesue Y, et al: Eur J Clin Microbiol Dis, 35: 1501-1509, 2016 より]

臨床効果の検討では〔グラム陰性菌（gram-negative bacteria；GNB）との混合感染では，MRSA が主体の感染症のみを対象〕，初回トラフ値≧ 15μg/mL は治療成功に関連する独立した因子でした（オッズ比 4.20，95%信頼区間 1.34～13.15）。初回トラフ値が目標に達さず，その後再負荷投与など用量調節により≧ 15μg/mL を達成した症例では治療コースを通して＜ 15μg/mL であった症例と比較して有効率に有意差を認めず，早期に目標値を達成する必要性が示されました（図2）。

一方，今回推奨したレジメンの治療効果への関与ですが，標準レジメンと比較し，

4日目における改善傾向は有意に高率でしたが[51/71（71.8％）vs. 21/40（52.5％），p = 0.041]，治療終了時には，その効果は持続せず差が消えてしまいました[49/71（69.0％）vs. 25/40（62.5％），p = 0.485］。その理由として，標準レジメンにおいてTDM結果より投与量の見直しを行ったこと以外に，高用量レジメンにおける維持投与設計に問題があった可能性を推察しています（維持投与量は標準レジメンと同様にしましたが，英文誌の査読者から用量が少ないとの指摘を受けてしまいました）。TEICにおいては，負荷投与を含む初期3日間の投与設計とその後の維持投与設計は別個にTDMで評価することが，特に腎機能低下患者においては必要になってきます。ガイドライン2016では初期3日間の投与法はほぼ解決しましたが，もうすでに今後への課題があがってきました。

■ アミノグリコシド系薬の項を大幅修正

　ガイドラインは，発表後のエビデンスの集積もあり少なくとも4～5年に一度は改訂が必要ですが，それ以外の改訂に至った主な理由の一つとして，基質拡張型 β-ラクタマーゼ（extended-spectrum β-lactamase；ESBL）産生菌の分離頻度増加やカルバペネム耐性腸内細菌科細菌（carbapenem-resistant Enterobacteriaceae；CRE）の国内での広がりがあり，アミノグリコシド系薬の使用機会が増えてきたため本薬剤の実用的なガイドライン作成が急務となったことがあげられます。

　アミノグリコシド系薬の低用量使用に慣れ親しんできた日本において，実用的なガイドラインを作成するには，多くのハードルが待ち受けていました。まず，第1のハードルとして，慣習的に行われてきたアミノグリコシド系薬の1日分割投与から現在では1日単回投与（extended interval）に代わり，TDM目標値も変更する必要性が出てきたことがあげられます。しかし，通常記載されているものはいまだに前者における目標値であり，欧米や日本で研修医など若い医師や医療従事者が活用するUpToDateでも，アミノグリコシド系薬において1日単回投与を推奨しているにもかかわらず，なんとTDM目標値は1日分割投与のものでした。そのため**表3**を作成するだけでも，多くの文献を紐解かなければなりませんでした。

　第2のハードルはPKからみた推奨投与量と実際の使用量のギャップでした。有効性のパラメータとして，以前は投与直後の最高血中濃度（C_{max}）で評価されていましたが，血中と組織中濃度が平衡に達したピーク濃度（C_{peak}）に変更されました。以前のC_{max}では目標となる≧15～20μg/mLはゲンタマイシン（GM）で5mg/kg

表3 1日分割投与と1日単回投与における目標TDM値

1日投与回数	ゲンタマイシン，トブラマイシン		アミカシン	
	C_{peak} (μg/mL)	トラフ値 (μg/mL)	C_{peak} (μg/mL)	トラフ値 (μg/mL)
分割	10	< 1 〜 2	25 〜 35	< 10
単回	15 〜 20	< 1	40 〜 60	< 4

使用すれば達成できていましたが，$C_{peak} ≧ 15 〜 20$μg/mL を達成するためには，PK/PD で高名な Craig 先生も 7mg/kg を推奨しています。しかし，ガイドライン委員の誰一人として 7mg/kg の通常使用の経験はありませんでした。

確かに PK/PD からみた GM の投与量は 7mg/kg ですが安全性の面から本音は 5mg/kg でした。いろいろ苦慮した挙句，最終的に思いついた打開策は，$C_{peak} ≧ 15 〜 20$μg/mL が設定された背景にありました。その目標値には臨床効果や細菌学的効果と相関する C_{peak}/MIC（最少発育阻止濃度）$≧ 8 〜 10$ が前提にあり，MIC 2μg/mL の細菌も想定して，15 〜 20μg/mL と決められました。現在アミノグリコシド系薬はエンピリックに使用するよりも，感受性試験の結果から多剤耐性菌に使用することが多くなってきました。つまり使用の時点で MIC の値が判明しているわけで，MIC $≦ 1$μg/mL の場合は $C_{peak} ≧ 8 〜 10$ であれば十分に治療効果が期待できることになります。この濃度なら従来の 5mg/kg を使用すれば余裕で達成できます。

そして MIC = 2μg/mL の場合の GM 投与量は 7mg/kg としましたが，できれば 5 日以内の使用とし，TDM 結果により用量調節を行うとしました。ここでガイドライン委員の一人から自分の施設の細菌検査の結果は $≦ 2$μg/mL と報告されており，MIC = 2μg/mL と $≦ 1$μg/mL を区別できないがどうすればよいのかという質問が出ました。Etest® で再度感受性試験を行うか，重症度で 7mg/kg か 5mg/kg を決めることが対応策として考えられますが，ガイドライン 2016 でのこの記載が後押しとなり，今後自動細菌同定感受性検査のパネルを提供している企業が測定 MIC の見直しをする切っ掛けとなればと考えています。なお，GM の臨床的 breakpoint は 4μg/mL に設定されていますが，この場合 C_{peak}/MIC $≧ 8 〜 10$ を達成することは臨床的に不可能であり，PK/PD からみた GM のブレイクポイントは 2μg/mL であることも提案いたしました。

第 3 のハードルは，アミノグリコシド系薬使用時の腎機能評価です。従来から他

の抗菌薬は固定用量で示されることが多かったため推算クレアチニンクリアランスで大きな支障はありませんでした。しかし，以前よりアミノグリコシド系薬は体重換算であり，また本ガイドラインの基本方針として，他の抗菌薬もすべて体重換算で勧告を行うこととしたため，標準体表面積補正をした eGFR（mL/分/1.73m^2）を用いる必要性が出てきました。実地臨床では血清クレアチニンを測定すれば自動的に報告がありますので大変都合がよいのですが，その理論づけに頭を悩ましました。そのため，新たにこの領域の第一人者である熊本大学の平田純生先生に委員に加わっていただきました。そのおかげもあり，Cockcroft-Gault 式による推算クレアチニンクリアランスの問題点がかなり詳細にガイドラインでは触れることができました。

おわりに

最初にも述べましたが，初版ガイドラインの目標は「抗菌薬 TDM ガイドラインの標準化」でした。しかし 2016 年版の目標はその「実用化」です。その意味で，学生レベルから社会人レベルに成長したガイドライン 2016 を，多くの薬剤師，医師に活用いただけることを期待しています。実は，この改訂版では総論にもかなりの力を注ぎました。薬物動態基本概略は，東京女子医科大学病院の木村利美先生が薬剤師の立場から記載した内容を，私が臨床医の立場で表現しなおさせていただきました。そのため PK に関して一から勉強し直す機会となり，自分なりに理解した内容をいくつかの図に表現いたしました。おかげで，いままで苦手としていた「sepsis における病態生理の変化とその抗菌薬血中濃度への影響」をこの年になってやっと理解することができました。最近，講演の最後に "Much learned, Much still to learn !" の言葉がついた写真をときどき使用いたしますが，まさにガイドライン 2016 の総論はその産物ともいえる内容になったと思います。

【引用文献】
1) 日本化学療法学会/日本 TDM 学会 抗菌薬 TDM ガイドライン作成委員会・編：抗菌薬 TDM ガイドライン 2016. 日本化学療法学会雑誌，64：387-477, 2016
2) Matsumoto K, et al：Practice guidelines for therapeutic drug monitoring of vancomycin ; a consensus review of the Japanese Society of Chemotherapy and the Japanese Society of Therapeutic Drug Monitoring. J Infect Chemother, 19：365-380, 2013
3) Ye ZK, et al：Guidelines for therapeutic drug monitoring of vancomycin：a systematic review. Plos One, 9：e99044, 2014

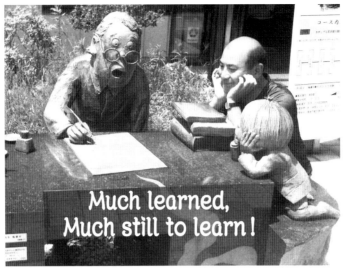

(巻頭 Color Atlas 参照)

4) Fowler VG Jr, et al：Daptomycin versus standard therapy for bacteremia and endocarditis caused by *Staphylococcus aureus*. N Engl J Med, 355：653-665, 2006
5) Itani KM, et al：Efficacy and safety of linezolid versus vancomycin for the treatment of complicated skin and soft-tissue infections proven to be caused by methicillin-resistant *Staphylococcus aureus*. Am J Surg, 199：804-816, 2010
6) Rosini JM, et al：A randomized trial of loading vancomycin in the emergency department. Ann Pharmacother, 49：6-13, 2015
7) Takesue Y, et al：Correlation between pharmacokinetic/pharmacodynamic indices and clinical outcomes in Japanese patients with skin and soft tissue infections treated with daptomycin；analysis of a phase Ⅲ study. Diagn Microbiol Infect Dis, 83：77-81, 2015
8) Ueda T, Takesue Y, et al：Enhanced loading regimen of teicoplanin is necessary to achieve therapeutic pharmacokinetics levels for the improvement of clinical outcomes in patients with renal dysfunction. Eur J Clin Microbiol Dis, 35：1501-1509, 2016

第3章 One more lecture

17 新しい sepsis（敗血症），septic shock（敗血症性ショック）の定義と臨床的クライテリア

　敗血症は集中治療室だけでなく一般病棟などでもよく遭遇するため，その定義や治療方針をよく理解しておくことが重要です。ここでは，血液培養で証明される菌血症と感染に対する生体反応である敗血症の違いを解説します。

■ Sepsis の定義

　従来の sepsis（敗血症）〔感染症が原因となる全身性炎症症候群（systemic inflammatory response syndrome；SIRS）〕の定義は「severe sepsis（重症敗血症）や septic shock（敗血症性ショック）を引き起こす感染症に対する有害な全身的宿主反応」であり血液培養での微生物の証明は不要でした[1]。また severe sepsis は「セプシスにより誘導された組織低かん流や臓器機能不全」，septic shock は「輸液蘇生にも関わらず，持続する敗血症による低血圧」とされていました。ガイドラインは「Surviving Sepsis Campaign guidelines for management of severe sepsis and septic shock」であり，このなかで示されている集中治療の適応となる症例は実は敗血症ではなく，severe sepsis や septic shock だったのです。
　SIRS は侵襲に対するサイトカインの誘導で引き起こされ，臓器障害や shock などの前段階として重症（critically ill）患者における病態の理解のために，歴史的に大きな役割を果たしました。しかし，実際の臨床での意義はすでに消えつつあります。Surviving sepsis campaign の特別委員会（2001 task force）は，当初よりこれらの定義の限界を認識していたものの，20 年以上経ってやっとこの度改訂が行われ

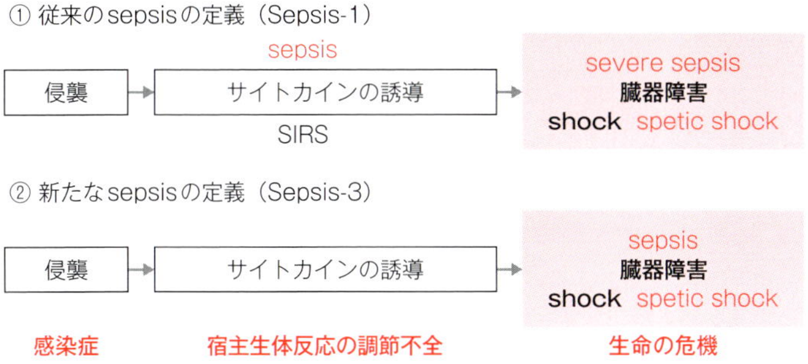

17 新しい sepsis（敗血症），septic shock（敗血症性ショック）の定義と臨床的クライテリア

① 従来の sepsis の定義（Sepsis-1）

侵襲 → サイトカインの誘導／SIRS → sepsis／severe sepsis 臓器障害 shock spetic shock

② 新たな sepsis の定義（Sepsis-3）

侵襲（感染症）→ サイトカインの誘導（宿主生体反応の調節不全）→ sepsis 臓器障害 shock spetic shock（生命の危機）

図1 sepsis の定義の変更

ました。

Sepsis は「感染症に対する宿主の異常反応が原因で発生する生命を脅かす臓器機能不全」(Life-threatening organ dysfunction caused by a dysregulated host response to infection)[2] と集中治療の対象となる感染症として大きく変更されました。これに伴い，従来の severe sepsis はなくなり，これでやっと「sepsis 治療」という言葉が本来の意味で使用できるようになったわけです（図1）。

Sepsis と septic shock のクライテリア

Sepsis と septic shock の基準も改訂されました。臓器障害の評価として SOFA (Sequential [Sepsis-related] Organ Failure Assessment) スコアが採用されました（表1）。まず簡便な quick SOFA（≧ 2 因子）で，臓器障害の評価が必要な患者を振り分け，SOFA スコア（ベースラインから 2 点以上の増加。合併症のない症例では 0 点からの増加で評価）で sepsis の判定を行います[2]。Septic shock に関しては適切な輸液蘇生にも関わらず血管作動薬が必要な低血圧は，従来と同様です

表1 SOFA スコア

A：quick SOFA
呼吸数≧ 22 回 / 分，意識障害（変化），収縮期血圧＜ 100mmHg
B：SOFA（ベースラインから 2 点以上増加）
因子（各 0 〜 4 点）：動脈血酸素分圧 / 吸入酸素分圧（PaO_2/FiO_2）比，意識障害（Glasgow coma score），平均動脈圧，昇圧薬の投与（種類，投与量），血清クレアチニン値・尿量，血清ビリルビン値，末梢血血小板数

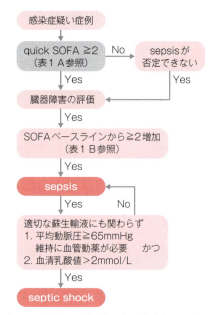

図2 sepsisとseptic shockの臨床的クライテリア

〔Singer M, et al：JAMA, 315：801-810, 2016を改変〕

が，これに加え組織低酸素の指標である血清乳酸値＞2mmol/Lが追加されました（図2）。これらのクライテリアに該当する症例の死亡率はsepsisでは10％，septic shockでは40％以上となります。

Sepsis, septic shockの治療方針[3]

1 感染症治療

①注射用抗菌薬を診断後1時間以内に開始する。
② Sepsis，septic shockにおける抗菌薬治療法の用語。

　Broad spectrum therapy：感染症の原因菌として可能性のある微生物に対してカバーできるグループの範囲を広げ，appropriate therapyを達成する目的で，単剤または複数の抗菌薬を使用する治療法で，通常原因菌不明時のエンピリック治療である［タゾバクタム/ピペラシリン（TAZ/PIPC）に加え，メチシリン耐性黄色ブドウ球菌（methicillin-resistant *Staphylococcus aureus*；MRSA）やカンジ

ダ（*Candida*）属を狙ってバンコマイシン（VCM）やミカファンギン（MCFG）などの使用］．

Combination therapy：原因菌と推定または同定された微生物に対し抗菌活性が期待される2種類以上の抗菌薬により治療を行う治療法で，特に原因菌の短期間での殺菌効果を得る（原因菌のクリアランス促進）目的で行われる（β-ラクタム系薬にアミノグリコシド系薬やフルオロキノロン系薬，マクロライド系薬を併用など）．

Multidrug therapy：複数の抗菌薬を使用し，broad spectrum therapy または combination therapy を行う治療法．

③ Sepsis，septic shock では broad spectrum therapy が必要．
④ Septic shock：combination therapy も考慮する．
⑤ Shock を合併しない sepsis：combination therapy は推奨しない．
⑥ 適切な感染巣コントロールを迅速に行う．カテーテル関連血流感染症の可能性があればカテーテル抜去を行う．
⑦ 原因菌が同定または抗菌薬感受性が判明し，かつ臨床的に改善が認められた場合は，数日以内に狭域抗菌薬に変更または multidrug therapy では単剤に変更する．この抗菌薬 de-escalation の可能性についての評価は毎日行う．
⑧ 非感染性の炎症（熱傷，重症膵炎）と判断されれば，抗菌薬治療を中止する．その際プロカルシトニン値も参考とする．
⑨ 通常抗菌薬治療期間は7～10日間が適切とされている．
⑩ 臨床反応遅延例，ドレナージされていない感染巣がある場合，黄色ブドウ球菌（*Staphylococcus aureus*）や真菌による菌血症，ウイルス感染症では長期間の抗菌薬治療が行われる．
⑪ 感染巣コントロールが効果的に行われ急速な臨床所見の改善を示した腹腔内感染症や尿路感染症による菌血症や，非複雑性の腎盂腎炎では短期投与も可能である．

2 循環不全に対する治療

① 少なくとも30mL/kgの晶質液を最初の3時間以内に急速投与を行い，血圧が回復しない場合，平均動脈圧≧65mmHgを目標に循環作動薬を開始する．
② ノルアドレナリン（1mg/アンプル）が第一選択．3アンプルを生理食塩水50mLに溶解し，5mL/時（0.1μg/kg/分）で持続静注開始．0.03～0.3μg/kg/分で調節．
③ ノルアドレナリンで目標動脈圧が達成できない場合，バゾプレッシンやアドレナリンの併用を行う．

④循環作動薬で目標動脈圧が維持できない場合ハイドロコルチゾン注 200mg/ 日持続静注も考慮する。

⑤ドパミンは限られた症例にのみ適応となる（頻脈性不整脈低リスク，完全または相対的徐脈）。また腎保護目的で低用量ドパミンは使用しない。

3 その他の治療

①血糖＜ 180mg/dL を目標としてインスリン治療を行う。その場合血糖は 1 ～ 2 時間ごとに測定し，血糖やインスリン投与量が安定した後も 4 時間ごとに行う。

② Sepsis, 急性腎障害（acute kidney injury；AKI）に対しては持続的または間歇的な腎代替療法（renal replacement therapy；RRT）を行う。血行動態不安定な患者では体液バランス管理を容易にする目的で RRT を行うことを推奨する。透析の明確な適応がなければ血清クレアチニン増加や乏尿のみで RRT を用いない。

③腸管が使用できる場合は早期に経腸栄養を行う。早期の静脈栄養単独または経腸栄養との併用は推奨しない。早期経腸栄養が実施できない場合，最初の 7 日間は静脈栄養を行わず，グルコース輸液を行い，経腸栄養は患者が耐えることのできる量で徐々に増やしていく。

これで本書も最後になりますが，これを機会に一人でも多くの薬剤師の皆さまが，感染や抗菌化学療法に興味をもち，antimicrobial stewardship program に参加し活躍されることを祈っています。

【引用文献】

1) Dellinger RP, et al：Surviving Sepsis Campaign guidelines for management of severe sepsis and septic shock. Intensive Care Med. 30：536-555, 2004
2) Singer M, et al：The Third International Consensus Definitions for Sepsis and Septic Shock（Sepsis-3）. JAMA, 315：801-810, 2016
3) Rhodes A, et al：Surviving sepsis campaign：International guidelines for management of sepsis and septic shock：2016. Crit Care Med, 45：486-552, 2017

索引

欧文

A

Acinetobacter baumannii ･････････････ 5
Acinetobacter 属 ････････････････ 5, 6, 9
ACME (arginine catabolic mobile element) ･･ 259
ACSs (antibacterial cement spacers) ････ 88
ACTIONs Bundle 2014 ･････････････ 189
A-DROP システム ･････････････････ 18
Aeromonas hydrophila ･････････････ 9
Aggregatibacter 属 ･･･････････････ 8
ALBC (antibiotic-loaded bone cement) ･･･ 88
Ambler 分類 ･･･････････････ 251, 357
AmpC ･･････････････････････ 357
AmpC 型 β-ラクタマーゼ産生菌 ･･･････ 252
AMR (antimicrobial resistance) ･･････ 47
anaerobic bacteria ･･･････････････ 9
antimicrobial stewardship ･････････ iii
AS (antimicrobial stewardship) チーム ･･ ii
A 群 β 溶血性レンサ球菌 ･･････････ 4, 9
A 群レンサ球菌 ････････････････ 139

B

Bacillus 属 ････････････････････ 5, 6
Bacteroides 属 ････････････････ 6, 7
BAL (bronchoalveolar lavage) ･･････ 28
BBB (blood-brain barrier) ････････ 298
BCSFB (blood-cerebrospinal fluid barrier) ･･ 98
β-D-グルカン ･･･････････････ 200, 287
Bifidobacterium 属 ･･･････････････ 7
BLNAR (β-lactamase negative ampicillin resistant) ･･ 5
Branhamella catarrhalis ･･････････ 4, 8, 9
broad spectrum therapy ････････････ 372
Brudzinski 徴候 ･･････････････････ 49
BSI (blood stream infection) ････････ 68
Burkholderia cepacia ･････････････ 6
B 群 β 溶血性レンサ球菌 ･････････････ 4
B 群レンサ球菌 ････････････････ 139
β-ラクタマーゼ ･････････････ 251, 356
β-ラクタマーゼ阻害薬 ･････････････ 356
β-ラクタマーゼ阻害薬配合抗緑膿菌用ペニシリン ･･ 12
β-ラクタマーゼ阻害薬配合ペニシリン ･･････ 12
β-ラクタマーゼ非産生アンピシリン耐性菌 ･････ 5
β-ラクタム系薬 ･･････････････ 10, 11

C

Citrobacter amalonaticus ･･･････････ 5
Campylobacter fetus ･･･････････････ 5
Citrobacter freundii ･･････････････ 5
Campylobacter jejuni ･･････････････ 5
Citrobacter koseri ････････････････ 5
Campylobacter 属 ･･･････････････ 5, 6
CA (community-aquired)-MRSA ････････ 259
Candida 属 ･･････････････････ 7, 8, 9
CAP (community-acquired pneumonia) 17, 280
CAPD (continuous ambulatory peritoneal dialysis) ･･ 33
carbapenem sparing effect ･･･････････ 359
CPE (carbapenemase-producing
Enterobacteriaceae) ････････････ 358
Cardiobacterium 属 ･････････････････ 8
CAUTI (catheter-associated urinary
tract infection) ･･････････････ 44, 296
Ccr ･･････････････････････ 105
CDI (*Clostridium difficile* infection) ･････ 347
CHDF (continuous hemodiafiltration) ･･ 237, 341
Chlamydiaceae 科 ･･････････････････ 6
Chlamydia 属 ･････････････････････ 9
Chlamydophila 属 ･･･････････････ 8, 9
Citrobacter 属 ････････････････ 5, 6, 9
CLABSI (central lineassociated blood
stream infection) ･･････････････ 308
clinically driven antifungal strategy ･･･ 327
Clostridium difficile ･･･････････････ 240
Clostridium difficile トキシン ･････････ 47
Clostridium perfringens ･･･････････ 9
Clostridium 属 ･･･････････････････ 5, 6
CLSI (Clinical and Laboratory
Standards Institute) ･･････････ 152, 181
CNS (coagulase-negative Staphylococci)
 ･･････････････････ 4, 8, 9, 185
coccus ････････････････････････ 6
Cockcroft-Gault 式 ･･･････････ 106, 262
combination therapy ･･･････････････ 373
Corynebacterium 属 ･･････････････ 5, 6, 8
CPS (coagulase-positive Staphylococci) ･･ 185
CRBSI (catheter-related blood stream infection)
 ･･････････････････････ 68, 177
CRE (carbapenem resistant *Enterobacteriaceae*)
 ････････････････････ 289, 351
CRP (C-reactive protein) ･････････ 336
CRRT (continuous renal replacement therapy) ･ 341
CTX-M ･････････････････････ 253
CVVHDF ･････････････････････ 341
C 群溶血性レンサ球菌 ･････････････ 139
C 反応性蛋白 ･･･････････････････ 336

D

DAIR (debridement, antibiotics, and
implant retention) ･････････････ 87
deep incisional SSI ･･･････････････ 94

375

de-escalation	21, 114
definitive therapy	114
DFI (diabetic foot infection)	292
diabetic foot	292
DNA	11
DNA 合成阻害	11
drug fever	221
DTP (differential time to positivity)	70
Duke 分類	62

E

Enterobacter aerogenes	5
Enterococcus avium	4
Enterobacter cloacae	5
Escherichia coli	5, 6, 7, 8
Enterococcus faecalis	4
Enterococcus faecium	4
EAT (empirical antifungal therapy)	325
eGFR	106, 262
EIA (enzyme-immuno assay)	348
Eikenella 属	8
empiric therapy	113
Entamoeba histolytica	6
Enterobacteriaceae	351
Enterobacter 属	5, 6, 9
Enterococcus 属	4, 6, 7, 8, 9
ESBL (extended spectrum β-lactamase)	252, 351, 356
escalation	21
Escherichia 属	5
ESR (erythrocyte sedimentation rate)	86

F

febrile neutropenia (FN)	76, 203, 324
fecal transplantation	350
focused アプローチ	337
Fungus	6
Fusobacterium nucleatum	6

G

GAS (group A Streptococci)	139
GBS (group B Streptococci)	139
G-CSF	205
GDH (glutamate dehydrogenase)	242
Geckler 分類	118
Giardia	6
GNB (gram-negative bacteria)	2
GNC (gram-negative cocci)	4, 6
GNR (gram-negative rod)	3, 5, 6, 9
GPB (gram-positive bacteria)	2
GPC (gram-positive cocci)	3, 4, 6
GPR (gram-positive rod)	5, 6
G 群溶血性レンサ球菌	139

H

Haemophilus influenzae	5, 6, 8, 9
HACEK	8
Haemophilus 属	5, 8
HAP (hospital-acquired pneumonia)	24, 280
HCAP (healthcare-associated pneumonia)	280
HD (hemodialysis)	237
horizontal interventions	334
hospital-aquired MRSA	259
human probiotics infusion	350
h (heteroresistant) VISA	259

I

IE (infectious endocarditis)	167
IL-1β	157
IL-6	157, 218, 336
IL-8	157
IMD (invasive meningococcal disease)	164
inappropriately well	223
inoculum effect	253, 359
intervention	iv
IPD (invasive pneumococcal disease)	163
I-ROAD	29

J

jaffe 法	273
Jarisch-Herxheimer 反応	224

K

Klebsiella pneumoniae	5, 7, 8
Klebsiella oxytoca	5
Kernig 徴候	49
Kingella 属	8
Klebsiella 属	5, 6, 8

L

Listeria monocytogenes	5, 9
Lactobacillus 属	7
Legionella 属	6, 8
Listeria 属	5, 6
local sensitivity	120
LPS (Lipopolysaccharide)	51

M

MASCC (Multinational Association of Supportive Care in Cancer) スコア	77
MBC (minimum bactericidal concentration)	299
MBL (metallo β-lactamase)	5

MDRA（multiple drug-resistant *Acinetobacter*） ·· 357
MDRP（multiple drug-resistant
Pseudomonas aeruginosa） ············· 357
microbial translocation ················ 324
Micrococcus 属 ······················· 7
Miller & Jones 分類 ··················· 118
Moraxella catarrhalis ············· 4, 6, 8, 9
MRCNS（methicillin-resistant coagulase-
negative Staphylococci） ············ 183
MRSA（methicillin-resistant *Staphylococcus
aureus*） ························· 258
multidrug therapy ···················· 373
Mycobacterium tuberculosis ············· 6
Mycobacterium 属 ···················· 6
Mycoplasma 属 ·················· 6, 8, 9

N

Neisseria gonorrhoeae ············· 4, 6, 9
Neisseria meningitidis ············ 4, 6, 7, 9
natural cause ························ 146
NBTE（nonbacterial thrombotic endocarditis） ·· 58
Neisseria 属 ························· 4
NHCAP（nursing healthcare-associated
pneumonia） ··················· 17, 280
Nocardia 属 ························· 6
NPPV（noninvasive positive pressure ventilation）
································ 284
NVS（nutritionally variant Streptococci） ··· 66

O

occult infection ······················ 325
organ/space SSI ····················· 94

P

Pseudomonas aeruginosa ·············· 5
Proteus mirabilis ···················· 5
Proteus vulgaris ····················· 5
PAE（post antibiotic effect） ············ 176
PAF ······························· 157
panculture ·························· 221
Pasteurella 属 ······················· 9
PAT（preemptive antifungal therapy） ···· 325
PBP（penicillin-binding protein） ········· 354
PCV（pneumococcal conjugate vaccine）·· 162
PEK ····························· 8, 9
penicillinase-resistant penicillin ········· 354
Peptostreptococcus 属 ················· 6
PJI（prosthetic joint infection） ······ 84, 211
polymicrobial pattern ················· 109
PPSV（pneumococcal polysaccharide vaccine）
································ 163

preauthorization ······················ ii
Prevotella melaninogenica ··············· 6
Propionibacterium acnes ················ 7
prospective audit and feedback ··········· ii
PSB（protected specimen brush） ········ 28
Proteus mirabilis ···················· 8
Proteus 属 ·························· 5
Pseudomonas 属 ················· 5, 6, 9
PSI（Pneumoniae Severity Index） ········ 19
PVL（Panton-Valentine leukocidin） ······· 259

Q

quick SOFA ····················· 18, 371

R

RI（remote infection） ················· 93
RID（relative infant dose） ············· 111
RNA ······························· 11
RNA 合成阻害 ······················· 11
RNA ポリメラーゼ ···················· 11
rod ································· 6
RRT（renal replacement therapy） ······· 344
R プラスミド ················ 2, 252, 353

S

Staphylococcus aureus ············· 4, 8, 9
Staphylococcus epidermidis ············ 4, 8
Stenotrophomonas maltophilia ·········· 5, 6
Serratia marcescens ·················· 5
Streptococcus pneumoniae ········· 4, 8, 9
Streptococcus agalactiae ··············· 4
Streptococcus pyogenes ·············· 4, 9
Salmonella 属 ····················· 5, 6
sedation vacation ···················· 285
sepsis ····························· 370
septic shock ························ 370
Serratia 属 ···················· 5, 6, 8, 9
severe sepsis ······················· 370
shotgun 様式 ······················· 336
SHV ······························ 252
silent aspiration ····················· 26
sinus tract ························· 293
SIRS（systemic inflammatory response
syndrome） ······················· 35
SOFA スコア ······················· 371
SPACE ··························· 6, 9
spontaneous bacterial peritonitis ········ 33
SSI（surgical site infection） ············ 92
Staphylococcus haemolyticus ············ 8
Staphylococcus saprophyticus ··········· 8
Staphylococcus 属 ················ 4, 6, 7

Stenotrophomonas 属	5
Streptococcus 属	4, 6, 7, 8, 9
ST 合剤	10, 11, 15, 47
superficial incisional SSI	94
supervision	iv
surveillance-driven antifungal strategy	325

T

target screening	329
TEE（transesophageal echocardiography）	61
TEM	252
THA（total hip arthroplasty）	88, 215
time out	iv
TKA（total knee arthroplasty）	88, 215
TNF（tumor necrosis factor）	51, 157
Trichomonas 属	6
Trichophyton	7
TTE（transthoracic echocardiography）	61

U

universal screening	329
USA300	259
UTI（urinary tract infection）	43

V

VAP（ventilator-associated pneumonia）	26, 122, 283
vertical interventions	334
Vibrio vunilficus	9
viridans Streptococci	4
VISA（vancomycin-intermediate *Staphylococcus aureus*）	259
VRE（vancomycin-resistant Enterococci）	245
VRSA（vancomycin-resistant *Staphylococcus aureus*）	259

W

weaning	285

和文

あ

亜急性心内膜炎	60
悪性高熱	219
握雪感	39
アクネ菌	7
アジスロマイシン	11, 14
アシネトバクター属	5, 6, 9
アスペルギルスガラクトマンナン抗原	325
アミカシン	14
アミノグリコシド系薬	10, 11, 14, 176
アミノ酸含有輸液製剤	153
アモキシシリン	12
アルコール離脱症候群	221
アルベカシン	14
アンチバイオグラム	21, 52, 120, 251
アンピシリン	12

い

伊勢志摩サミット	47
一期的再置換術	86
糸球体腎炎	66
犬咬傷	9
イミペネム	13, 253
医療・介護関連肺炎	8, 17, 280
医療ケアー関連肺炎	280
インターロイキン-6	218, 336
院内感染型 MRSA	259
院内肺炎	8, 24, 280
インフルエンザ菌	5, 6, 8, 9

う

ウイルス	2
ウイルス性肺炎	17
ウエルシュ菌	9

え

エイケネラ属	8
栄養要求性レンサ球菌	66
液性免疫不全	209
エクリズマブ	164
エシェリキア属	5
壊死性筋膜炎	9, 37, 38, 41, 136, 219
壊死性皮膚軟部組織感染症	37
エタノールロック	73
エリスロシン	14
遠隔部位感染症	93
エンテロコッカス属	4, 6, 7, 8, 9
エンテロトキシン	242
エンテロバクター属	5, 6, 9
エンピリック治療	21, 113

お

黄色ブドウ球菌	4, 8, 9, 187
オキサシリナーゼ	357
オキサシリン分解型	252
オキサゾリジノン系薬	10, 11, 14
オスラー結節	63
汚染創	96

か

介入	iv

開腹結腸切除術	101	莢膜多糖体ワクチン	163
外膜	2	許可制	ii
拡散	342	筋壊死	38
核酸合成阻害薬	10	菌血症	8
喀痰の評価	118	菌交代現象	354
核様体	2	菌交代症	5
ガス壊疽	9, 37, 38, 39, 219		
ガス像	40	**く**	
カタラーゼ	4	クラミジア科	6
カテーテル関連血流感染症	8, 68, 177	クラミジア属	9
カテーテル関連性細菌尿	296	クラミドフィラ属	8, 9
カテーテル関連尿路感染症	9, 44, 296	グラム陰性	6
カテーテル関連無症候性細菌尿	296	グラム陰性桿菌	3, 5, 6, 8
カテーテル抜去	71	グラム陰性球菌	4, 6
過敏性反応	224	グラム陰性菌	2
下部消化管外科手術	101	グラム陽性	6
下部尿路感染症	43, 44	グラム陽性桿菌	5, 6
芽胞	2	グラム陽性球菌	3, 4, 6
カルバペネマーゼ	252	グラム陽性菌	2
カルバペネム系薬	10, 11, 253	グラム陽性菌の逆襲	139
カルバペネム耐性腸内細菌科細菌	289, 351	クラリスロマイシン	14
カルバペネム分解酵素	358	クリアランス	344
カルバペネム分解酵素産生腸内細菌科細菌	358	グリコペプチド系薬	10, 11, 14
カルバペネム温存効果	359	クリンダマイシン	14, 109, 138
桿菌	6	グルタミン酸デヒドロゲナーゼ	242
間歇的血液透析	237	クレアチニンクリアランス	105
眼瞼結膜の出血斑	63	クレブシエラ属	5, 6, 8
監査とフィードバック	ii	クロストリジウム属	5, 6
カンジダ血症	194, 313, 318	クロラムフェニコール	11
カンジダ性眼病変	198	クロルヘキシジン	330
カンジダ属	7, 8, 9, 195		
環状ポリペプチド系薬	14	**け**	
関節固定術	86	経胸壁心エコー	61
関節穿刺	84	経食道心エコー	61
感染性心内膜炎	8, 58, 167	血液凝固障害	133
感染性塞栓症	66	血液脳関門	298
感染性動脈瘤	66	血液脳脊髄液関門	298
カンピロバクター属	5, 6	結核菌	6
		結核性髄膜炎	49
き		結合型ワクチン	162
気管吸引液	28	血腫	221
気管支肺胞洗浄	28	血流感染症	68
基質特異性拡張型β-ラクタマーゼ	252	血流ジェット	175
基質特異性拡張型β-ラクタマーゼ産生菌	351	下痢	242
キノロン系薬	10, 11, 111	ケルニッヒ徴候	49
キャンディン系薬	195	限外濾過	342
球菌	6	原核細胞生物	2
吸収熱	228	嫌気性菌	6, 8, 9
急性気管支炎	9	顕性誤嚥	17
急性心内膜炎	60	ゲンタマイシン	14
莢膜	2		

こ

- コアグラーゼ ・・・・・・・・・・・・・・・・・・・・ 4, 258
- コアグラーゼ陰性ブドウ球菌 ・・・・・・・・・・ 8, 185
- コアグラーゼ陽性ブドウ球菌 ・・・・・・・・・・・・ 185
- 広域スペクトラム抗菌薬 ・・・・・・・・・・・・・・・ 113
- 抗ウイルス薬 ・・・・・・・・・・・・・・・・・・・・・・・・ 10
- 抗菌薬 ・・・・・・・・・・・・・・・・・・・・・・・・・・・・・ 10
- 抗菌薬入り骨セメント ・・・・・・・・・・・・・・・・・ 88
- 抗菌薬含浸中心静脈カテーテル ・・・・・・・・・ 313
- 抗菌薬含浸中心静脈カテーテル適正使用基準 ・・ 316
- 抗菌薬関連下痢症 ・・・・・・・・・・・・・・・・・・・ 242
- 抗菌薬の髄液移行率 ・・・・・・・・・・・・・・・・・ 160
- 抗菌薬の分子量 ・・・・・・・・・・・・・・・・・・・・ 343
- 抗菌薬ロック療法 ・・・・・・・・・・・・・・・・・・・・ 72
- 口腔内常在菌 ・・・・・・・・・・・・・・・・・・・・ 8, 108
- 抗真菌薬 ・・・・・・・・・・・・・・・・・・・・・・・・・・・ 10
- 合成抗菌薬 ・・・・・・・・・・・・・・・・・・・・・・・・・ 10
- 抗生物質 ・・・・・・・・・・・・・・・・・・・・・・・・・・・ 10
- 酵素免疫測定法 ・・・・・・・・・・・・・・・・・・・・ 348
- 叩打痛 ・・・・・・・・・・・・・・・・・・・・・・・・・・・・ 44
- 好中球減少症 ・・・・・・・・・・・・・・・・・・ 209, 324
- 抗微生物薬 ・・・・・・・・・・・・・・・・・・・・・・・・・ 10
- 項部硬直 ・・・・・・・・・・・・・・・・・・・・・・・・・・ 49
- 抗ブドウ球菌用ペニシリン ・・・・・・・・・・・・・ 354
- 抗緑膿菌用ペニシリン ・・・・・・・・・・・・・・・・ 12
- 高齢者肺炎 ・・・・・・・・・・・・・・・・・・・・・・・・ 17
- 誤嚥性肺炎 ・・・・・・・・・・・・・・・・・・・・・・ 8, 17
- 骨髄炎 ・・・・・・・・・・・・・・・・・・・・・・・・・・・・・ 9
- コリネバクテリウム属 ・・・・・・・・・・・・ 5, 6, 8
- コンソリデーション ・・・・・・・・・・・・・・・・・・・ 19
- コンタミネーション ・・・・・・・・・・・・・・・ 70, 178

さ

- 細菌 ・・・・・・・・・・・・・・・・・・・・・・・・・・・・・・・ 2
- 細菌性結膜炎 ・・・・・・・・・・・・・・・・・・・・・・・ 8
- 細菌性髄膜炎 ・・・・・・・・・・・・・・・・・・ 49, 155
- 細菌性尿路感染症 ・・・・・・・・・・・・・・・・・・・ 43
- 細菌性肺炎 ・・・・・・・・・・・・・・・・・・ 17, 18, 22
- 細菌性腹膜炎 ・・・・・・・・・・・・・・・・・・・・・・・ 33
- 最小殺菌濃度 ・・・・・・・・・・・・・・・・・・・・・・ 299
- サイトトキシン ・・・・・・・・・・・・・・・・・・・・・ 242
- 採尿 ・・・・・・・・・・・・・・・・・・・・・・・・・・・・・・ 45
- 細胞質周囲空間 ・・・・・・・・・・・・・・・・・・・・ 354
- 細胞性免疫不全 ・・・・・・・・・・・・・・・・・・・・ 209
- 細胞壁 ・・・・・・・・・・・・・・・・・・・・・・・・・・・・・ 2
- 細胞壁合成阻害薬 ・・・・・・・・・・・・・・・・・・・ 10
- 細胞膜 ・・・・・・・・・・・・・・・・・・・・・・・・・・・・・ 2
- 細胞膜障害 ・・・・・・・・・・・・・・・・・・・・・・・・・ 11
- サルモネラ属 ・・・・・・・・・・・・・・・・・・・・・ 5, 6
- 三次性腹膜炎 ・・・・・・・・・・・・・・・・・・・・・・ 36
- 散弾銃様式 ・・・・・・・・・・・・・・・・・・・・・・・ 337

し

- ジアルジア ・・・・・・・・・・・・・・・・・・・・・・・・・・ 6
- ジェーンウェーン病変 ・・・・・・・・・・・・・・・・・ 63
- 自己弁 ・・・・・・・・・・・・・・・・・・・・・・・・・・・・ 59
- 自施設感受性パターン ・・・・・・・・・・・・・・・ 120
- 持続的血液浄化療法 ・・・・・・・・・・・・・・・・ 341
- 持続的血液濾過透析 ・・・・・・・・・・・・・ 237, 341
- 市中感染型 MRSA ・・・・・・・・・・・・・・・・・・ 259
- 市中肺炎 ・・・・・・・・・・・・・・・・・ 8, 17, 104, 280
- 指導 ・・・・・・・・・・・・・・・・・・・・・・・・・・・・・・ iv
- シトロバクター属 ・・・・・・・・・・・・・・・・ 5, 6, 9
- シプロフロキサシン ・・・・・・・・・・・・・・・・・・ 15
- シャルコー足 ・・・・・・・・・・・・・・・・・・・・・・・ 292
- 重症敗血症 ・・・・・・・・・・・・・・・・・・・・・・・ 370
- シュードモナス属 ・・・・・・・・・・・・・・・・ 5, 6, 9
- 手術創 ・・・・・・・・・・・・・・・・・・・・・・・・・・・・ 96
- 手術部位感染症 ・・・・・・・・・・・・・・・・・・・・ 92
- 術後感染症 ・・・・・・・・・・・・・・・・・・・・・・・・ 92
- 準清潔創 ・・・・・・・・・・・・・・・・・・・・・・・・・・ 96
- 常在菌 ・・・・・・・・・・・・・・・・・・・・・・・・・・・・・ 3
- 常在嫌気性菌 ・・・・・・・・・・・・・・・・・・・・・・・ 6
- 硝子体浸潤 ・・・・・・・・・・・・・・・・・・・・・・・ 320
- 小児 ・・・・・・・・・・・・・・・・・・・・・・・・・・・・・ 272
- 上部尿路感染症 ・・・・・・・・・・・・・・・・・ 43, 44
- 視力障害 ・・・・・・・・・・・・・・・・・・・・・・・・・ 320
- 腎盂 ・・・・・・・・・・・・・・・・・・・・・・・・・・・・・・ 44
- 腎盂腎炎 ・・・・・・・・・・・・・・・・・・・・・・ 43, 47
- 心エコー ・・・・・・・・・・・・・・・・・・・・・・・・・・ 61
- 腎機能障害 ・・・・・・・・・・・・・・・・・・・・・・・ 121
- 真菌 ・・・・・・・・・・・・・・・・・・・・・・・・・・・・ 2, 6
- 真菌性眼内炎 ・・・・・・・・・・・・・・・・・・・・・ 188
- 人工関節感染症 ・・・・・・・・・・・・・・・・・ 84, 211
- 人工関節置換術 ・・・・・・・・・・・・・・・・・・・・ 83
- 人工関節抜去術 ・・・・・・・・・・・・・・・・・・・・ 86
- 人工股関節置換術 ・・・・・・・・・・・・・・・ 87, 215
- 人工呼吸器関連肺炎 ・・・・・・・・・・ 26, 122, 283
- 人工膝関節置換術 ・・・・・・・・・・・・・・・ 88, 215
- 人工弁 ・・・・・・・・・・・・・・・・・・・・・・・・・・・・ 59
- 心雑音 ・・・・・・・・・・・・・・・・・・・・・・・・・・・・ 59
- 腎実質 ・・・・・・・・・・・・・・・・・・・・・・・・・・・・ 44
- 心室中隔欠損 ・・・・・・・・・・・・・・・・・・・・・ 175
- 侵襲性髄膜炎菌感染症 ・・・・・・・・・・・・・・・ 164
- 侵襲性肺炎球菌感染症 ・・・・・・・・・・・・・・・ 163
- 侵襲性溶血性レンサ球菌感染症 ・・・・・・・・ 139
- 侵襲熱 ・・・・・・・・・・・・・・・・・・・・・・・・・・・ 228
- 腎臓 ・・・・・・・・・・・・・・・・・・・・・・・・・・・・・・ 44
- 腎代替療法 ・・・・・・・・・・・・・・・・・・・・・・・ 344
- 深部静脈血栓塞栓症 ・・・・・・・・・・・・・・・・ 221
- 深部切開部手術部位感染症 ・・・・・・・・・ 93, 94
- 心不全 ・・・・・・・・・・・・・・・・・・・・・・・・・・・・ 66
- 深部軟部組織 ・・・・・・・・・・・・・・・・・・・・・・ 93

| 心ブロック | 63 |

す

髄液	52
髄液検査	51
髄液糖 / 血糖比	51
膵炎	21
推算糸球体濾過量	106, 262
垂直方向の耐性遺伝子伝達	352
水平方向の耐性遺伝子伝達	352
髄膜炎	9, 49, 299
髄膜炎菌	4, 6, 7, 9
髄膜炎菌性髄膜炎	164
ステノトロホモナス属	5
ステルス型 CPE	358
ストレプトコッカス属	7
スペクトラム	11
すりガラス様陰影	19
スルバクタム	12
スルファメトキサゾール / トリメトプリム	47

せ

性器感染症	9
清潔創	96
生命予後予測因子	26
赤痢アメーバ	6
せつ	37, 38
切開部手術部位感染症	97
赤血球沈降速度	86
接種菌量効果	359
切断術	86
セファゾリン	13
セファレキシン	13
セファロスポリナーゼ	252, 357
セフェピム	13
セフェム系薬	10, 11, 14
セフォタキシム	13, 107
セフォチアム	13
セフタジジム	11, 13
セフトリアキソン	11, 13, 107, 120, 121
セフメタゾール	13, 253
セメントスペーサー	88
セラチア属	5, 6, 8, 9
セリン β-ラクタマーゼ	252
全身性炎症反応症候群	35
全身中毒症状	39
線毛	2
前立腺	44

そ

| 臓器 / 体腔手術部位感染症 | 93, 94, 98 |

早期型人工関節感染症	84
爪床出血	63
僧帽弁閉鎖不全症	59
創離開	94
ソースコントロール	147

た

耐性菌の選択	354
耐性プラスミド	353
大腸菌	5, 6, 7, 8
大動脈弁感染性心内膜炎	63
大動脈弁狭窄症	59
多剤耐性アシネトバクター	357
多剤耐性緑膿菌	357
タゾバクタム	12
タゾバクタム・ピペラシリン	253
ダプトマイシン	14
胆管炎	128
胆汁移行性	127
単純性カテーテル関連血流感染症	69
単純性尿路感染症	43, 250
単純性膀胱炎	8
胆嚢炎	125, 128
タンパク質合成阻害薬	10

ち

遅延型人工関節感染症	84
中間尿採取	45
中耳炎・副鼻腔炎	9
中心静脈ライン関連血流感染症	308
治癒熱	228
腸内細菌	9
腸内細菌科細菌	8, 351
腸内細菌群	6

つ

| 痛風発作 | 221 |

て

デ・エスカレーション	114
テイコプラニン	14
出口部感染	179
テトラサイクリン系薬	10, 11, 14
デブリドマン	38, 86

と

糖尿病性足感染症	292
糖尿病性足病変	9, 292
頭部 CT 検査	52
ドパミン	190
トキシン A	242, 348

381

トキシン B	242, 348
特発性細菌性腹膜炎	33
届け出制	ii
とびひ	37, 38
トブラマイシン	14
トリコモナス属	6
トリコモナス症	246
貪食能低下	209
トンネル感染	179

な

ナイセリア属	4

に

二期的再置換術	86
二次性腹膜炎	33, 36
ニューキノロン系薬	15
ニューモバックス RNP	163
尿管	44
尿道	44
尿路	44
尿路感染症	43, 143, 250

ね

猫咬傷	9
捻髪音	39

の

膿痂疹	37, 38
ノカルジア属	6
ノルアドレナリン	190
ノルエピネフリン	190

は

バーゼル指数	27
肺炎	8
肺炎桿菌	5, 7, 8
肺炎球菌	4, 8, 9
肺炎球菌尿中抗原キット	21
肺炎球菌ワクチン	162
バイオフィルム	64
敗血症	370
敗血症性ショック	370
肺塞栓症	219
パイロジェン	228
白癬菌	7
バクテリオファージ	352
バクテロイデス属	6, 7
バシラス属	5, 6
パスツレラ属	9
発熱因子	228

発熱性好中球減少症	76, 203, 324
晩期型人工関節感染症	84
バンコマイシン	14, 277
バンコマイシン耐性腸球菌	245

ひ

皮下組織	93
非細菌性血栓性心内膜炎	58
非侵襲的陽圧換気療法	284
ビタミン K 欠乏	133
左側心内膜炎	304
非チフス菌	5
非定型肺炎	8, 17, 18, 22
皮膚	93
ビフィドバクテリウム属	7
皮膚切開	38
皮膚軟部組織感染症	9, 37, 135
ピペラシリン	11, 12
肥満	269
表層切開部手術部位感染症	93, 94
標的治療	21, 114
表皮ブドウ球菌	4, 8
日和見感染症	5

ふ

腹腔内感染症	286
複雑性カテーテル関連血流感染症	69
複雑性血流感染症	313
複雑性尿路感染症	43, 250
副腎クリーゼ	219
副腎皮質ステロイド	52, 157
副腎不全	219
腹水穿刺	33
腹膜炎	32
不潔/感染創	96
不顕性誤嚥	17
腐性ブドウ球菌	8
フソバクテリウム	6
ブドウ球菌属	4, 6, 7, 222
不明熱	222
プラスミド	2, 251, 353
フルオロキノロン系薬	11
ブルジンスキー徴候	49
フルニエ壊疽	39
プレベナー 13R	162
プレボテラ	6
フレボトミーチーム	70
プロカルシトニン	225
プロテウス	5
フロモキセフ	13, 254

へ

米国臨床検査標準協議会	152, 181
閉鎖式吸引システム	285
ペニシリナーゼ	251, 357
ペニシリン	12
ペニシリンGカリウム	141
ペニシリン系薬	10, 11, 12
ペニシリン結合タンパク	354
ペプチドグリカン層	2
ペプトストレプトコッカス属	6
ヘモフィルス属	5, 8
ヘモリジン	258
ペリプラズム・スペース	354
便移植	350
偏性好気性ブドウ糖非発酵菌	5
鞭毛	2

ほ

蜂窩織炎	9, 37, 38, 136
膀胱	44
膀胱炎	43, 46
ポーリン	2, 354
ポケット感染	179
保護的標本擦過	28
ホスホマイシン	254
ポリペプチド系薬	11

ま

マイコバクテリウム属	6
マイコプラズマ属	6, 8, 9
マクロライド系薬	10, 11, 14

み

右側心内膜炎	304
ミクロコッカス属	7
ミノサイクリン	11, 14

む

無気肺	338
無菌性髄膜炎	49
無症候性細菌尿	46
ムピロシン	330

め

メタロβ-ラクタマーゼ	5, 252, 357
メチシリン耐性黄色ブドウ球菌	258
メチシリン耐性コアグラーゼ陰性ブドウ球菌	183
メトロニダゾール	11, 15, 246, 291
メトロニダゾール点滴静注液	109
メロペネム	13, 253
免疫クロマトグラフィ法	20

も

毛囊炎	37, 38
モキシフロキサシン	111
モノバクタム系薬	10

や

薬剤関連性発熱	223
薬剤師抗菌化学療法実践教育プログラム	ii
薬剤耐性	47
薬剤耐性因子	2
薬剤熱	221, 222
ヤッフェ法	273

ゆ

輸血	221

よ

よう	37, 38
葉酸合成系阻害	11

ら

ラクトバシラス属	7

り

リステリア属	5, 6
リネゾリド	14
リファンピシン	11
リン脂質	2
リボソーム	10, 11
リポ多糖	2
リポペプチド系薬	11
流行性髄膜炎	164
緑色レンサ球菌群	4
緑膿菌	5
淋菌	4, 6, 9
リンコマイシン系薬	10, 11, 14

れ

霊菌	5
レジオネラ属	6, 8
レッドマン（レッドネック）症候群	224, 266
レボフロキサシン	15, 110
レンサ球菌属	4, 6, 7, 8, 9
連続携行式腹膜透析	33

ろ

ロイコシジン	258
濾過	342
ロス斑	63

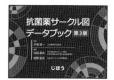

抗菌薬サークル図 データブック 第3版

戸塚 恭一／監　浜田 康次、坂野 昌志／編著

定価（本体2,600円＋税）
A6横判／200頁／2017年12月刊／ISBN：978-4-8407-5000-4

抗菌薬の個性、ひと目でわかります
さらに見やすく、わかりやすくなった待望の改訂版！

本書は、最新の文献をもとに、各種細菌に対する抗菌薬のMIC₉₀値をひと目でわかるように示した「サークル図」をまとめたものです。各抗菌薬のページでは、サークル図だけでなく薬剤の特性やガイドラインの推奨情報、添付文書情報、腎機能低下患者への投与量など役立つ情報が満載。読者の要望に応え、総論での耐性菌についての解説も充実させました。

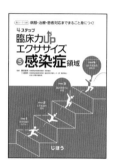

病態・治療・患者対応までまるごと身につく
4ステップ 臨床力UPエクササイズ ⑤感染症領域

勝見 章男、三浦 崇則／監

定価（本体2,400円＋税）
A5判／224頁／2017年1月刊／ISBN：978-4-8407-4932-9

薬剤師のための"現場直結型"問題集‼

感染症の病態や病原微生物、抗菌薬などに関する基礎知識から、各抗菌薬の適切な使い方と注意点、患者情報の収集と評価方法、ガイドラインの解釈と患者個々への当てはめ方まで、「現場で絶対に押さえておきたいこと」を一冊に凝縮。各章を解説と理解度チェック問題で構成し、Step1～4の4ステップで基礎から臨床応用へと徐々に力が身につけられるようになっています。

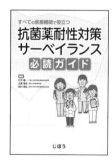

すべての医療機関で役立つ
抗菌薬耐性対策サーベイランス必読ガイド

村木 優一、北原 隆志、西村 信弘／編

定価（本体3,000円＋税）
B5判／140頁／2016年8月刊／ISBN：978-4-8407-4883-4

抗菌薬耐性対策サーベイランスがよくわかる！すぐ活かせる！
「薬剤耐性（AMR）対策アクションプラン」にも対応！

本書は、すべての医療従事者が「抗菌薬耐性対策サーベイランス」の目的や方法、活用について理解し、現場で実践できるよう各専門家がわかりやすく解説しています。また、用語解説や「注意すべきピットフォール」も随所に掲載し、院内の感染防止対策を進めるうえでも必読の一冊です。

株式会社じほう　http://www.jiho.co.jp/
〒101-8421 東京都千代田区神田猿楽町1-5-15 猿楽町SSビル　TEL.03-3233-6333 FAX.0120-657-769
〒541-0044 大阪市中央区伏見町2-1-1 三井住友銀行高麗橋ビル　TEL.06-6231-7061 FAX.0120-189-015

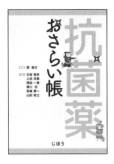

抗菌薬おさらい帳

関 雅文／編著

石坂 敏彦、上田 浩貴、尾田 一貴、橋口 亮、眞継 賢一、山田 智之／著
定価（本体2,600円＋税）
A5判／240頁／2016年7月刊／ISBN：978-4-8407-4868-1

抗菌薬治療の基本的な考え方や実際がわかる！

近年、抗菌薬の耐性菌の話題がマスコミを賑わせることが多くなっています。2014年にはWHOが初めて耐性菌蔓延の状況を発表し、多剤耐性菌アクションプランの策定を各国に求めました。2016年に行われた伊勢志摩サミットでもこの問題が取り上げられています。抗菌薬の適正使用に期待されるのが薬剤師の役割です。医師と協力して個々の患者への最適な投与を行うため、日々勉強していることでしょう。一方で、抗菌薬は種類が多く、使い分けを覚えるのは至難のワザ。本書はそんな悩みを解決する入門書として企画されました。

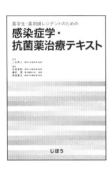

薬学生・薬剤師レジデントのための
感染症学・抗菌薬治療テキスト

二木 芳人／監　石井 良和、藤村 茂、前田 真之／編
定価（本体4,600円＋税）
B5判／510頁／2015年2月刊／ISBN：978-4-8407-4678-6

新コアカリに対応！　講義・実務実習・国試対策に最適！
臨床で使える知識が満載！
豊富な図表とわかりやすい解説

本書は、臨床現場で使える感染症学・治療薬の知識を、専門家が詳細かつわかりやすく解説。新コアカリにも対応しているので、大学での講義・実務実習において、微生物学や薬理学では補えない「感染症治療の基本と実践」を確実に学べる1冊です。

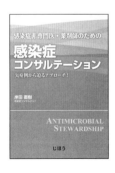

感染症非専門医・薬剤師のための
感染症コンサルテーション
実症例から迫るアプローチ！

岸田 直樹／著
定価（本体3,200円＋税）
A5判／308頁／2014年6月刊／ISBN：978-4-8407-4602-1

治療に困ったときの「実際どうすればいい？」がすべてこの1冊に！
うまくいく感染症診療の秘訣をDr. 岸田がレクチャー！

患者の病歴・症状、検査値、起因菌、薬剤など複数の要素をどうひも解いて正しい診断に結びつけるのか、気鋭の総合診療医・感染症医が大事なポイントをクリアに解説します。日本でAntimicrobial Stewardshipを実現するための秘訣がつまった1冊です。

株式会社じほう　http://www.jiho.co.jp/

〒101-8421 東京都千代田区神田猿楽町1-5-15 猿楽町SSビル　TEL.03-3233-6333　FAX.0120-657-769
〒541-0044 大阪市中央区伏見町2-1-1 三井住友銀行高麗橋ビル　TEL.06-6231-7061　FAX.0120-189-015

感染症治療のエッセンス＆ピットフォール

定価　本体3,700円（税別）

平成30年3月26日　　発　行
平成30年6月26日　　第2刷発行

総監修	竹末　芳生
監　修	髙橋　佳子　　吉岡　睦展
編　集	薬剤師抗菌化学療法実践教育プログラム 実務委員
発行人	武田　正一郎
発行所	株式会社じほう

101-8421　東京都千代田区神田猿楽町1-5-15（猿楽町SSビル）
電話　編集 03-3233-6361　販売 03-3233-6333
振替　00190-0-900481
＜大阪支局＞
541-0044　大阪市中央区伏見町2-1-1（三井住友銀行高麗橋ビル）
電話　06-6231-7061

©2018　　デザイン・組版　（株）サンビジネス　印刷　（株）暁印刷
Printed in Japan

本書の複写にかかる複製，上映，譲渡，公衆送信（送信可能化を含む）の各権利は株式会社じほうが管理の委託を受けています。

JCOPY ＜（社）出版者著作権管理機構 委託出版物＞
本書の無断複製は著作権法上での例外を除き禁じられています。
複製される場合は，そのつど事前に，（社）出版者著作権管理機構（電話 03-3513-6969，FAX 03-3513-6979，e-mail：info@jcopy.or.jp）の許諾を得てください。

万一落丁，乱丁の場合は，お取替えいたします。
ISBN 978-4-8407-5072-1